中国老龄健康问题研究

党俊武　伍小兰　主编

华龄出版社

图书在版编目（CIP）数据

中国老龄健康问题研究 / 党俊武 , 伍小兰主编 . --
北京 : 华龄出版社 , 2024.3
ISBN 978-7-5169-2614-7

Ⅰ . ①中… Ⅱ . ①党… ②伍… Ⅲ . ①老年人 – 保健
– 研究 – 中国 Ⅳ. ① R161.7

中国国家版本馆 CIP 数据核字（2023）第187205号

责任编辑	程　扬		**责任印制**	李未圻
责任校对	张春燕			

书　　名	中国老龄健康问题研究		**主　编**	党俊武　伍小兰
出　　版	华龄出版社 HUALING PRESS			
发　　行				
社　　址	北京市东城区安定门外大街甲 57 号		**邮　编**	100011
发　　行	（010）58122250		**传　真**	（010）84049572
承　　印	廊坊市印艺阁数字科技有限公司			
版　　次	2024 年 4 月第 1 版		**印　次**	2024 年 4 月第 1 次印刷
规　　格	787mm×1092mm		**开　本**	1/16
印　　张	17		**字　数**	240 千字
书　　号	ISBN 978-7-5169-2614-7			
定　　价	85.00 元			

目 录

理论研究

老龄健康学理论是应对老龄社会的重要顶层思维

党俊武 *

摘　要： 人类社会形态正在面临从年轻社会迈向老龄社会、从短寿社会迈向长寿社会的根本转型。在此背景下，人类健康的现有知识体系和制度安排已经过时，需要重新审视和重建，并把未来人类健康发展的主题定位在健康事业助力构建理想老龄社会上。现行健康概念隐含的生物—心理—社会模式的理论意义与现实价值值得充分肯定；但面向未来，这一界定存在的问题日益显现，需要树立顶层思维，重新考量并建立老龄健康学引领下的新的人类健康知识体系。建立老龄健康学学科体系是人类健康事业的新使命。中国的关键问题在于：首先，如何通过建立中国特色的老龄健康学学科体系，解决作为世界上人口最多且即将普遍长寿的自身问题；其次，为人类应对老龄社会在健康领域探索中国道路，形成老龄健康学引领下的人类健康知识体系之中国学派。

关键词： 老龄健康学；老龄社会；长寿时代；老龄科学

　　人类正处在从年轻社会转向老龄社会、从短寿社会转向长寿社会的

---

* 党俊武，中国老龄科学研究中心副主任，研究员，研究方向为老龄社会、老龄科学、老龄战略、老龄经济等。

十字路口。以往我们对人类社会的认知乃至整个人类知识体系都需要重新审视。其中，健康问题也是人类社会转型的基础性、系统性问题，需要放下所有既定健康知识体系及其基本构架，解放思想，面向未来，立足中国，放眼世界，以习近平新时代中国特色社会主义思想为指导，从理论上重新考量老龄社会或者长寿社会条件下的人类健康问题，构建中国特色的老龄健康学学科体系，为未来人类健康事业在更高位阶上永续发展提供新的理论进路。

一、人类社会形态面临根本转型

自有文字记载以来，人类社会发展的成就既有物质层面的，也有精神层面的；既有制度层面的，也有文化层面的。但是，所有这些成就都比不上人类自身发展取得的成就，都不能与人类寿命普遍延长这一成就相比肩，也难以和标志人类文明进步的人类社会主体结构的老龄化相伯仲，更不能与人类迈入更高位阶的老龄社会同日而语。简言之，即便物质文明高度发达，如果人类寿命没有延长，则一切发展的价值都需要重新审视。人是发展的根本目的和终极意义，而绝不仅仅是发展的工具。

21 世纪注定是人类社会发展历史上取得伟大成就的时代。世纪之交的 2000 年，全球 60 岁以上老年人口超过 10%。从统计学意义上说，这标志着人类整体上迈入老龄社会。目前，很多国家已迈入老龄社会，日本等少数国家正在向超老龄社会迈进。据预测，21 世纪末，绝大多数国家将迈入老龄社会，届时非洲大陆的人口平均预期寿命将超过 78 岁。人类经历漫长年轻社会、长期在短寿社会条件下生存发展的历史将在 21 世纪宣告终结。22 世纪以及未来，老龄社会的客观趋势不可逆转，人类亘古梦想的长寿社会将全面实现。这是全部人类史上的伟大壮举，也是未来人类发展的新希望。

二、人类现行的健康知识体系和制度安排已经过时

老龄社会不是年轻社会的再版，而是人类社会更高形态的进阶。这一进阶是全方位、全领域的，健康领域的进阶则是基础性的，对于未来构建理想老龄社会或者理想长寿社会的影响是结构性的，也是系统性的。健康问题贯穿人类历史的始终，但是，在不同历史阶段，人类健康的理念、内容、制度和行为各不相同。迄今为止，人类全部健康知识体系和相关制度安排都不过是年轻社会或者短寿社会的产物。它们是支撑人类从年轻社会迈向老龄社会、从短寿社会迈向长寿社会的知识和制度支撑；但是，人类一旦全面告别年轻社会和短寿社会，就需要按照老龄社会和长寿社会的要求重新构建新的健康知识体系和相应制度安排。

第一，年轻社会没有人类普遍长寿的大规模经验，无论知识积累、技术支撑还是制度安排，都没有应对长寿社会的准备。发达国家是迈入老龄社会的先行国家，虽然从纯医疗科技上可以应对寿命延长的相关问题，但从制度安排特别是普遍长寿以后的经济社会环境等方面来看，准备还远远不足。

第二，应对老龄社会是全人类面临的一个新的重大课题。老龄社会是人类社会的一个新形态。发达国家面临老龄社会带来的诸多挑战，从应对上来说可谓捉襟见肘。迄今为止，还没有哪个发达国家可以说有成功应对老龄化的完整经验。之所以如此，其根本原因在于，已有的应对基础均源于年轻社会的积累，但实际上，这些积累只能应对年轻社会，而无法应对老龄社会的问题。在健康领域，这些问题尤为突出。

第三，兴起于年轻社会条件下应对急性病的西方医学知识体系无法满足老龄社会背景下慢性病在健康领域的新要求。健康转变的背后是社会转变，疾病谱的转变只不过是人类社会从年轻社会转向老龄社会在健康和疾病领域的具体表现。仅仅经历几百年时间发展起来的基于疾病（特别是基于急性病）的整个西方医学知识体系，只不过是短寿时代的知识

凝结。它虽然是应对疾病谱转变背后的重大健康转变的重要基础，但还不是老龄社会或者长寿社会所要求的新的健康知识体系本身。面向未来，不仅基于生命个体的健康知识体系需要重建，基于普遍长寿以后关注国民结构性健康问题的相应知识体系也需要重建。

第四，现有健康领域的制度安排无法应对老龄社会的要求。包括社会保险、商业保险和医疗救助在内的现代医疗保障体系本质上是年轻社会的产物，这些制度安排特别是医疗社会保障制度，主要源于老年人口少而年轻人口多的年轻社会的构想。如何应对老龄社会特别是超老龄社会，现行医疗保障制度正在面临艰难的转型性改革。迄今为止，还没有哪个处于老龄社会的国家的健康医疗保障体系是成功的。其根本原因在于，由于基于年轻社会的相应制度设计无法适应老龄社会的要求，所以仅仅从技术上改革只能是死路一条。着眼长远看，唯一的出路在于战略转换基础上的制度重建。

第五，基于生命整体的中国传统中医知识体系需要得到拓升。包括传统中医在内的整个传统文化是"早熟的文化"（梁漱溟，2011），也是短寿时代的产物。虽然中医所蕴含的诸多理念暗合长寿社会的要求，但在普遍长寿时代和老龄社会条件下，中医也面临诸多困难和问题。例如：难以定量操作；有疗效但机理不清；强调个体的"长生久视"，缺乏普遍长寿所要求的社会医学安排；等等。对此需要在吸收西方现代医学理论的基础上，充分借鉴世界各民族的健康医疗文化，按照老龄社会的要求，从知识体系上进行拓升。

第六，长寿社会的最高健康命题有待回答。毋庸置疑，健康是人类发展的基础和前提，健康本身也是人类发展的基本价值之一，这也是以往健康知识体系的命脉所在。但是，仅仅从健康维度来考量，或者就健康论健康，实际上应对不了老龄社会的问题。更重要的是，还要从个体全生命周期角度考量生命健康的意义，否则，健康学就是动物学，给人看病的医生就是"兽医"。因此，健康如何成就生命的意义，这是老龄社会的新命题，也是最高命题，对此需要我们做出回答。

三、未来人类健康发展的主题是健康事业助力构建理想老龄社会

老龄社会的到来势不可挡，也是不可能逆转的，它是未来人类长期的社会模式。但是，目前的老龄社会还只是低级阶段的老龄社会，而不是理想的老龄社会。人类社会发展从一种形态转向另一种新形态之后，在新的社会形态中，尤其是处在低级阶段时，各种矛盾将会丛生。其原因主要有两个。第一个原因是新旧社会形态转换产生的矛盾——这些矛盾本质上属于转型性矛盾。目前的中国正是如此，日益错综复杂且层出不穷的老龄问题，大多数属于转型性矛盾，也就是人口结构上已经迈入老龄社会，但人们的观念、行为以及社会的基本构架却还处在年轻社会。长远来看，随着社会转型深度推进，随着人们的观念、行为以及社会的基本构架不断适应老龄社会，这一类转型性矛盾将会迎刃而解。第二个原因是理想老龄社会模式的缺失。目前，部分国家已经迈入老龄社会，由此衍生的诸多矛盾亟待破解，但破解这些矛盾的根本在于需要明确未来的发展方向，也就是构建什么样的老龄社会——在理想老龄社会中，人口的数量和结构应当如何发展？经济结构、经济发展方式应当如何确立？社会结构应当如何设计？文化发展应当如何安排？从健康领域来说，个体的理想健康状态应当是什么？社会的整体健康结构应当是什么样的？这些问题目前都还没有得到科学的解答。这也是当前迈入老龄社会的所有国家解决老龄问题时面临的一个根子上的问题。

进入老龄社会是人类实现普遍长寿梦想的集中体现，它不仅改变了人类发展的社会形态和具体样态，也从根本上改变了人类从产生以来长期处于年轻社会的健康理念、健康内容以及健康的制度安排和具体行为。人类终于在解决了温饱问题之后，有资格探讨健康作为全生命意义中新

的终极价值和实现方式问题。告别年轻社会，也就是告别短寿时代；进入老龄社会，也就是进入长寿时代。在此之后，人类健康究竟会面临哪些新问题？应当树立什么样的健康理念？应当做出什么样的制度安排？人们的健康行为应当如何引领？等等。所有这些问题都需要我们从理论上重新审视，做出符合长寿时代要求、顺应老龄社会的新回应。一句话，未来人类健康问题的终极目标是，健康事业如何服务构建理想老龄社会，如何帮助人建树普遍长寿且有意义的健康人生？简言之，已有的人类健康知识体系是回应这些问题的基础，但要真正解决这些问题，还需要从根本上构建高于年轻社会和短寿时代以急性病为基础的旧健康知识体系的更高版本的新健康知识体系，以适应老龄社会和普遍长寿时代以慢性病为主的疾病谱等的新要求。

四、对于人类健康的概念及其指导下的西医体系需要重新审视

老龄社会是一个新的人类社会形态，也是一场全面持久深刻的革命，这一革命也体现在健康领域。在这一背景下，对于健康的基本内涵及其指导下的西医体系需要重新审视。

"健康"的基本内涵是什么？目前的主流解释是："健康乃是一种在身体上、心理上和社会上的完满状态，而不仅仅是没有疾病和虚弱的状态。"这一界定（以下简称"现行健康概念"）出自1946年世界卫生组织成立时的宪章，其中隐含的生物—心理—社会模式给健康事业带来了基石性的新概念。这一解释沿用至今，其理论意义与现实价值值得充分肯定。但是，在老龄社会背景下，面向未来，这一界定存在的问题日益显现，需要重新考量。

第一，现行健康概念主要基于年轻社会，没有也不可能有基于老龄社会的考量。这一界定被提出的年份是1946年。虽然人口学家真正发现人

类进入老龄社会的时间是 1940 年左右，但当时仅限于人口学的小圈子。直到 1982 年联合国召开第一届老龄问题世界大会后，人口老龄化才广为人知。甚至直到现在，很多人还只是看到老龄社会的"标"即人口老龄化，而看不到老龄社会作为一种新的人类社会形态这一"本"。因此，在现行健康概念背后，既没有年轻社会与老龄社会的分野，也没有关于社会形态的思考。

第二，囿于个体，忽略结构。人们对健康的理解历来是个体视角。的确，离开个体，健康无从谈起。但是，仅仅囿于个体视角，缺乏结构性视角，健康的社会治理也将无从谈起。更何况，在普遍长寿目标实现以后，结构性健康问题日益突出。如何在老龄社会条件下实施健康领域的社会治理，基于年轻社会的个体健康视角实际上无从应对。

第三，缺乏全生命周期从简单到复杂的演化理念。婴儿谈不上心理上和社会上的完满状态，但不能因此认为婴儿不健康。高龄老人实际上就是从健康峰值走向低谷即走向不完满的过程，但不能因此认为高龄老人不健康。本质上来说，个体从出生到死亡就是一个从不完满到完满再到不完满的过程，用一把尺子衡量全生命周期的健康容易得出"婴儿不健康"和"高龄老人不健康"的悖论。

第四，同质性假定，异质性考量不足。现行健康概念实际上是假定每一个人在身体健康上具有同质性，例如检查身体用统一的标准，临床治疗疾病以及用药、判断是否康复等用的也是统一标准。从某种意义上说，这是有必要的。但实践证明，人的健康即便按照现行健康概念也包括身体、心理和社会三个层面，每一个人在健康行为上虽然有共同的一面，但个体的差异也十分突出。因此，理解健康的异质性十分重要。这也是以西医为主导的现行健康知识体系遭到中医理论诟病的一个硬伤。

第五，强调静态分析，忽视动态整合。出于理论分析的方便，我们可以把健康分为身体、心理和社会三个层面和维度，但实际上，生命本身是一个整合过程。同时，虽然现行健康概念所强调的"完满状态"已经隐含动态视角，但整体看，健康作为生命过程就是在不完满和完满之间的反复转换，而且，不完满是常态，完满是特例。"完满状态"的提法过于理想化，而且，健康、亚健康和疾病等之间的界限实际上并不好把握。按照这样的概念，我们最好什么也不要干，一天到晚关注完满指标就可以了（如果是这样，那么我们实际上什么事也干不成了），这可能也是人们认为"不能完全听大夫的"之缘由。

第六，强调多维度考量，忽视全方位的运行机制。从生物学模式转变到生物—心理—社会模式，这是健康概念的进阶，但是，这三个层面究竟谁是主要的，谁是次要的，其中内在的运作机制并没有被揭示，而且，其中还存在三个维度等量齐观的逻辑错误。在实践操作中，身体仍然被当作最重要的维度，社会和心理层面常常被忽视。这是西医体系存在诸多问题的最大症结。

第七，纯理论演绎和逻辑推演为主，缺乏归纳逻辑。现行健康概念主要是一种理论假定，而且主要是基于近几百年西方医学理论的设定。人们对健康的理解只能在此假定下进行推演。而且，现行健康概念背后的理论也是一个封闭系统，缺乏开放性，没有吸收包括中医在内的世界各民族的健康医学文化。实际上，人类健康演化无论个体还是群体都是一个日益复杂的过程，比如当代人的健康和原始人的健康差异巨大。人类健康也是一个开放的系统，日益复杂的演化承载着越来越多的东西，这些都不能用演绎逻辑来推导，而只能用归纳逻辑来凝练，借以映射日益复杂的人类健康行为。

第八，现行健康概念的界定及其指导下的西医体系是一个工业化时代标准化思维下的普适逻辑，用在什么情况下都是正确的，把它用在原始社会和发达的现代社会都同样适用，也可以用在年轻社会和老龄社会，或者也可以用在短寿时代和长寿时代，用在所有人身上都同样适用。而且，这一概念也无法证伪。从科学史来看，这样的概念实际上无法操作，普适的最终结果是无用。再加上医疗利益的驱使，强调身体健康单维度的结果就是容易导致过度医疗。这也是当前理论上的健康研究很难深入的一个重要原因。

第九，抓住健康的现象，远离健康的本质。现行健康概念面临的最大问题是，无法解释疾病谱转变后急性病时代和慢性病时代这两种不健康的状态。从现行概念界定来看，健康与疾病、完满状态与不完满状态之间的关系难以界定。实际上，疾病谱的转变只不过是人类社会形态转变在健康领域的体现。人的健康虽然从理论上说无非身体、心理和社会三个层面，但仅仅指出这三个层面只是抓住了人的健康的现象，而并没有抓住人作为人的本质及其健康行为上的真正秘密。更重要的是，把健康界定为本质上只是特例的完满状态，这实际上是过度医疗和医疗产业的源头，给钻空子者留下了巨大空间。

第十，强调局部，忽视整体。现行健康概念背后的逻辑及其指导下的西医体系是局部思维，而忽视人作为自然之子的客观事实，就人谈人，就健康谈健康，头痛医头，脚疼医脚，总体上离开自然环境考量人的健康问题。这种理念缺乏整体思维。这也是中医在学理上诟病西医的最重要依据。的确，癌症治疗、慢病应对甚至常见病处理以至过度医疗等现行西医体系的诸多弊病表明，现行健康概念及其指导下的西医体系已经走到"破产"的边缘，也是高龄慢病老人容易破产的根源。简言之，基于现行健康概念支撑下的西医体系来看，未来的老龄社会乃至超老龄社会将是一场灾难。这也是弥漫全球的人们普遍对老龄社会感到焦虑的根本原因之一。

总体来看，现行健康概念界定背后的理论立意在于扭转基于疾病的健康观，在于扬弃生物学模式，建树生物、心理和社会医学模式，在世界刚刚从"第二次世界大战"中恢复和平的背景下，这一理论建树为此后人类健康事业做出的贡献毋庸置疑。但是，这一概念及其背后的理论框架，以及这一理论框架指导下的西医体系，不仅难以应对老龄社会的健康问题，也和人们日常的普遍经验——例如"病主要是心病""健康主要在于心态"等——相违背。一句话，面对不可逆转的老龄社会，基于年轻社会的健康概念界定及其背后的理论和方法以至整个西医体系都需要重新考量。

需要强调的是，人类健康是一个不断发展的复杂现象，要想全面科学地理解人类健康现象，就需要不断深化我们的认识。实际上，世界卫生组织一直致力于完善"健康"的科学内涵。1989年，世界卫生组织提出，"健康不仅是没有疾病，而且包括躯体健康、心理健康、社会适应良好和道德健康"，并从十个方面对健康做出细则性规定。2015年，为应对老龄社会，世界卫生组织从老龄健康的角度，进一步对"健康"做出新的界定，强调个体的"内在能力"和"功能发挥"，提出"健康老化就是发展和维护老年健康生活所需的功能发挥的过程"（"健康老化"不能翻译为"健康老龄化"，"老龄化"特指年龄结构的变化）。在此基础上，世界卫生组织要求人们改变健康与老龄化的相关观念。但是，这些深化了的对"健康"的新界定依然没有解决前述健康概念背后的相关问题。这也说明，人类健康现象的确极其复杂，进入老龄社会之后更为复杂，需要从理论上有一个新的顶层思维。

五、建立老龄健康学势在必行

面向未来，人类健康事业正在发生一场全面深刻的重大革命性转折。这就是，过去适应年轻社会的健康事业正在向适应老龄社会的方向转变。换言之，未来的健康事业就是老龄社会条件下的健康事业。一般意义上的健康除了理论抽象外都属于老龄健康的范畴：未来一切人类健康事务、一切健康的制度安排及其服务体系、一切健康的知识及其体系、一切健康产业及其体系，都属于老龄健康的范畴，一切健康行为都属于老龄健康行为。

第一，老龄社会或者长寿社会既是人类健康事业的背景，更是未来人类健康事业的内容。在长寿时代，人类健康事业的主题在总体上只有一个，即助力建设理想老龄社会。面向未来，离开老龄社会这个背景，离开理想老龄社会或者长寿社会这个内容，不再存在其他任何健康问题。这也是老龄社会或者长寿社会带给人类健康事业的革命性意义所在。至于一般意义上的健康理论和问题，实际上是简单的理论抽象，在现实中找不到它的独立存在。进一步说，离开老龄健康来谈人类健康事业和人类卫生事业，无异于削足适履。这就要求我们彻底转换观念，把人类健康事业的立足点、立意处放在助力建设理想老龄社会上，扬弃一切抽象的健康概念和理论，把理论思维和实践落脚点转换到老龄健康事业上来。

第二，对于按照短寿时代建构起来的有关人类健康事业的现行制度安排——如医疗社会保险制度和商业保险制度、现行有关人类健康事业的服务体系等，都需要做出重大战略调整，以适应人类迈入老龄社会实现普遍长寿这一客观需要。目前，全球社会保障制度改革面临的最大难题不是制度和技术层面的，而是社会转型层面的。也就是说，年轻社会或者按照年轻社会建立起来的整个社会保障制度难以适应老龄社会的需要。这里要求的改革不是技术上的改良，而是需要对制度本身的理念、基本构架及其运作方式等都做出重大的转型性调整。值得强调的是，人们常常把长寿风险作为社会保障制度改革的一个技术性问题来处理，这是观念上的严重错误。随着老龄社会的到来并向超老龄社会深度演进，长寿风险正在和已经演化为人类面临的全局性风险，仅仅靠改革健康事业或者改革社会保障事业是远远不能应对的。这也是迄今为止步入老龄社会的国家在健康事业、社会保障事业改革上难以取得重大成就的根子。简言之，人类健康制度和服务体系以及社会保障体系正在经历不适应老龄社会的转型性阵痛。要走出这个阵痛，出路只有一条，这就是在现有基础上建构适应老龄社会的新的健康制度及其服务体系。

第三，年轻社会或者按照短寿时代建构起来的健康知识体系都需要按照老龄社会或者长寿社会进行全新、全面地重建；否则，我们将会在应对老龄社会及其健康问题上付出惨痛代价。从健康实践来说，现有成熟的西医理论与实践都是年轻社会和短寿时代针对急性病而建构的，靠这一整套知识体系无法应对以慢病为特征的老龄社会的新需要。当前，西医虽然没有终结，但它的诸多问题和弊端已经演变为所有步入老龄社会的国家的重大社会问题、经济问题乃至政治问题，必须从适应老龄社会要求的角度进行重新审视。现有成熟的中医理论与实践虽然在应对以慢病为表征的老龄社会及其健康问题上有独特优势，但它的短板与硬伤也是毋庸置疑的。现在，人类已经迈入老龄社会，人类在年轻社会建立起来的中西医这两大健康知识体系，以及各民族的健康知识，都面临知识重建的问题。现在，既不是西医如何复兴、如何压倒中医、如何继续保持在人类健康事业中的主导地位的问题，也不是简单的中医如何复兴、如何压倒西医、如何重新占领人类健康事业主导地位的问题，更不是中西医结合的问题。在老龄社会带来的重大转型性健康问题上，现有健康知识体系之间的竞争已经失去意义，都面临按照新的需要进行知识体系重建的问题，这就是老龄健康学的提出，也是未来老龄社会条件下人类健康知识体系新的主攻方向。放下争论，在中西医之上建构老龄健康学及其学科体系，现在是时候了。

第四，现有健康产业及其体系主要是基于疾病和年轻社会的理念。面向未来，健康产业的导向是服务所有人类个体全生命周期终身健康的新的巨大产业。但是，现有健康产业的模式，从理念、体系设计、盈利模式、发展方向等方面都难以适应老龄社会的需要。迄今为止，耗资巨大的健康产业已经成为未来应对老龄社会的一个财务无底洞，这也是人们对老龄社会特别是超老龄社会感到深刻焦虑的重要原因。必须着眼未来进行彻底转型，发展适应老龄社会要求、低成本、以人为本的新的健康产业，即老龄健康产业。否则，现行高消费、非人化的健康产业将伴随老龄社会的演进把人类引向财务危机的深渊。一句话，只有按照老龄健康的新要求，人类应对老龄社会在健康领域才能找到新的希望。

第五，健康是全生命周期的，也是倒过来进行管理的人类行为。从全生命周期来看，不断延长的老年期的健康对老年期前的健康行为具有很强的依赖性。简言之，从普遍长寿质量的角度来说，只有终生健康的观念和行为才是高质量普遍长寿的保证；否则，仅仅长寿只会带来疾病和社会负担。因此，从构建理想老龄社会的目标出发，按照老龄健康的要求，确保人人终生健康和长寿，不仅是每一个人的目标，也是理想老龄社会要求的人们的个体行为，这也是老龄健康学的新要求。

六、老龄健康学研究的主要问题

人类从年轻社会转向老龄社会，从短寿社会转向长寿社会，这是人类社会形态的根本转变，也是整个健康事业的根本转变。如何顺应人类社会形态转变，对人类健康事业做出转型性安排和调整，这是老龄健康学需要研究的重大命题。具体来说，老龄健康学研究的主要问题如下。

第一，健康的基本概念。这是老龄健康学的基石，也是研究未来老龄社会条件下整个人类健康事业的基石。（1）在自然环境背景下，生命及其行为既是一种身体、精神（相当于中国传统文化中的"心"，比西方文化中的"心理"概念要层次更高、内容更广）和社会三个维度的结构，更是一个从生命孕育到生命终结的复杂过程，即生命健康是一个人与自然互动基础上从低级复杂系统向高级复杂系统不断演化的过程。（2）在自然环境背景下，健康是人在精神引领下借用社会网络开展活动时对身体的使用过程和使用状态。人与自然互动是健康的基本背景，我们不能离开与自然的互动来考量人的健康问题；精神是健康行为的引领因素，是健康过程和状态的关键；社会网络是健康过程和状态的条件；身体是健康过程和状态的基础。（3）在生命行为中，个体是否健康遵循四层逻辑，即自然逻辑、精神逻辑、社会逻辑和身体逻辑。超越自然环境使用身体（现代化过程中污染性生产方式就是突出表现），是人们普遍不健康的重要原因；越过身体逻辑使用身体，是离开健康的外在表现（即《黄帝内经》所谓的"生病起于过用"），不过，中介性的原因是社会网络方面的问题，但健康的根子在于精神方面的问题。（4）精神引领对于健康行为具有一定的独立性。在同样的自然环境下，即便社会网络存在诸多问题，但个体精神对身体使用仍然有着自恰性把握的可能性。简言之，精神因素的强大完全可以在健康行为上做到"出淤泥而不染"。否则，人就是社会网络的奴隶，也是身体的奴隶，最终演变成为医生的奴隶。这其实也是绝大多数健康问题的原因。人做不到健康的主人，做不到身为心（精神）所役使，结果是心（精神）为身所役使。这也是中国传统健康文化注重精神因素的重要原因。所谓"养生的关键在于养心（精神）"。（5）从结构角度来看，国民整体健康取决于自然环境友好状况、全体国民精神（心理）素质、健康社会经济条件、健康制度安排和健康服务体系等诸多方面，但是，导致人们普遍存在健康问题的原因在于自然环境和社会经济条件。简言之，人们普遍不健康的原因，从身体层面来看，问题出在个人，病灶在个体身上，但病因在体外。因此，应对老龄社会，在健康领域之内，除人人转变健康观念、人人共同行动外，我们还需要按照生命行为的内生性逻辑和外在性逻辑，建立适应老龄社会的健康事业体系；在健康领域之外，也需要按照生命的四层逻辑，建设适合健康行为的自然环境和社会经济环境。

第二，老龄健康学主要研究三大基本问题。（1）研究老龄社会条件下特别是普遍长寿条件下的健康社会治理问题，重点研究国民整体健康的发生机制、结构性健康问题的机理以及健康贫困、健康不公平不公正的深层机理，并以研究重大普遍疾病特别是慢性病的深层发生机理及其全方位的预防干预问题为核心。（2）研究普遍长寿背景下和过程中全生命周期的健康治理问题，重点研究全生命周期中生命从低级复杂系统向高级复杂系统不断演化的复杂机制及其干预问题。（3）研究越来越长的老年期的健康治理问题。

第三，老龄健康学要在基础理论上做出新的、超越中西医健康理论与技术的突破，建立理论层面的老龄健康学，其主要研究内容如下。（1）从整体上研究老龄社会条件下实现"自然环境友好、人们普遍长寿、人人身心健康、终生充满活力、生命富于意义"目标的公共健康理论和话语体系。（2）从个体视角研究长寿条件下"生得优、长得壮、过得好、活得长、病得少、老得慢、走得快、无疼逝、有意义"的全生命健康行为理论，并建构全生命健康通则。（3）研究长寿社会条件下老年期健康行为的理论体系。

第四，研究老龄健康学的基本框架和方法。复杂性理论是目前最前沿的科学理论，是以往所有理论特别是针对牛顿以来机械主义、还原论等工业时代科学理论的革命，也是引领健康学研究的最先进的理论，同时，还是创新的思维方法和研究方法。为此，老龄健康学就要在现有健康知识体系的基础上，按照老龄社会的要求，扬弃年轻社会的思维，扬弃短寿时代的健康观念、理论和方法，运用复杂性理论的成果，研究建立复杂性健康学的理论和方法，重构老龄社会条件下的人类健康知识体系，搭建老龄健康学学科体系的基本框架，创新和建立老龄健康学的学科方法体系。

七、老龄健康学的前景

从全球范围来看，特别是从已经步入老龄社会国家的实践来看，在某种意义上说，大多数老龄问题都是转型性问题，即老龄社会的新需要和年轻社会的老底子之间的不适应问题。这一点，在健康领域的表现尤为突出。我们一方面正在经历伴随老龄社会转型下人类疾病谱乃至整个健康谱系的重大转变，另一方面，我们拥有的绝大多数是以往的健康事业老底子。在老底子与新要求之间的拉锯战现在才刚刚开始，今后还要维持相当长时间。

之所以如此，其原因在于，需求是新的，问题是新的，但我们的头脑却是旧的。在这种情况下，可以预见，未来人类健康事业中最大的难题就是健康观念的根本转变。这也正是提出和建立老龄健康学的最重要的理由和依据。实际上，老龄健康学正是基于应对老龄社会在人类健康事业领域的理论回应。回顾人类历史，所有社会历史转变要落地，最终需要通过观念转变这一环节。观念转变了，一切问题将迎刃而解。从某种意义上说，人类历史巨变无数，但最彻底的转变不是有形的物理世界的转变，而是无形的观念形态的转变。从古到今，人类的有形身体和结构（越来越长寿和不断变化的疾病除外）虽然没有大的转变，但我们的健康观念已经反复改变，但这一次转变——从普遍短寿时代向普遍长寿时代所要求的转变——是根本性的，关系更高位阶社会形态和更长历史的社会模式即老龄社会条件下的人类福祉。

更重要的是，人类历史漫长的巨变主要是身体之外的经济社会发展条件和身体之上的人类精神（心智）。这些转变既是人类普遍长寿的秘密，同时也是人类疾病繁复的重要原因。身体上从短寿时代向长寿时代的转变目前正在实现，但从普遍长寿到普遍健康长寿梦想的实现，则是老龄社会条件下人类健康事业的终极目标。因此，扬弃以往所有健康观念，扬弃以往健康事业的老底子，建立老龄健康学引领下的学科群，这是人类知识体系应对老龄社会的新使命。虽然面临诸多矛盾、困难和问题乃至工业时代形成的健康利益集团的阻挠，但老龄健康学的新理念和人类健康知识体系的前景毋庸置疑，毕竟，历史就是在推陈出新中开辟道路的。

八、建设中国特色的老龄健康学学科体系

现有人类知识体系基本上是工业化时代的产物，以西医为核心的健康知识体系的问题尤为突出，正在面临重大改革创新。在现代化过程中，中国吸收了人类历史上特别是现代化过程中的诸多优秀成果，在健康领域吸收了针对以急性病为重点的现代西医健康文化、理论和技术以及相

关产业。与此同时，中国传统健康文化、理论和技术没有齐头并进，这是我们的一个教训。面向未来，建立老龄健康学学科体系是人类健康事业的新使命，中国的关键问题首先在于如何通过建立中国特色的老龄健康学学科体系，来解决作为世界上人口最多且即将普遍长寿人口大国的自身问题，同时，为人类应对老龄社会在健康领域探索中国道路，总结中国智慧。

需要强调的是，在面向未来老龄健康学学科体系上，中西医之间不是简单的合并或者结合，而是要形成更高层次、更高位阶的健康知识体系新筐子。如果仍然站在各自壁垒内部，则难以在老龄健康学理论与方法上有新的重大突破。要做到这一点，唯一的出路就是超越两者，运用复杂性理论与方法，建构中国本土的老龄健康学学科体系。

九、建设老龄健康学的中国学派

中国作为世界上人口最多的国家即将面临的普遍长寿，既是人类进步事业取得辉煌成就的突出体现，也是未来人类实现普遍健康长寿的重大而严峻的系统性风险。能否应对未来的老龄社会乃至超老龄社会，中国在健康事业领域面临的挑战，既是对中国的考验，也是对人类健康智慧的考验。建立中国特色的老龄健康学学科体系，任务艰巨而急迫。这是一个重大的理论问题，更是未来中国发展面临的系统性风险，需要健康领域的科学共同体在人类命运共同体思想的引领下，扬弃以往一切健康观念、理论和方法，建立中国学派，为中国应对老龄社会提供健康方案，为人类应对老龄社会提供中国智慧，这是摆在中国健康事业所有从业者面前的重大而紧迫的历史任务！

面向未来，泱泱人口大国即将实现长寿大国的梦想，也必将实现普遍健康长寿大国的梦想。为此，建立中国特色的老龄健康学学科体系，建立老龄健康学的中国学派，引领中国在普遍健康长寿大道上行稳致远，中国应当有这样的气派！

参考文献

[1] 阿瑟 WB. 复杂经济学 [M]. 杭州：浙江人民出版社，2018.

[2] 陈昌骏. 图解黄帝内经 [M]. 北京：西苑出版社，2010.

[3] 党俊武. 老龄社会的革命 [M]. 北京：人民出版社，2015.

[4] 党俊武. 超老龄社会的来临 [M]. 北京：华龄出版社，2018.

[5] 格拉顿 L，斯科特 S. 百岁人生：长寿时代的生活和工作 [M]. 北京：中信出版社，2018.

[6] 国家卫生和计划生育委员会. 中国家庭发展报告 [R]. 北京：中国人口出版社，2014.

[7] 黄开斌. 健康中国 [M]. 北京：红旗出版社，2017.

[8] 李经纬，等. 中国古代文化与医学 [M]. 武汉：湖北科学技术出版社，1990.

[9] 梁漱溟. 中国文化要义 [M]. 上海：上海人民出版社，2011.

[10] 乔治·马格纳斯. 人口老龄化时代：人口正在如何改变全球经济和我们的世界 [M]. 余方，译. 北京：经济科学出版社，2012.

[11] 汤钊猷. 西学中，创中国新医学：西医院士的中西医结合观 [M]. 上海：上海科学技术出版社，2019.

[12] 邬沧萍. 社会老年学 [M]. 北京：中国人民大学出版社，1999.

[13] 伍小兰，沈励. 老龄健康学研究探析 [J]. 老龄科学研究，2014（06）.

[14] 西格里斯特 HE. 疾病的文化史 [M]. 秦传安，译. 北京：中央编译出版社，2009.

[15] 曾毅. 中国老年健康影响因素跟踪调查（1998—2012）及相关政策研究综述（上、下）[J]. 老龄科学研究，2013（01）（02）.

[16] 中国疾病预防控制中心. 中国慢性病及其危险因素检测（2010）老年健康专题报告 [M]. 北京：人民卫生出版社，2010.

[17] WHO. Global survey on geriatrics in the medica lcurriculum[M].Geneva: World Health Organization, 2002.

主动健康观是适应老龄社会的新主流健康理念

党俊武 *

　　摘　要：人类健康现状基本上是被动健康观的产物。适应年轻社会的被动健康观的成就不容否定，但面向老龄社会和人类普遍长寿的客观趋势，被动健康观难以应对。我们需要一场健康观的革命，需要重新理解人类健康概念，建构人类健康行为演化机制理论，创新人类健康观，以适应老龄社会的客观需要。"主动健康观"要义的十个关切如下：一是关切结构和整体健康状态，而不是仅仅重点关注身体变化；二是以关切精神状态为纲，而不是以精神健康干预为辅；三是关切个体独立性和能动性，而不是将医院、医生视为健康行为的主导；四是关切精神、社会和身体三维一体的综合功能，而不是仅仅关切身体功能指标；五是关切系统安排，但同时高度重视生命个体行为的积极持续参与；六是关切生命演化形成的既定阈限，重在针对健康知行分离与健康惰性，加强对健康机制的柔性和刚性约束的双重管理；七是关切生命质量，而不是刻意延长或缩短失能期；八是关切终生价值，丰富个体长寿生命意义体验；九是关切终生健康复杂曲线，而不是一把尺子量到底；十是关切将预防性健康事业

　　* 　党俊武，中国老龄科学研究中心副主任，研究员，研究方向为老龄科学、老龄社会、老龄战
　　　略、老龄经济等。

产业做大做强，同时强调治疗性健康事业产业只能做强不能做大。

关键词：主动健康观；被动健康观；老龄社会；健康中国战略

一、"被动健康观"的理论反思

从理论上说，人类现状是行为的结果，更是人类观念的产物。分析人类行为及其现状并发现和解决其中问题，最重要的事情就是追踪行为找到引领性的观念问题，并用新的高阶观念取而代之，以正确的观念来引领人的行为。从某种意义上说，人类健康现状是以往年轻社会或短寿时代健康观的产物。这种健康观概括起来就是"被动健康观"。

（一）"被动健康观"的具体表现

"被动健康观"体现在方方面面。第一，从大众的健康意识来看，主要是自我健康通识匮乏、自我健康预警技能缺失、自我预防和纠正健康问题的意识和能力薄弱、自觉健康管理意识淡薄，病后被迫就医成为常态。第二，从大众的健康投入来看，宁肯为住院治疗埋单，也不愿为"治未病"花钱。第三，从社会和个人健康注意力分配来看，日常行为中疾病预防多流于口头，疾病治疗才是关注焦点。第四，从公共卫生制度安排来看，以疾病治疗为中心，疾病预防缺乏刚性约束机制建构。第五，从公共财政投入来看，预防性公共卫生事业投入与疾病治疗事业投入畸重畸轻。第六，从市场化运作来看，疾病治疗类相关产业与疾病防控类相关产业（"治未病"相关产业、亚健康干预相关产业）发展不均衡。第七，精神（心理）疾病发生率上升，但和身体疾病相比，仍难以引起政府、市场、家庭和个人的应有关注。这说明，人们的健康观、疾病观的重心仍集中在身体上。第八，社会性疾病即身体之外的社会关系和经济劳作引发的疾病尚未建构有效管理机制。第九，针对健康知行分离和健康惰性没有建构刚性管理机制。第十，老龄社会焦虑症。按照以往被动健康观，面对老龄社会特别是超老龄社会的到来，很多人认为活到高龄就是疾病缠身，老龄社会就是健康灾难社会。一言以蔽之，在"被动健康观"下，病越治越多，治疗费用直线攀升，疾病治疗成了财务无底洞，人类健康在老龄社会和超老龄社会的背景下将前景黯淡。

（二）对"被动健康观"的反思

换个角度看，"被动健康观"就是以医院、医生为主导而不是以个体自觉为主导的健康观。实际上，抛开病越治越多的医疗困境来说，从整个人类医疗事业产业历史来看，虽然两百年来西方医疗科技日新月异，人类寿命普遍得到大幅延长，但人类医疗科学的智慧正在与经历漫长演化形成的生命逻辑渐行渐远。从某种意义上说，就涉及精神、社会和身体三维一体恒在结构的人类生命演化来说，我们在身体维度的探索已经走得很远，但对于精神和社会这两个维度的探索还远远不够，一些领域甚至尚未完全破题。即便对于身体，所有一流外科手术大夫的共同体验也不过是：演化了无数万年，经历了无数种间、种内斗争的生命是神奇的，医生只不过是延续神奇生命的助手，而绝非生命的创造者。否则，医生就是上帝，就是神。从这个意义上说，以往的"被动健康观"与其说是问题，毋宁说是人类对自身生命认知和控制有限性的具体表现。

现在的问题是，"被动健康观"是人类在漫长短寿时代和年轻社会条件下的认知成果，也是推动老龄社会到来的重要基础。对此，我们不能全盘否定。面临老龄社会和人类普遍长寿的客观趋势，"被动健康观"难以应对。我们需要一场健康观的革命，需要重新理解人类健康概念，建构更高版本的人类健康行为演化机制理论，创新人类健康观，借以重新审视未来老龄社会条件下的人类健康问题，并在健康干预机制和制度体系上作出新的设计和安排，推动老龄健康事业产业齐头并进，为人类理想老龄社会建设提供健康支撑。

二、正确理解人类健康行为

（一）人类生命的演化逻辑

大约 138 亿年前，宇宙大爆炸。不久无机物产生。大约 38 亿年前，有机物产生。大约 5500 万年前，类人猿产生。大约 180 万年前，直立人诞生。大约 15 万年前，现代智人出现。可以看出，人类生命是一个经历漫长的演化过程和演化序列，从无机物到有机物，从单细胞生物到多细胞生物，一直到人类诞生，不仅过程漫长，而且复杂性递增。对此，不能简单理解，需要强化理解人类生命演化的大尺度思维。

第一，人类生命本身是最可敬畏的"自然"演化的过程和结果。自从人类诞生以来，人类生命演化逻辑本质上遵循自然逻辑和人文逻辑的双重演化逻辑。这里的"自然"既指纯自然演化过程，也指人类文化要素介入健康行为的漫长"自然"过程。人类生命是最高级、最复杂的"自然"演化过程，人类自身只能通过生育来复制而不能创造生命，人类生命"自然"演化形成的自在生命力、自为恢复力和衰亡终结力构成的自组织复杂系统机能，是人类健康的基本原理。对此，人类只能从认识上不断逼近，但不可能超越。一切医疗科学及其干预行为都应当以此为限，既不能放任自流也不能干预过度。

第二，人类生命是进化和退化双层逻辑的演化过程，只研究进化逻辑不研究退化逻辑难以全面理解人类生命的真相。人类从诞生至今，有些功能例如语言功能、思维功能等进化了，但有些功能例如奔跑功能、御寒功能等退化了。因此，人类生命的健康状态需要结合进化和退化的双层逻辑来把握。

第三，人类生命演化过程始终伴随着种间斗争。一方面，在长期的演化过程中，人类登上了食物链顶端，赢得了大型生物物种种间斗争并确立了自己在物种中的霸主地位。另一方面，人类始终面临着诸如病毒、细菌等微生物的严峻挑战，而且这种挑战不可能终结，将伴随人类生命的始终。这是理解人类健康状态演变的重要逻辑。

第四，人类生命是一个种内竞争与合作双层逻辑的演化过程。人类生命演化不仅遵循种间斗争的逻辑，同时，更是种内竞争与合作双层逻辑演化的过程和结果。其中最突出的就是种内竞争的极端形式——阶级斗争。如果说健康在很大程度上是人对身体的使用状态，那么在阶级斗争普遍存在的情况下——例如在资本主义的早期原始积累阶段，工人持续工作 18 小时，他们的健康状态绝非是他们自己能够控制的。因此，种内竞争特别是种内制度性竞争，乃至制度性斗争是影响人类健康状态的重要因素。随着劳工制度的完善，种内制度性斗争减弱了，但人类加速发展过程中种内竞争性压力却没有得到改善，这是研究人类健康状态问题需要关注的重要因素。

第五，从个体来看，人类生命是"心"引领下人的精神、社会、身体三维互动一体演化的漫长过程。这是人类生命健康状态的恒在结构，万变不离其宗。但是，对此三维一体统合构成人类生命健康状态的内涵及其互动演化机制尚需进一步深入研究。其中，精神维度绝非仅限于心理学意义，社会维度也绝非仅限于社会学意义。这是超越"被动健康观"从而建构新的健康观需要突破的重要问题。

第六，从整体来看，人类健康状态是人类与自然环境、遗传、生产生活方式以及社会运行结构的互动过程和结果。从"被动健康观"角度看，影响人类健康的因素十分复杂，需要从多个层面加以分析。从新的健康观来看，人类之所以是高级生命，最根本的就是"心"在人类行为中的引领性、统合性作用。借此，人类健康行为的独立性、自主性、持续性和可改良性才有发展的空间。因此，研究人类健康行为，既要关注影响健康状态的多种因素，更要纲举目张，从"心"这一引领性要素出发，以一持万，借以统揽人类健康行为的整个过程。

第七，从物质演化来看，人类生命的基础是身体与自然能量的交换过程，同时，疾病史也表明，经济因素则是影响人类健康状况的重要因素。值得说明的是，富裕有利于疾病治疗也容易引发"富贵病"，收入提高不等于健康水平的提高。当然，贫穷也是影响健康的重要影响因素。此外，经济不公平对个体和社会整体健康水平的影响也不容低估。这说明，在经济与健康之间存在着十分复杂的互动关系。因此，我们不能继续坚持还原论，也不能坚守决定论，更不能局限于多因素论，而是需要强调个体生命健康的独立性，从生命演化复杂性的角度来重新理解经济因素与人类健康状况的互动关系。

第八，人类生命整体的健康状态既与所有个体有关，也与个体之外的物质条件、社会关系（如社会公平）和社会精神氛围有关，但所有人构成的社会主体结构本身的作用也日益突出。例如：在年轻社会，整个社会的健康状态主要就是年轻人的健康状态；但迈入老龄社会之后，年轻人不断减少，老年人不断增多，青少年人口、中壮年人口和老年人口三大年龄群体三分天下，整个社会的健康状态远比年轻社会更为复杂。因此，理解人类健康演化机制需要更高视野。

过去，我们理解人类健康及其状态主要是着眼于个体的健康影响因素，观察对象主要是个体，观察站位是个体的身体要素，并由此向外延伸到个体的社会经济因素、精神心理因素直至宏观社会结构因素以及公共卫生事业状况等。具体做法就是，列出所有影响个体身体健康的因素清单，并最终将其归于身体各项指标的变化，以测度身体的健康状态，弄清健康问题，实施健康干预等。从本质上看，这种多因素论的思维方式既是决定论也是还原论，难以真正解释人类的健康行为、健康状态及其演化的真相。目前，人类健康问题的重大挑战在于，我们没有建构起更高版本的人类健康行为演化机制理论，"被动健康观"引领下病越治越多等医疗陷阱现象愈演愈烈，加上全球范围内医疗过度商业化、产业化造成利益博弈机制的恶性循环，整体上看，现有健康医疗体系不但难以适应人类寿命普遍大幅延长的老龄社会的要求，而且，如果不从战略上作出重大调整，那么，未来引发全球性医疗灾难的系统性风险与日俱增。相对来说，解决医疗事业和产业发展模式选择问题比较容易，但构建更高版本的人类生命健康演化机制理论更为困难，也更为重要。它是选择医疗事业产业发展模式的基本依据。

（二）人类健康行为的演化机制

基于前述论证，本报告尝试提出人类健康行为演化机制理论的基本线索。

第一，人类个体健康行为的演化结构和演化过程。在自然环境下，人类个体生命及其行为既是"心"引领下人的精神（心理）、社会和身体三维一体统合运作的恒在结构，更是一个从生命孕育到生命终结的复杂演化过程，即人类个体健康是一个从低级复杂系统向高级复杂系统不断演化直至生命终结的全过程。在这一全过程中，身体的演化保持在长期演化形成的生命阈限内，但从出生、成长、壮年、衰老直至生命终结，人类个体健康状态是一个复杂演化曲线，不能用单一一套指标来衡量。其中，对于人类生命自然演化形成的自在生命力、自为恢复力和衰亡终结力，人类的认识可以不断逼近，但干预不能超越其阈限。

第二，人类个体的健康行为和状态。人的健康状态有两个既定条件，一个是自然环境，另一个是社会条件。人的健康行为主要是在这两个既定条件下，在"心"的引领下，对身体的使用过程、对精神的调整过程和对社会关系的调适过程，而人的健康状态则是人出生以来在既定自然环境和社会条件下，人在"心"的引领下身体使用过程、精神演化过程和社会关系调适过程的积累性状态。一定时点人的健康状态是以往健康行为的积累，也是预测其后健康状态的重要依据。这里，人与自然的互动是健康的基本背景，不能离开人与自然的互动来考量人的健康问题；社会条件是健康过程和健康状态的既定条件，可以选择和自我调适但不能脱离；"心"既是人的精神活动（认知、判断、素养、知识结构等素材材料、过程和状态）的主人（"心"虽然也参与上述精神活动但不是上述精神活动本身，且高于上述精神活动，不然，没有这个作为主体的"心"或者"我"，术后自我调整心态的关键绝非仅仅认知等精神活动本身），也是统摄身体、精神和社会三维一体的健康行为的引领，是健康过程和健康状态的关键；身体只不过是健康过程和健康状态的基础、载体和指示器，精神状态和社会关系状态当然也是健康过程和健康状态的重要指示器。

第三，人类健康行为的基本逻辑。在生命行为中，个体生命是否健康遵循四层逻辑，即自然逻辑、精神逻辑、社会逻辑和身体逻辑。超越自然逻辑使用身体（如现代化过程中污染性生产方式就是突出表现），是现代社会人们普遍不健康的重要原因；越过身体逻辑使用身体（核心是经济劳作）是离开健康的外在表现，即《黄帝内经》所云"生病起于过用"。健康问题的中介性原因是社会关系网络方面的问题，不遵循精神逻辑（即认知规律、心理调适规律等）同样也会导致精神疾病从而影响社会关系调适进一步酝酿身体疾病，但是，影响健康行为和状态的总根子在于"心"的问题。简单地说，健康行为和状态的总指挥是人的"心"，过用、身心生病等只不过是"指挥失灵"的后果。"指挥失灵"的重要原因在大多数情况下主要是：对以上四个逻辑的知之不多、植根于人性深层的健康知行分离和健康惰性及其自我内在控制力和外在刚性约束机制的缺失。

第四，人类健康行为的关键。"心"对于健康行为具有绝对的引领性。在同样的自然环境下，即便社会条件存在诸多问题，但个体"心"（"我"）通过精神层次和水平的提升来达到对身体使用具有自恰性把握的目的。简言之，"心"的强大完全可以在健康行为上做到"出淤泥而不染"，即保持自己行为的独立性；否则，人就是自然环境、社会条件、身体和精神的奴隶，最终演变成"医生的奴隶"。这其实也是绝大多数健康问题的深层原因，所谓身病是心病的外在表现是也。人之所以往往难以真正成为健康的主人，根本是做不到身为心役使，反而是心为身所役使。因此，中国传统的健康文化历来注重"心"对于健康的统合作用，强调养生的关键在于养"心"（通过把控精神状态从而把控身体行为进而保持身体良好状态）。总之，强调"心"在人类健康行为中的统合作用，这是人类健康的最高原理。

第五，人类健康行为的主观惰性和客观积累性。"心"是人类健康行为的关键，但"心"最大的问题在于其惰性，其最突出的表现是健康知行分离现象：对于正向健康趋向知其应为而不为，对于负向健康趋向知其不可为而为之。但身体运作是客观的，"心"的惰性反向引领的行为最终会在身体层面形成累积效应。这是人类健康行为的难题，也是新的健康观的重要主攻方向。简言之，"被动健康观"的失败不在于对健康知行分离和健康惰性的认知匮乏，而在于停留于健康行为倡导，没有相应刚性约束管理机制的建构，客观上被动应对健康知行分离和健康惰性，造成疾病积累性生长，形成被动逆健康恶性循环，加上全球性医疗过度商业化产业化机制的深刻固化作用，引发病越治越多现象愈演愈烈。需要指出的是，健康知行分离现象的存在，本质上是"心"与精神存在区别的明证。知道不健康的行为这是精神，但懒于去做，这是"心"的懒。不能不说，中国哲学确实更高一筹。前述"心"来把控精神状态也是"心"别于并高于精神状态、精神维度的另一明证。

第六，人类整体健康状态和社会主体结构健康状态。从人类整体生命角度来看，国民整体健康水平取决于自然环境友好状况、全体国民精神素质、社会经济条件、健康制度安排和健康服务体系等诸多方面。但是，导致系统性健康问题的原因在于自然环境和社会经济条件。简言之，个体不健康的原因主要在个体，在其"心"；人们普遍不健康的原因，从身体层面来看，问题出在个人，病灶在个体身上，但病因既可能是"心"，但更多还要观察个体之外的自然环境和社会条件。从社会主体结构来看，不能用年轻社会的观念来看待老龄社会的健康问题。面对老龄社会乃至超老龄社会，如何看待人类个体健康状态，需要从全生命健康行为演化机理的视野来把握。同时，把握整体生命健康状态，还需要把健康行为演化机制与人类年龄结构类型结合起来。因此，应对老龄社会，在健康领域之内，除个体层面人人转变健康观念、人人共同行动外，还需要按照生命行为的内生性逻辑和外在性逻辑，建立适应老龄社会的健康事业产业体系；在健康领域之外，也需要按照生命四层逻辑，建设适合健康行为的自然环境和社会经济环境。

三、"主动健康观"之要义

如前所述，对于身体和生命，人类不能创造，只能复制（通过生育）和修复（通过疾病预防和疾病治疗以及康复护理）。但是，和"被动健康观"不同，主动健康观认为，对于身体，我们在疾病预防上的空间很大。更重要的是，在精神和社会维度，人类对于健康行为的操作空间更大，但紧紧抓住个体的"心"，则是关键的关键。一句话，主动健康观不是像"被动健康观"那样临渴掘井或者江心补漏，而是基于人类健康行为演化机制的一系列新的健康理念，其要义如下。

（一）关切结构和整体健康状态，而不是仅仅重点关注身体变化

主动健康观认为，人类个体终生健康行为是一个"心"引领下人的精神、社会和身体三维一体的恒在结构，健康识别、健康干预的焦点既不是单看身体因素，也不是单看精神因素，更不是单看社会因素，而是关切个体人在精神、社会和身体三个维度共时历时的结构化演化状态。因此，观察人的健康状态需要建构精神、社会和身体三维一体的健康指标体系——精神维度亚指标体系、社会维度亚指标体系和身体维度亚指标体系。从预防、诊断、治疗、预后等角度看，也需要基于精神、社会和

身体三维一体统合处置。例如诊断治疗处方应当是精神、社会和身体三方面的处方一体化出具。目前，身体维度还需要深入研究和改进，社会维度处方需要加强，精神处方更需要完善。关于"心"与精神指标和精神处方的关系下面讨论。

（二）以关切"心"为纲，高度关切整合性健康干预

人类高于动物的根本原因之一在于人类有高层次发达的"心"。从这一原理出发，主动健康观认为，人类健康行为可以用公式表示为：

健康＝自然环境［心 × （精神健康＋身体健康＋社会健康）］

这一公式的含义包括以下十个方面：

（1）概念解读。个体整体健康状态是一定自然环境中"心"引领下人的精神健康、身体健康和社会健康一体化演化的复杂性函数。自然环境是否有利于健康是前提性的，不过，不利于健康的自然环境是可以修复的，不过需要一个过程。"心"是个体健康的统帅，精神健康主要指个体在自我健康通识、自我健康预警技能、自我预防和纠正健康问题的意识和能力、主动预防性健康干预等方面显示出来的整体精神健康状态。身体健康主要指个体通过各项生物学指标和日常生活功能指标所显示出来的状态。社会健康主要指个体在与他人和社会组织的相互关系中显示出来的状态。整合性健康干预就是关切"心"统帅精神健康、身体健康和社会健康三维过程的系统性、协调性、持续性。

（2）"心"是整体健康状态之纲。假定"心"的数值为零，即使身体强壮，人际关系良好，拥有大学以上学历，这样的人整体上也是不健康的，也基本上是一个对社会没有用处的人。假定"心"的数值为负数（例如哀莫大于"心"死者、躺平者），同样，即使身体强壮，人际关系良好，学历不低，这样的人整体上也是不健康的，是家庭和社会的负担。相反，只要"心"是健康的也就是正数，即便身体有问题，社会关系一般，文化程度不高，这样的人仍然可以通过治疗疾病、修复社会关系和

提升精神素养，成为健康的人，并成为自我实现和贡献社会的有用之人。即便是高龄老年人身体衰老难以逆转，但只要"心"是健康的，神智正常，功能保持良好，仍然可以有所作为，并获得生命存续的价值和意义。总之，"心"是整体健康状态之纲，这也是个体作为健康的第一责任人的根本理论依据。

（3）"心"与精神健康的关系："心"是精神健康的上位，虽然精神层面的状态不是"心"本身，但"心"可以通过精神状态显现出来。一些"假"精神疾病患者对外宣称他（她）精神状态有问题、或者谎称自己心理上有问题，本质上是逃避"自我"，他们的病根在"心"，即无法面对自己。这说明，"心"与精神状态是两回事，而且不是同一层面的问题。不过，透过精神状态，可以观察"心"的状态。因此，前述精神健康指标和精神健康处方可以合并出具，但其中，要把"心"与精神状态在指标和处方中区分开来。

（4）"心"与身体健康的关系：简单来说，"心"是主人，身体是仆人，但两者需要通过精神健康这个环节发挥作用。

（5）精神健康与身体健康的关系：精神健康者不一定身体健康，身体健康者不一定精神健康。精神健康有利于身体健康，身体健康也有利于精神健康。一句话，这两者之间的关系十分复杂。身体不健康对精神健康进而对整体健康的影响是深刻的，但处于引领上位的"心"才是修复精神健康进而修复身体健康的终极关键。因此，精神健康处于次位，而身体健康始终处于下位。在疾病发生发展、治疗、康复的整个过程中，"心"引领下的精神健康之作用贯穿始终。如果失去了"心"的引领，精神健康同时也出了问题，那么，在身体疾病治疗康复之前、之中、之后更需要关注"心"的回归，然后精神健康方法的介入当然也十分重要。"心"病不治，精神疾病和身体疾病是治不好的。在身体疾病导致失能且不可逆的情况下，"心"引领下精神健康的保持更为重要。当然，一旦出现精神疾病并陷入不可逆状态，如精神错乱，也就是说，"心"的引领也丧失了，那么，身体疾病的治疗不过是纯粹的人道主义帮助。

（6）"心"与社会健康的关系：社会关系状况是个体健康行为的既定条件，对健康的影响十分重要，但个体对于社会关系这一既定条件具有选择性、独立性和调适性（不能改变则自我调适）。更重要的是，个体整体健康的实现最终也需要个体"心"的主动自觉介入和应对。

（7）身体健康与社会健康的关系。没有"心"的引领和精神健康这个中介，身体健康与社会健康的关系便无从理解和把握。

（8）个体健康是"心"引领下精神、社会和身体三维一体历时性演化的动态过程。从全生命周期看，身体维度的演化是一个倒U型曲线，表明身体经历了从出生、成长，到衰老和死亡的过程。这一过程本身的无疾病演化（无疾而老）是一个"自然"的健康过程，例如无疾病且能生活自理的高龄老人就是身体健康老人。社会维度的演化从丰度看也是一个倒U型曲线，经历了从单一（父母、子女、兄弟姐妹等关系）到复杂再到老年期简化的人际关系过程。这一过程也是一个"自然"演化过程，例如一个人在人际关系上能够自如应对进退，即表明其社会维度的健康状态。是否社会健康的关键在于个体人的应对进退能力。精神维度的演化则是上坡型曲线，即从出生到死亡前精神状态保持向上且运作良好。如果精神健康曲线呈现波浪型或倒U型等其他曲线，则表明其在精神层面出现了健康问题，而且是严重的健康问题。总之，整体健康呈现三重曲线交错的特征。

（9）主动健康的核心要义是"心"对个体人的精神、社会和身体三维一体动态演化过程和健康状态的动态自主监控和应对过程，其中，自我预防、基本识别、寻求健康救助和纠正不健康行为以及良好生活方式的维持是要务。从这个意义上说，为了健康，"心"是最累的，但更重要的是，"心"出现问题，最终也要"心"来解决，当然，精神层面的工具性中介也是须臾离不开的。

（10）健康是生命持续的完整过程，其测度需要运用精神、社会和身体三维一体联合指标构成的完整指标体系。这是主动健康观落地的关键和难点，需要扬弃多因素论思维、还原论思维和决定论思维，从复杂性理论及其方法来构建指标体系，并对其加以不断完善，为人们的主动健康行为提供操作性指引。其中，要在精神维度的指标中对"心"和"精神"作出区分，更要在联合指标体系中突出"心"的一以贯之的作用。

为了说明人类健康行为机制的特殊性，也就是"心"的重要引领作用，我们参照动物的健康行为，作出更进一步的阐释。实际上，低于人类的动物健康的公式可以表达为：

动物健康 = 自然环境［低等精神 × （身体 + 社会）］

换言之，动物健康是一定自然环境动物身体本能与其社会关系网络、低等感性精神之间的复杂性函数。其中，最大区别在于没有人的"心"的引领作用。这样看来，"被动健康观"更接近动物健康公式。这正是主动健康观的革命性所在，即强调"心"作为人类高于动物的本质特征在健康行为中的引领作用。

（三）关切个体独立性和能动性，而不是将医院、医生视为健康行为的主导

主动健康观的重中之重是强调个体在健康行为中的主体责任，把人类个体置于健康行为的首位。基于人类健康行为演化的机理在于以"心"为纲这个关键，主动健康观认为，个体是主导，医生是最后才出场的。相对于既定的自然环境和社会关系网络，个体虽然有其不可选择性，但其也具有可调适性（自保性和回避性）。实际上，调适性（自保性和回避性）是人类漫长演化过程中的法宝，是我们经过漫长演化历史反复验证的正确做法。这也是主动健康观把个体调适性（自保性和回避性）重新纳入更重要位置的依据。社会关系无法选择，但我们可以为了健康努力作出调适，调适不了的则可以采取良性自保和回避措施。说到底，"心"在健康行为中的统帅作用主要取决于个体的自主性、自觉性。此外，健

康行为中的预防性、持续性、惰性克服，特别是精神、社会、身体三个纬度的统合作用，最终只能通过具有独立性和主动性的个体在"心"的引领下才能落地。

（四）关切精神、社会和身体三维一体的综合功能，而不是仅仅关切身体功能指标

主动健康观认为，人的健康行为是人在"心"的引领下精神、社会和身体三维一体综合功能的优化和维持。这就需要从人的精神功能、社会关系功能和身体功能三方面出发来观察、考量、预警和干预其健康状况，坚定坚决反对单方面强调身体层面的健康关切。

（五）关切系统安排，但同时高度重视生命个体行为的积极持续参与性

主动健康观认为，自然环境和社会关系网络对个体来说是既定的，但对整体来说也是可以持续改变的。因此，社会整体健康状况的改善要从自然环境和社会关系两个方面共同着力，但并不排斥个体的主动介入，而是要做到个体融入自然环境和社会关系格局的改善之中。重中之重是健康生产方式和生活方式的形成。

（六）关切生命演化形成的既定阈限，重在针对健康知行分离与健康惰性加强健康机制的柔性和刚性约束双重管理

如前所述，人类生命自然演化形成的自在生命力、自为恢复力和衰亡终结力是人类健康的基本原理，人类对此既不能简单顺应也不能过度干预。但这并不意味着人类对于健康无所作为。主动健康观概括起来就是，高度重视"心"对宏观、微观健康因素以一持万的统领作用，强调人在健康行为中的主体作用和首要责任，扬弃"被动健康观"，不超越自在生命力、自为恢复力和衰亡终结力构成的自组织复杂系统机能的阈限，不

断探索健康未知领域，重中之重是在已知健康知识的基础上，建构健康自觉自律柔性约束和健康他律刚性约束双重机制，针对健康知行分离和健康惰性进行系统性、终生持续性干预。需要说明的是，"心"对健康行为只能是引领性作用，而不是绝对决定性和支配性作用。道理十分简单，我们只能在既定阈限内发挥"心"在健康行为中的作用，越过此阈限，无论呼吸、循环等"自然"生命的自组织复杂系统机能都不是我们能够控制的。简言之，生命"自然"演化逻辑的阈限，就是"心"引领人类健康行为的边界。

（七）关切生命质量，而不是刻意延长或缩短失能期

面对长寿时代和超老龄社会的来临，主动健康观不是强调刻意延长高龄阶段的失能期以及多种疾病导致的痛苦生命期，而是更加关注个体生命意愿，防止药物滥用和安乐死滥用，倡导生命按自然逻辑存续，最大限度减轻患者痛苦，保持生命尊严，推动生命无痛存续。

（八）关切终生价值，丰富个体长寿生命体验

主动健康观认为，未来所有人类都要进入老龄社会乃至超老龄社会，绝大多数人都将有幸活得更为长寿。因此，人类健康行为的主旨包括两个方面：一方面，通过个体和家庭自我努力、政府和社会支持倡导来培育一代又一代的健康长寿人，从根本上降低健康成本，打好健康这个社会基础，确保人们在健康基础之上建设更有意义的高楼大厦，把节省出来的健康成本用于更有意义的事业产业，为人类作出更大的贡献；另一方面，面对比年轻社会更高位阶的老龄社会和长寿时代，通过人类健康行为使人们不仅丰衣足食，还可以拥有更丰富的精神生活，为拓宽、丰富和提升人们的长寿体验创造条件。

（九）关切终生曲线，而不是一把尺子量到底

主动健康观认为，人的终生健康行为是一个复杂的动态演化曲线，不

能用一把包涵身体指标而排除精神指标和社会关系指标、更排除"心"的指标的静态尺子，从婴幼儿一直量到高龄期。这就需要分年龄段的健康指标体系以及干预体系。更重要的是，主动健康观的一个重要理念是，健康是全民行为，也是每一个人的终生行为。全民健康和终生健康是非常重要的两个健康关键词。

（十）关切将预防性健康事业产业做大做强，同时强调治疗性健康事业产业只能做强不能做大

主动健康观的核心目标是从源头上降低疾病和失能的发生率，强调预防性健康事业投入不断加大和预防性健康产业产值不断增大，从根本上缓解治疗性健康事业投入无底洞效应和遏制治疗性健康产业直线攀升态势。借此，从根本上扭转"被动健康观"及其背后的医疗产业利益绑架机制给人类可能造成的系统性健康风险，从整体上提升长寿时代和老龄社会条件下人们的生命健康品质和水平。

总之，就生命个体来说，从健康与外部发展例如物质财富来说，健康是 1，其他为 0，即其他如物质财富的多寡与意义由健康来决定，没有健康这个 1，再多的 0 也没有意义；但是，从健康内部来说，"心"的赋值不能为零更不能为负，否则，人将不人。这是主动健康观的轴心。此外，人类个体健康的最大敌人是"心"懒导致的健康通识的缺失和健康行为的惰性。因此，主动健康观的针对性主要就是面向"心"懒及其导致的健康通识缺失和健康行为惰性开战。

就人类个体来说，我们面临长寿时代的客观趋势，顺应这一客观趋势的"主动健康观"的微观要义可以概括为五句话：第一，"心"是人类健康的首要引领因素；第二，健康通识是保持人类健康的基本前提；第三，顺应身体天然机能正确使用身体是人类健康的基础；第四，应对进退的社会能力是人类健康的重要关节；第五，克服惰性是人类持续健康的重要底基。

就人类生命群体或者人类整体来说，我们面临老龄社会的客观趋势，顺应这一客观趋势的"主动健康观"的宏观要义可以概括为五句话：第一，面向所有人增进全生命健康通识是确保人类整体健康的基本前提；第二，转变生产生活方式以修复农业革命和工业革命以来遭到破坏的自然环境是保障人类整体健康的长期战略任务；第三，改善人类关系和完善社会制度以消解种内过度竞争压力是保持人类整体健康的重要内容；第四，从根本上彻底改变绑架健康、绑架发展的基于疾病的现代西方医疗服务产业化、资本化、金融化模式是提升人类整体健康水平的重中之重；第五，为人类个体健康失败者提供兜底性医疗康复服务是保持人类整体健康稳定的安全网。

人类已经告别短寿时代和年轻社会，正在长寿时代和老龄社会的道路上不断行进。短寿时代和年轻社会形成的"被动健康观"正在经历一场深刻革命。适应长寿时代和老龄社会的主动健康观正在酝酿生成。但是，人类健康观的革命需要从四个层面上进行探索：一是人类健康行为演化机制的哲学理论模型；二是人类健康行为演化机制的科学理论模型；三是人类健康行为演化机制的实证技术模型；四是指导人类日常健康行为的操作模型。以上讨论的内容仅是对第一个层面的线索性探究。建构成熟完善的人类新健康观即主动健康观还有很长的路要走。

参考文献

[1] 达尔文.物种起源 [M].北京：北京大学出版社，2018.

[2] 西格里斯特.疾病的文化史 [M].北京：中央编译出版社，2009.

[3] 桑英波，李凤英.黄帝内经 [M].北京：西苑出版社，2010.

[4] 党俊武，老龄健康学理论是应对老龄社会的重要顶层思维 [J].老龄科学研究，2020（1）.

[5] 李详臣，俞梦孙.主动健康：从理念到模式 [J].体育科学，2020（02）.

文献研究

国际视野下的老年人健康影响因素研究趋势

——基于结构主题模型的分析

焦开山*

摘　要：本研究借助结构主题模型文本分析方法，全面考察了 1992 年到 2021 年国际学术界关于老年人健康影响因素及其相关性的研究发展脉络。结果显示，老年人健康影响因素研究领域主要涵盖 20 个相关主题，并可以进一步概括为老年死亡率、健康不平等、自评健康、干预和政策、专业护理以及生命历程六个核心主题，主要涉及生物医学、社会学以及人口学等多个学科领域。此外，本研究还根据各个主题间的关联性构建了老年人健康影响因素的总体性模型，并发现近年来关于生命历程、健康生活方式、孤独感、社区策略、干预和政策、非正式照护者负担和专业护理等主题的研究热度逐步上升，这表明对老年人的健康问题进行政策干预以及健康促进实践具有重要现实意义。最后，本文讨论了目前老年人健康影响因素研究领域中存在的不足之处以及未来需要突破和创新的方向。

关键词：老年人；健康影响因素；结构主题模型

---

* 焦开山，中央民族大学民族学与社会学学院教授，研究方向为人口社会学、健康社会学。

一、引言

当代世界的人口老龄化问题已然成为不可逆转的趋势。第七次全国人口普查主要数据结果显示，中国老龄化进程明显加快。其中，60 周岁及以上和 65 周岁及以上老年人口占总人口的比重分别为 18.7% 和 13.5%（国家卫生健康委员会，2021），与 2010 年相比分别上升 5.44 和 4.63 个百分点（国家统计局，2021）。对此，党中央和国务院印发《关于加强新时代老龄工作的意见》，明确提出将健康老龄化融入经济社会发展全过程。因此，全面了解影响老年人健康的相关因素，对于实现健康老龄化、全面建设社会主义现代化国家具有重要意义。

随着社会经济的发展，人类疾病谱的流行病学发生重大转变，即疾病类型由以急性传染病为主转变为慢性非传染性疾病为主，对于健康影响因素的关注也正在从生物医学层面向社会层面转变（Rothman，1986）。例如，有研究分析了 2000 年至 2015 年的 22 篇相关文章，发现关于老年人健康影响因素研究主题并未被充分关注和讨论（Northwood et al.，2018）。不过，也有研究通过检索过去 25 年内的相关文献，发现健康的社会决定因素正在以强有力的方式影响和塑造着人们的健康状态，其在公共卫生界的关注度日趋增加（Braveman & Gottlieb，2014）。此外，还有研究发现，过去 15 ~ 20 年的关于健康的社会决定因素研究主题的文章并非聚焦于讨论社会因素是否对健康产生重要影响，而是较为关注健康的社会决定因素的运行机制，以及健康促进的有效干预途径（Braveman et al.，2011）。

为此，本文全面总结了过去 30 年以来国际学术界有关老年人健康影响因素的相关研究，以便从总体上把握当前与之相关的研究热点与其发展脉络。如图 1 所示，自 20 世纪 90 年代末以来，与老年人健康主题相关的研究热度持续升温且呈蓬勃式发展趋势。其中，尤其是涵盖社会科学、生物医学、社会学和人口学在内的众多学科都对影响老年人健康的决定因素进行了大量的研究和总结分析。因此，通过全面回顾分析老年人健康影响因素的相关研究领域主题及研究趋势，进一步概括并剖析老年人健康影响因素之间的复杂关系及运行机制，对于探索有效的健康干预策略、提升老年人的健康福祉、推动我国健康老龄化事业发展具有重要的理论和现实意义。

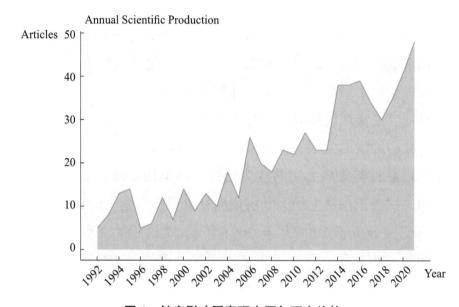

图 1　健康影响因素研究历年研究趋势

二、研究现状与研究问题

以往关于健康影响因素的研究，主要集中于对影响身体健康或心理健康结果相关因素的总结，比如，Andreas 等人对 1985 年至 1997 年发表的纵向研究文章进行了系统性回顾，并确定了与老年人功能状态下降风险相关的 14 个领域（Andreas et al., 1999），本文主要总结和概括了社会结构、社会心理、环境风险等几个层面。

具体来说，在社会结构层面，有研究对关于健康的社会决定因素（Social Determinants of Health；SDH）模型的文献进行筛选和总结，发现三类有助于 sdh 模型的指标，分别为经典因素、固定和人口因素以及补充因素（Shokouh et al.，2017）；Compton 等人也总结了 11 个关于影响老年人心理健康的社会决定因素（Compton et al.，2015）；还有研究通过对影响老年人心理健康的社会决定因素的相关文献进行荟萃分析后发现 5 个与抑郁有关的风险因素（Cole，Dendukuri，2003）。

在介于个人和社会结构之间的社会心理层面，大多数研究集中在社交网络 / 支持与身体或心理健康之间的联系（Matt et al.，2008）；在环境风险层面，有研究对 103 篇关于健康的自然环境风险因素主题的文献进行荟萃分析后发现其中存在着极为复杂的关系，69 种环境暴露（65 种环境风险因素和 4 种环境保护因素）与 83 种疾病中共存在 197 种关联路径（Rojas-Rueda et al.，2021）。此外，也有研究特别关注社区内部的生活环境，并利用系统综述法揭示了 16 个社区环境因素在影响老年人生活质量方面发挥的不同作用（Zhang et al.，2020）。

除了从不同角度对健康影响因素进行分析的研究外，还有许多研究者对学界关于老年人健康的影响因素的研究趋势进行了考察。比如，有研究利用知识图谱方法对 CNKI 收录的 976 篇关于影响老年人健康影响因素相关文献进行分析，发现对于老年人健康影响因素研究的关注和研究热度正持续升温，对具体因素的关注点也逐渐从个体的自然属性和行为特征转向社会经济特征（董浩月，2022）。

综上所述，虽然以往研究关于老年人健康影响因素的讨论已经积累了众多经验，但是仍存在一些不足之处。

首先，对于老年人健康影响因素的分析仅从某种健康结果（身体健康或心理健康）或某一视角（社会结构、社会心理、环境风险或政策干预）出发，缺乏较为全面的系统性回顾。

其次，在理解老年人不同健康影响因素之间的相关性时，现有研究的模型主要集中于解释导致健康差异的原因或具体的健康干预途径，缺乏一个全面涵盖老年人健康影响因素的总体性模型。再者，虽然国内也有研究对老年人健康影响因素的相关文章进行了回顾，但具体考察老年人健康影响因素研究趋势的文章仍然较少且缺乏国际视野。

最后，大多数研究主要倾向于使用文献系统回顾方法（literature review）或者荟萃分析方法（meta analysis），利用结构主题模型（structural topic model）对老年人健康影响因素相关主题的文献进行分析的研究较少。

基于以上考虑，本研究利用结构主题模型的内容分析方法，对国际学术界过去 30 年内关于老年人健康影响因素的相关研究进行了全面的回顾与梳理，进而明确其研究热点和趋势以及未来研究应着力前进的方向。因此，本研究的主要问题为：（1）总结和分析影响老年人健康的众多因素。（2）进一步扩展 Deiz 等人提出的健康影响模型，主要通过融合世界卫生组织提出的健康的社会决定因素模型，建构一个能够较为全面涵盖老年人的健康影响因素及其关联机制的总体性模型。（3）总结国际学术界关于影响老年人健康因素的研究进展与发展脉络。

三、数据和方法

（一）数据来源

本研究的文献数据来自汤姆森路透的 Web of Science 数据库。Web of Science 是获取全球学术信息的重要数据库平台，其中包含 12400 多种权威和有影响力的国际学术期刊。该平台不仅具有严格的筛选机制，包含各个学科的重要学术期刊，而且也兼具智能检索功能、分析功能和个性化服务功能。因此，本研究选择对 Web of Science 核心数据库（Core Collections）的 Social Sciences Citation Index（SSCI）中的文献进行分析。

为了获得具有高度相关性的研究文献，本研究将"标题（TI）、作者关键词（AK）"作为查询选项，在 Web of Science 的 SSCI 数据库中搜索与老年人健康影响因素相关的文献。如表 1 所示，共检索关键词 27 个，检索的时间范围为 1992 年至 2021 年。其中，在初步搜索阶段，共确定

631 篇相关文献。但为了确保研究的科学有效性，本研究仅选择以英语发表的研究论文和评论论文且摘要、作者关键词和出版年份等信息均未缺失的文献进行分析。最后，通过对文章的过滤挑选出 233 篇符合要求的论文，并分别将其标题、摘要和关键词合并到同一个文本内进行分析。

表 1　与老年人健康的影响因素相关的检索关键词

检索关键词	含义	检索关键词	含义
old* adult*	老年人	the aged	老年人
old* people	老年人	oldest*	最老的
old* population	老年人口	health	健康
old* parent*	老年父母	mortality	死亡率
old* men	老年男性	diseas*	病症
old* women	老年女性	illness	患病
old* mother*	老年母亲	sick*	病人
old* father*	老年父亲	disabilit*	残疾
old* person*	老年人	comorbidit*	共病
old* age*	老年	longevity	长寿
old* couples	老年伴侣	lifespan	生命周期
old* life	老年期	life expectancy	预期寿命
later life	生命晚期	functional status	功能状态
elder*	年长者		

注：本研究采用了高级检索方式，使用了布尔运算符和通配符。

（二）分析方法

本研究利用结构主题模型（Statistical Topic Models：STM）考察了老年人健康影响因素研究的核心主题及其分布情况。其中，结构主题模型是对传统主题模型（topic models）的一种扩展（Roberts et al.，2014），其主要算法包括潜在狄利克雷分配模型（Latent Dirichlet Allocation：LDA）（Blei，2003）和相关主题模型（Correlated Topic Model：CTM）（Blei，Lafferty，2007），这是一种基于机器学习的"无监督"方法，可以自动发现文档中包含的隐藏主题。不过，与分析人员事前定义主题的"监督"

方法不同的是，主题模型的主要目标是自动归纳而非人工假设文档的主题内容。

此外，主题模型中的"主题"实际上是指一组文档中词与词之间的潜在关联性，每个主题均由相关的单词组合而成，且每个单词都有属于每个主题的概率。而"文档"则是主题的混合体，即单个文档可以由多个主题组成。在本研究中，单个文档是指由每篇论文的标题、摘要和关键词组合在一起的一个文本。

与传统的主题模型相比，结构主题模型的优势是可以将文档的元数据（metadata），比如每篇论文出版的日期、作者所在的国家、论文被引次数等信息进行合并，进而估计和推断文档的主题与元数据变量的统计相关关系。其中，在结构主题模型中，文档的主题相当于回归模型中的因变量，文档的元数据则相当于自变量或解释变量。

在估计主题模型或者结构主题模型时，需要事先确定主题的数量（Roberts et al.，2019）。一方面，根据以往的经验，对于较短且主题集中的文本数据资料（比如从几百到几千个文档不等），最好在 5 ~ 50 个主题之间进行初始选择，而对于较大且主题不集中的文本数据资料（比如几万个文档），最好在 60 ~ 100 个主题之间进行初始选择。另一方面，也可以采用数据驱动的方法对主题数量进行初步选择，选择的依据主要包括计算 held-out log-likelihood（Wallach et al.，2009）、residual analysis（Taddy，2012），模型的平均排他性（average exclusivity）和模型的语义一致性（semantic coherence）等指标。但由于这些诊断指标并没有提供一致的答案来确定主题的数量（Grimmer，Stewart，2013），因此需要在诊断指标初步确定的主题数量范围内进行一个定性评估，并根据模型的可解释性进一步确定主题数量（Bohr，Dunlap，2018）。本研究在综合诊断指标和主观判断的基础上确定了 20 个主题，并采用 R 语言程序包 STM 对结构主题模型进行估计（Roberts et al.，2019）。

四、结果

本研究运用结构主题模型（STM）对健康影响因素进行主题挖掘，分别得到 20 个主题、每个主题的占比以及分别与之对应的 8 个高概率词汇。如图 2 所示，横坐标为不同主题在文献数据中的占比情况，纵坐标则是按照 20 个主题的占比由高到低进行的排列。横线越长表明该主题在文献数据中出现的比例越高，即关于该健康影响因素的研究数量越多。

通过占比差异进行主题分类，共得到如下 20 类主题。其中，关于健康影响因素研究中占比 5% 以上的有 6 个主题，分别为老年死亡率、自评健康、健康不平等、专业护理、干预和政策、生命历程和医疗保健。

第一，老年死亡率研究这一主题文章数量最多，其比例约为 8%。该主题下的研究主要集中在老年人死亡率变化的影响因素（Staetsky，2009；Gu et al.，2013）、其计算过程中可能出现的问题（Preston et al.，1999；Preston，Elo，2006）以及对高龄死亡率估计方法的改进（Ediev，2018；Ouedraogo，2020）等方面。

第二，作为反映健康水平和生活质量指标之一的自评健康是第二大研究主题。以往研究分别从经济压力（Angel et al.，2003）、宗教信仰（Broyles et al.，1992；Oates，2016）和精神（Davison，Jhangri，2010）等层面讨论了心理认知状态对健康的影响（Golini，Egidi，2016）。

第三，关于健康不平等的研究主要围绕宏观层面的地区社会经济水平（Smith，Goldman，2007）、微观层面的个体社会经济地位尤其是居住环境和住房条件（Sally et al.，2003；Zimmer，2008；Feng et al.，2012）、生命历程视角下的童年经济状况对健康的影响（Dahl，Birkelund，1997），以及由此社会经济地位差异导致的健康不平等随时间变化的趋势等方面（Huisman et al.，2003）。

第四，在以专业护理主题为中心的研究领域中，不仅强调老年人与专业护理人员之间专业关系的重要性（Woolhead et al.，2006；Issahaku，Sulemana，2021），同时也关注以患者为中心的护理模式、由医院到家庭护理的过渡路径（Olsen et al.，2019;Olsen et al.，2021）、连续性的照护计划（Nilsen et al.，2019）及专业人员护理能力（Seckler et al.，2020）等方面在老年人健康状况日益复杂的背景下所发挥的重要作用。

第五，在干预和政策主题下积极探索针对老年人的福利、服务、健康等方面的应对措施（Zhong et al.，2020），无疑也具有重大意义。一方面，一些研究主要集中在由于政策对老年人群存在一定程度的忽略或偏见而产生的直接影响（Lloyd，Amoakoh，2020）。另一方面，也有研究更关注实施何种政策会对老年人健康产生间接影响（Orsega et al.，2004）。

最后是关于生命历程主题的讨论，以往研究主要集中在早期社会经济地位、成年后社会经济地位和老年健康三者之间的关系（Kahn，Pearlin，2006；Pakpahan et al.，2017）、社会经济地位对健康的影响路径（Ploubidis et al.，2019）以及生命健康轨迹（Ploubidis et al.，2014）等方面。

此外，关于健康影响因素研究中占比 5% 以下的还有 14 个主题。其中，第七位到第十一位的主题分别是医疗保健、早年处境、医疗决策、功能状况、性健康，大约各占比 4.5%。

首先，在医疗保健主题领域，大多数研究从公共和私人医疗保健系统的角度论述了其在服务质量、覆盖范围和平等性方面存在的问题，尤其是在不同的亚群体之间，服务利用方面的差异是巨大的（Li Xin，Zhang Wei，2013）。其次，关于早年处境主题的研究主要集中在早年风险暴露和生活条件，尤其是生命早期传染病、子宫内流感、生活困苦等方面的不利因素对健康的影响（Costa，2003；Easterlin et al.，2020）。

再者，在医疗决策层面，以往研究主要考察了患者服药依从性状况及其问题和服药依从性的干预措施（Cea-Calvo et al.，2020）和服药依从性的干预措施（Shareinia et al.，2020）等方面。另外，在全球自然灾害频发的背景下，分析地震、海啸等灾后老年人的功能状况转变也非常有必要

（Tomata et al.，2015）。最后，在性健康领域，许多研究主要针对性健康的意义及影响因素（Liu et al.，2016）、不同群体之间的差异（DeLamater，2012）等方面进行了讨论。

在孤独感、社会网络、健康生活方式、社区策略、重大疾病与抑郁、居住安排、健康与生活质量、子女因素、非正式照顾者负担主题领域，相关研究占比相对较少。

首先，以往关于孤独感主题的研究主要集中于老年人孤独感的影响因素、后果及相应的干预措施等方面（Cornwell，Waite，2009）；其次，关于社会网络主题领域的研究主要讨论了在不同国家和社会背景下，社会网络的多元性、重要性和动态性（Berkman et al.，2000）。

再者，健康生活方式视角下的研究主要强调积极生活模式、健康和快乐老龄化计划、自我管理教育等健康促进措施对个体健康的重要性（Park et al.，2011）；而社区策略视角下的研究也关注健康干预，尤其是对于风险的干预（MacLeod，Stadnyk，2015）；在重大疾病与抑郁方面，以往研究主要分析了老年群体尤其是癌症幸存者和慢性病患者产生抑郁症的影响因素（Sarkar et al.，2014）。

另外，以往关于居住安排主题的研究主要关注家庭的保护作用、同居及独居对健康的不同影响（Lund et al.，2002）；在健康与生活质量研究领域，主要围绕健康生活质量的定义、指标、评估与测量（De Maeyer et al.，2009）等方面进行讨论；在子女因素研究领域，更强调子女的迁移与流动、教育及人力资本对父母健康产生的影响（Peng Siyun et al.，2019）。

最后，非正式照顾者负担主题研究在文献中占比较小且仅为3%左右，研究主要集中在家人和患者同伴的社会支持、家庭成员的照顾负担及其带来的不利影响（El-Jawahri，2020）等方面。

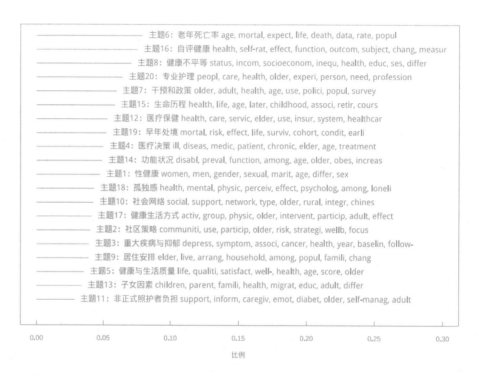

主题6: 老年死亡率 age, mortal, expect, life, death, data, rate, popul
主题16: 自评健康 health, self-rat, effect, function, outcom, subject, chang, measur
主题8: 健康不平等 status, incom, socioeconom, inequ, health, educ, ses, differ
主题20: 专业护理 peopl, care, health, older, experi, person, need, profession
主题7: 干预和政策 older, adult, health, age, use, polici, popul, survey
主题15: 生命历程 health, life, age, later, childhood, associ, retir, cours
主题12: 医疗保健 health, care, servic, elder, use, insur, system, healthcar
主题19: 早年处境 mortal, risk, effect, life, surviv, cohort, condit, earli
主题4: 医疗决策 ill, diseas, medic, patient, chronic, elder, age, treatment
主题14: 功能状况 disabl, preval, function, among, age, older, obes, increas
主题1: 性健康 women, men, gender, sexual, marit, age, differ, sex
主题18: 孤独感 health, mental, physic, perceiv, effect, psycholog, among, loneli
主题10: 社会网络 social, support, network, type, older, rural, integr, chines
主题17: 健康生活方式 activ, group, physic, older, intervent, particip, adult, effect
主题2: 社区策略 communiti, use, particip, older, risk, strategi, wellb, focus
主题3: 重大疾病与抑郁 depress, symptom, associ, cancer, health, year, baselin, follow-
主题9: 居住安排 elder, live, arrang, household, among, popul, famili, chang
主题5: 健康与生活质量 life, qualiti, satisfact, well-, health, age, score, older
主题13: 子女因素 children, parent, famili, health, migrat, educ, adult, differ
主题11: 非正式照护者负担 support, inform, caregiv, emot, diabet, older, self-manag, adult

0.00　　0.05　　0.10　　0.15　　0.20　　0.25　　0.30

比例

图 2　健康影响因素研究主题占比及其高频词汇

利用结构主题模型（STM）提取所有文献资料中的高频主题词（如图 3），也可以作为健康影响因素相关主题分析的参考依据。通过图 3 可以发现，在 21 个出现频次最高的词汇中，关于"健康""老龄化"和"老年人"在文献中出现的频次最高，且均超过 60 次。其次，"死亡率"出现频次约为 50 次。

再者，"残疾""性别"和"中国"出现频次仅次于"死亡率"，且均超过 30 次。"自评健康"和"生命历程"出现的频次介于 20 和 30 之间。而"社会经济地位"和"社会支持"出现的频次较少，刚好为 20 次。

最后，关于"美国""精神健康""生活质量""抑郁""身体健康"和"健康状态"等词汇出现频次最少，出现了 10 ~ 16 次。由此可见，在健康影响因素研究领域，除了较为关注老年人的自评健康、残疾、死亡率、生活质量等健康相关指标，也聚焦于以中国和美国老年人群为代表的残疾状况下的性别差异和健康状态等方面。

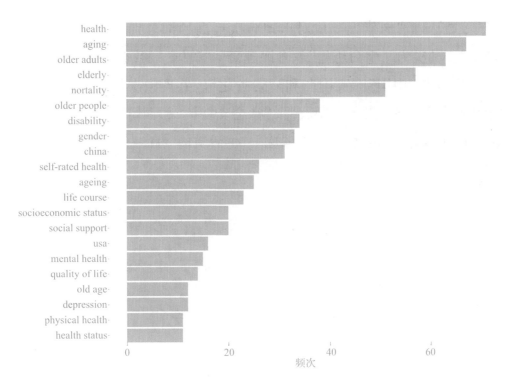

图3 健康影响因素研究中最相关词汇出现总频次

此外，为了更好地了解健康影响因素相关研究的现状，也可以绘制关键词相关性网络（如图4），其主要反映了所有研究中不同关键词成对出现的频次分布状况。其中，每个关键词都是一个节点，不同关键词之间连线的粗细代表其共同出现频次的多少，由粗到细分别代表共现10次、7.5次和5次。

从图4中可以看出，"健康"与"老年人"、"死亡率"与"老年人"、"健康"与"老龄化"、"残疾"与"老龄化"四对关键词共同出现在文献中的频次最高。

第一，与"健康"成对出现频次最高的词分别为"老龄化""老年人"和"死亡率"，其次为"生命历程""退休""社会资本""社会经济地位""性别"和"中国"。共现频次最低的词分别为"生活质量""生活方式""社会网络""老年妇女""生活满意度""身体活动"和"台湾"等。

第二，与"老年人"成对出现频次最高的词分别为"死亡率"和"健康"，其次为"生命历程""自评健康""美国""社会支持""精神健康""性别""中国""英国"和"老龄化"。共现频次最低的词分别为"生活质量""健康素养""欧洲""社会支持""墨西哥""社区""幸福感""健康教育""定性""身体锻炼""生活质量"和"健康照料"等。

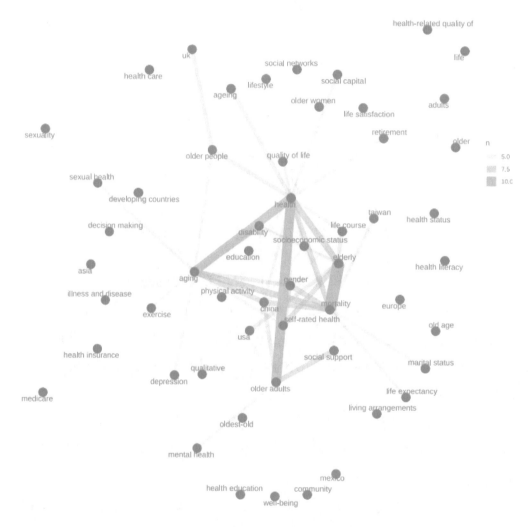

图4 健康影响因素研究中不同关键词成对出现的频次

第三，与"死亡率"成对出现频次最高的词分别为"老年人""生命历程""健康""性别""老龄化"和"中国"，其次为"社会经济地位""台湾""婚姻状况"和"预期寿命"。共现频次最低的词分别为"欧洲""晚年""居住安排""社会支持""老年人""自评健康""教育"和"美国"等。

第四，与"老龄化"成对出现频次最高的词分别为"健康""残疾""死亡率""中国"和"性别"，其次为"老年人""性健康""抑郁"和"自评健康"。共现频次最低的词分别为"教育""美国""定性（qualitative）""锻炼""健康保险""生病和疾病（illness and disease）""亚洲""决策"和"发展中国家"等。

通过计算和分析具有高相关性的主题间的网络分布以及主题分布比例（如图5）可以发现，老年死亡率、健康不平等、自评健康、干预和政策、专业护理和生命历程主题占比最高。同时，本文将20个主题进一步分为5个讨论组（如图6），并从健康影响因素、健康结果和干预措施三个层面进行具体分析和讨论。

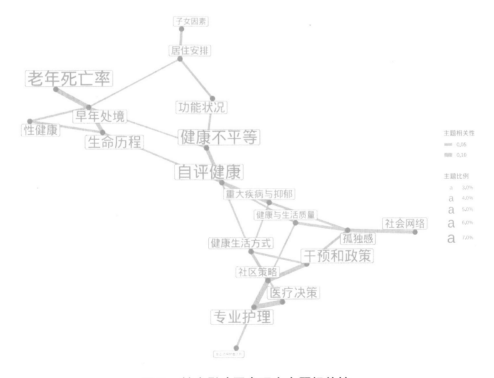

图5　健康影响因素研究主题相关性

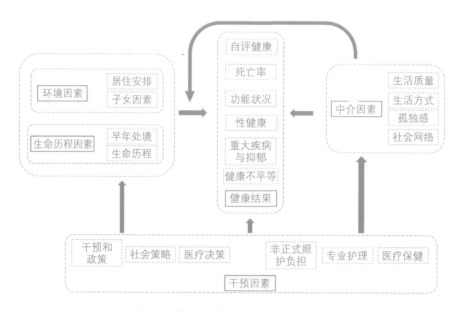

图6 健康影响因素主题分组框架

第一个主题讨论组可以概括为"环境因素",主要包括"居住安排"和"子女因素"主题。第二个主题讨论组可以概括为"生命历程因素",包括"早年处境"和"生命历程"两个主题。第三个讨论组为"中介因素",主要涵盖"健康生活方式""孤独感"和"社会网络主题"。第四个讨论组为"健康结果",主要包含"老年死亡率""健康不平等""自评健康""功能状况""重大疾病与抑郁"和"健康与生活质量"等比例较高的几个主题。第五个讨论组可以概括为"健康干预因素",主要涵盖"干预和政策""专业护理""医疗决策""社区策略"和"非正式照护者负担"六个主题。

估计每个主题在不同时期的分布情况有助于了解研究的关注点随时间的变化趋势以及当前研究主流,并为下一步健康影响因素研究指明方向。因此,本研究把论文发表的年份划分为1990—1999年、2000—2009年、2010—2015年和2016—2021年四个时期,不同主题在四个时期内的分布情况存在差异。

其中,社区策略、干预和政策、非正式照护者负担、生命历程、健康生活方式、孤独感、专业护理等研究主题呈现出研究热度不断增加的趋势。与之相反的是，医疗决策、老年死亡率、健康不平等、居住安排、医疗保健、自评健康等研究主题呈现下降趋势。此外，性健康、重大疾病与抑郁、社会网络、子女因素、功能状况等研究主题在不同时期上的分布并无显著差异，这说明学术界对此类主题的研究相对稳定。也有研究主题比例呈现先增后减的趋势，比如健康生活质量和早年处境主题。

五、结论与讨论

健康不仅是人最基本的需求和全面发展的基础，也是民族昌盛和国家安定富强的重要标志。但是，随着工业化、人口老龄化进程加快，我国面临传染病、慢性病等多重疾病威胁共存，自然、环境、社会等多种健康影响因素交织的复杂局面。在 20 世纪末，世界卫生组织指出，在人类健康长寿的影响因素中遗传因素占 15%，社会因素占 10%，医疗因素占 8%，气候因素占 7%，剩余 60% 则是个人的生活方式。目前，健康议题已上升为国家战略，2016 年中共中央、国务院印发制定的"健康中国 2030"规划纲要提到要从广泛的健康影响因素入手，全方位、全周期保障人民健康。2019 年国务院印发的《关于实施健康中国行动的意见》也指出，要针对人民群众主要健康问题和影响因素，完善国民健康促进政策，引导人们养成良好的行为和生活方式。

因此，本研究利用结构主题模型梳理和归纳了 1990 年以来国际学术界有关健康影响因素研究的论文，并对其关键文本数据进行了主题识别，不仅能够全面考察和把握当前健康影响因素研究的热点主题及其演变趋势，而且也对国家和个人了解和掌握影响健康的诸多因素或引起身体健康问题的根源，采取更科学有效的行动和措施管理和干预健康、促进健康水平提高具有重大战略意义。

本研究通过梳理健康影响因素研究中相关词汇出现的总频次，发现死亡率、自评健康、残疾、生活质量等健康影响因素属于高频词汇。另外，在关键词成对出现的频次方面，主要以健康、老年人和死亡率等关键词为中心节点向外扩散连接而成的网络为主，尤其是"健康"与"老年人"、"死亡率"与"老年人"、"健康"与"老龄化"、"残疾"与"老龄化"四对关键词共同出现在文献中的频次最高。由此可知，随着社会进步和老龄化程度的加深，与健康相关的问题可能正在发生转变，新问题和新矛盾也正在逐渐暴露与凸显。

此外，本研究提出并构建了一个基于结构主题模型的系统性的健康影响因素研究框架，探索并分析了各个主题间的关联性以及不同时期的研究变化。结果显示，2000 年以来的健康影响因素研究领域大致可以划分为 20 个研究主题，根据不同主题之间的相关性又可以进一步划分为影响健康的环境因素、生命历程因素、中介因素、健康后果和健康干预因素 5 个主题讨论组，每个主题讨论组内包含各自相关联的研究主题。

我们可以发现，现有文献和相关研究中关于健康主题影响因素的讨论主要集中在健康影响因素、健康后果以及健康干预措施三个方面。首先，越来越多的研究认识到健康的社会决定因素的复杂性和重要性，从生命历程视角来看，个体健康是一个终生发展的过程，尤其是童年社会经济地位会塑造生命健康轨迹（Kahn，Pearlin，2006；Pakpahan et al.，2017）。而且，早期社会经济地位直接或间接影响着生活方式或行为进而塑造生命健康轨迹，这可能是由于早期社会经济地位较低的人会有较少的体育活动、更多的吸烟和饮酒等危害健康的风险行为（Ploubidis et al.，2019）。此外，世界卫生组织也指出不良的生活方式是 21 世纪引发人类疾病的主要原因之一，因此关于生活方式主题研究的热度也正呈现出增长趋势。不过，此类研究主要集中于如何运用科学的方法和手段进行生活方式干预，以此推动行为改变，预防和减少因不良生活方式引起的疾病并促进人体健康（Jong et al., 2006; Stevens et al., 2008; Delavar et al., 2020; Ardo et al., 2021）。

其次，这些不同的健康影响因素交织在一起并作用于不同亚群体之间所产生的健康结果也是许多研究关注的重点。一方面，在精神健康层面，认知、情绪和心理状态会影响自评健康（Golini, Egidi, 2016），尤其是个体感知到的恐惧、担忧、孤独、压力和威胁可能进一步导致抑郁症的产生，对于癌症幸存者和慢性病患者来说风险会更高（Lee-Jones et al., 1997；Deimling et al., 2017）。另一方面，在身体健康层面，死亡率（Staetsky, 2009）、功能状况（Hagiwara et al., 2016）、性健康（Lindau et al., 2007；Thompson et al., 2011；Allen, Desille, 2017；Ševčíková et al., 2021）等方面的变化不仅可能在不同人群之间存在健康不平等问题（Knesebeck et al., 2003），也凸显了健康风险预防策略的调整和健康干预的重要性。

最后，为了更好地针对不同健康影响因素并应对其所带来的健康结果，立足于宏观、中观和微观三个层面制订科学有效的健康干预和促进计划是非常有必要的。在宏观层面，加强政策对于老年人健康异质性的支持和干预（Hull, Michael, 1995），解决医疗保健系统在服务质量、覆盖范围和平等性方面存在的问题（Kobayashi, Reich, 1993；Zhang et al., 2017；Jaramillo, Willging, 2021）具有重要意义。在中观层面，提供以病人为中心的护理和制定从医院到社区再到家庭的专业护理过渡路径（Olsen et al., 2019），以及社区服务者对于个体健康风险的评估（Platzer et al., 2021）也会产生积极影响。在微观层面，主要考虑老年人在使用医疗服务过程中如何决策（Simon et al., 2021）以及对作为非正式照护者的家庭成员的照料负担等方面的干预（Washington et al., 2011, Chandrani et al., 2021）。

本研究结果还显示了不同主题研究的趋势变化，性健康、重大疾病与抑郁、社会网络、子女因素、功能状况等研究主题在过去几十年以来基本保持相对稳定的规模，没有明显的变动趋势，这说明此类健康相关问题具有一定程度的普遍性。此外，医疗决策、老年死亡率、健康不平等、居住安排、医疗保健、自评健康等研究主题呈现出不断下降的趋势，这说明随着医疗水平的提高以及相关政策的完善，老年人在死亡率水平和健康差异方面对健康的影响作用可能正在减弱，因此许多研究者对此类研究主题的关注度在下降。相反，生命历程、健康生活方式、孤独感、社区策略、干预和政策、非正式照护者负担、专业护理等研究主题呈稳定增长态势。尤其是关于生命历程和健康干预主题的研究占比较多，这也反映社会和学术界对于个体生命不同时期的社会经济地位和健康之间动态关系、健康需求以及健康促进的关注。

总之，通过对过去30年以来健康影响因素研究的全面回顾和梳理，本研究识别了关于健康影响因素领域的重大研究主题及其演变趋势，明确了今后研究的重点和发展方向。同时，本研究也可能面临以下几个方面的局限：（1）本研究坚持国际视野，入选的研究文献全部来自SSCI期刊内发表的英文文献，虽然也包含了一些针对中国开展的相关研究，但是研究结论在某种程度上是否适用于中国尚有待于讨论。所以，为了更全面地了解中国健康影响因素研究进展，未来的研究需要同时把英文及中文发表文献同时考虑进来，从而可以进行更为全面的国内外比较研究，明确中国在相关研究主题上存在的不足以及未来需要努力的方向。（2）本研究采用结构主题模型进行了统计推断，并认为其研究结论在一定程度上可以推论到总体，但由于没有包含全部健康影响因素研究文献，可能仍会存在一定的误差。因此，未来可以尝试使用不同的模型和方法进行文献统计。（3）对于主题模型而言，并未有一个统一的客观指标用来确定潜在的主题数量。虽然有一些相关诊断指标可以用来指导研究人员确定主题数量，但是不同指标的涵义及其诊断结果仍然存在不一致性。因此，主题数量的确定需要依赖于研究人员的主观判断，并不能做到完全客观。

参考文献

[1] 国家卫生健康委员会 . 2020 年度国家老龄事业发展公报 [R]. 2021.

[2] 国家统计局 . 第七次全国人口普查公报（第五号）[R]. 2021.

[3] 董浩月，伍小兰 . 老年人健康影响因素研究现状、热点及启示——基于知识图谱的分析 [J]. 兰州学刊 , 2022, 341(02).

[4] ALLEN M S, DESILLE A E. Health-related lifestyle factors and sexual functioning and behavior in older adults[J]. International Journal of Sexual Health, 2017, 29(3): 273-277.

[5] ANGEL R J, FRISCO M, Angel J L, et al. Financial strain and health among elderly Mexican-origin individuals[J]. Journal of health and Social Behavior, 2003: 536-551.

[6] ARDO, J., LEE, J. A., HILDEBRAND, J. A., GUIJARRO, D., GHASEMAZADEH, H., STRÖMBERG, A., & EVANGELISTA, L. S. Codesign of a cardiovascular disease prevention text message bank for older adults. Patient education and counseling, 2021, 104(11), 2772-2784.

[7] BERKMAN L F, GLASS T, BRISSETTE I, et al. From social integration to health: Durkheim in the new millennium[J]. Social science & medicine, 2000, 51(6): 843-857.

[8] BLEI D M, NG A Y, JORDAN M I. Latent dirichlet allocation[J]. Journal of machine Learning research, 2003, 3(Jan): 993-1022.

[9] BLEI D M, LAFFERTY J D. A correlated topic model of science[J]. 2007.

[10] BOHR J, DUNLAP R E. Key topics in environmental sociology, 1990–2014: Results from a computational text analysis[J]. Environmental Sociology, 2018, 4(2): 181-195.

[11] BRAVEMAN P, GOTTLIEB L. The social determinants of health: it's time to consider the causes of the causes[J]. Public health reports, 2014, 129(1_suppl2): 19-31.

[12] BRAVEMAN P A, EGERTER S A, MOCKENHAUPT R E. Broadening the focus: the need to address the social determinants of health[J]. American journal of

preventive medicine, 2011, 40(1): S4-S18.

[13] BROYLES P A, DRENOVSKY C K. Religious attendance and the subjective health of the elderly[J]. Review of Religious Research, 1992: 152-160.

[14] CEA-CALVO L, MARÍN-JIMÉNEZ I, DE TORO J, et al. Different associations of intentional and non-intentional non-adherence behaviors with patient experience with healthcare and patient beliefs in medications: a survey of patients with chronic conditions[J]. Patient preference and adherence, 2020: 2439-2450.

[15] COLE M G, DENDUKURI N. Risk factors for depression among elderly community subjects: a systematic review and meta-analysis[J]. American journal of psychiatry, 2003, 160(6): 1147-1156.

[16] COMPTON M T, SHIM R S. The social determinants of mental health[J]. Focus, 2015, 13(4): 419-425.

[17] COSTA D L. Understanding mid-life and older age mortality declines: evidence from Union Army veterans[J]. Journal of econometrics, 2003, 112(1): 175-192.

[18] CORNWELL E Y, WAITE L J. Social disconnectedness, perceived isolation, and health among older adults[J]. Journal of health and social behavior, 2009, 50(1): 31-48.

[19] DAHL E, BIRKELUND G E. Health inequalities in later life in a social democratic welfare state[J]. Social science & medicine, 1997, 44(6): 871-881.

[20] DAVISON S N, JHANGRI G S. Existential and religious dimensions of spirituality and their relationship with health-related quality of life in chronic kidney disease[J]. Clinical Journal of the American Society of Nephrology, 2010, 5(11): 1969-1976.

[21] DE JONG J, LEMMINK K A P M, STEVENS M, et al. Six-month effects of the Groningen active living model (GALM) on physical activity, health and fitness outcomes in sedentary and underactive older adults aged 55–65[J]. Patient Education and Counseling, 2006, 62(1): 132-141.

[22] De Jong, J., Lemmink, K. A., Stevens, M., de Greef, M. H., Rispens, P., King, A.

C., & Mulder, T. (2006). Six-month effects of the Groningen active living model (GALM) on physical activity, health and fitness outcomes in sedentary and underactive older adults aged 55–65. Patient education and counseling, 62(1), 132-141.

[23] DE MAEYER J, VANDERPLASSCHEN W, BROEKAERT E. Exploratory study on drug Users' perspectives on quality of life: more than health-related quality of life?[J]. Social Indicators Research, 2009, 90: 107-126.

[24] DEIMLING G T, BROWN S P, ALBITZ C, et al. The relative importance of cancer-related and general health worries and distress among older adult, long-term cancer survivors[J]. Psycho-Oncology, 2017, 26(2): 182-190.

[25] DE LAMATER J. Sexual expression in later life: A review and synthesis[J]. Journal of sex research, 2012, 49(2-3): 125-141.

[26] DELAVAR F, PASHAEYPOOR S, NEGARANDEH R. The effects of self-management education tailored to health literacy on medication adherence and blood pressure control among elderly people with primary hypertension: A randomized controlled trial[J]. Patient education and counseling, 2020, 103(2): 336-342.

[27] EASTERLIN M C, CRIMMINS E M, FINCH C E. Will prenatal exposure to SARS-CoV-2 define a birth cohort with accelerated aging in the century ahead?[J]. Journal of developmental origins of health and disease, 2021, 12(5): 683-687.

[28] EDIEV D M. Constrained mortality extrapolation to old age: an empirical assessment[J]. European Journal of Population, 2018, 34: 441-457.

[29] EGAN M, TANNAHILL C, PETTICREW M, et al. Psychosocial risk factors in home and community settings and their associations with population health and health inequalities: a systematic meta-review[J]. BMC public health, 2008, 8: 1-13.

[30] EL-JAWAHRI A, GREER J A, PARK E R, et al. Psychological distress in bereaved caregivers of patients with advanced cancer[J]. Journal of pain and symptom management, 2021, 61(3): 488-494.

[31] FENG Z, WANG W W, JONES K, et al. An exploratory multilevel analysis of

income, income inequality and self-rated health of the elderly in China[J]. Social science & medicine, 2012, 75(12): 2481-2492.

[32] GOLINI N, EGIDI V. The latent dimensions of poor self-rated health: how chronic diseases, functional and emotional dimensions interact influencing self-rated health in Italian elderly[J]. Social Indicators Research, 2016, 128: 321-339.

[33] GRIMMER J, STEWART B M. Text as data: The promise and pitfalls of automatic content analysis methods for political texts[J]. Political analysis, 2013, 21(3): 267-297.

[34] GU D, GERLAND P, ANDREEV K, et al. Old age mortality in eastern and south-eastern Asia[J]. Demographic Research, 2013, 29: 999-1038.

[35] HAGIWARA Y, YABE Y, SUGAWARA Y, et al. Influence of living environments and working status on low back pain for survivors of the Great East Japan Earthquake[J]. Journal of Orthopaedic Science, 2016, 21(2): 138-142.

[36] HuISMAN M, KUNST A E, MACKENBACH J P. Socioeconomic inequalities in morbidity among the elderly; a European overview[J]. Social science & medicine, 2003, 57(5): 861-873.

[37] Huisman, Martijn, Anton E. Kunst, Johan P. Mackenbach. (2003). Socioeconomic Inequalities in Morbidity among the Elderly; a European Overview. Social Science & Medicine 57 (5): 861-873.

[38] HULL IV R B, MICHAEL S E. Nature-based recreation, mood change, and stress restoration[J]. Leisure Sciences, 1995, 17(1): 1-14.

[39] ISAC C, LEE P, ARULAPPAN J. Older adults with chronic illness–caregiver burden in the Asian context: a systematic review[J]. Patient Education and Counseling, 2021, 104(12): 2912-2921.

[40] Isac C, Lee P, Arulappan J. Older adults with chronic illness–caregiver burden in the Asian context: a systematic review[J]. Patient Education and Counseling, 2021, 104(12): 2912-2921.

[41] ISSAHAKU P A, SULEMANA A. Older Adults' Expectations and Experiences With

Health care Professionals in Ghana[J]. SAGE Open, 2021, 11(3): 21582440211040125.

[42] JARAMILLO E T, WILLGING C E. Producing insecurity: Healthcare access, health insurance, and wellbeing among American Indian elders[J]. Social Science & Medicine, 2021, 268: 113384.

[43] KAHN J R, PEARLIN L I. Financial strain over the life course and health among older adults[J]. Journal of health and social behavior, 2006, 47(1): 17-31.

[44] Kobayashi, Y., & Reich, M. R. (1993). Health care financing for the elderly in Japan[J]. Social Science & Medicine, 37(3), 343-353.

[45] LEE-JONES C, HUMPHRIS G, DIXON R, et al. Fear of cancer recurrence— a literature review and proposed cognitive formulation to explain exacerbation of recurrence fears[J]. Psycho-Oncology: Journal of the Psychological, Social and Behavioral Dimensions of Cancer, 1997, 6(2): 95-105.

[46] LI X, ZHANG W. The impacts of health insurance on health care utilization among the older people in China[J]. Social science & medicine, 2013, 85: 59-65.

[47] LINDAU S T, SCHUMM L P, LAUMANN E O, et al. A study of sexuality and health among older adults in the United States[J]. New England Journal of Medicine, 2007, 357(8): 762-774.

[48] LIU H, WAITE L J, SHEN S, et al. Is sex good for your health? A national study on partnered sexuality and cardiovascular risk among older men and women[J]. Journal of health and social behavior, 2016, 57(3): 276-296.

[49] LLOYD-SHERLOCK P, AMOAKOH-COLEMAN M. A critical review of intervention and policy effects on the health of older people in sub-Saharan Africa[J]. Social Science & Medicine, 2020, 250: 112887.

[50] LUND R, DUE P, MODVIG J, et al. Cohabitation and marital status as predictors of mortality—an eight year follow-up study[J]. Social science & medicine, 2002, 55(4): 673-679.

[51] MACINTYRE S, ELLAWAY A, HISCOCK R, et al. What features of the home

and the area might help to explain observed relationships between housing tenure and health? Evidence from the west of Scotland[J]. Health & place, 2003, 9(3): 207-218.

[52] MACLEOD H, STADNYK R L. Risk: "I know it when I see it": How health and social practitioners defined and evaluated living at risk among community-dwelling older adults[J]. Health, Risk & Society, 2015, 17(1): 46-63.

[53] Matt, Egan, Carol Tannahill, Mark Petticrew, Sian Thomas. (2008). Psychosocial Risk Factors in Home and Community Settings and Their Associations with Population Health and Health Inequalities: A Systematic Meta-Review[J]. BMC Public Health 8 (1): 239.

[54] NILSEN E R, SÖDERHAMN U, DALE B. Facilitating holistic continuity of care for older patients: Home care nurses' experiences using checklists[J]. Journal of Clinical Nursing, 2019, 28(19-20): 3478-3491.

[55] NORTHWOOD M, PLOEG J, MARKLE-REID M, et al. Integrative review of the social determinants of health in older adults with multimorbidity[J]. Journal of Advanced Nursing, 2018, 74(1): 45-60.

[56] OATES G L. Effects of religiosity dimensions on physical health across non-elderly Black and White American panels[J]. Review of religious research, 2016, 58: 249-270.

[57] OLSEN C F, BERGLAND A, DEBESAY J, et al. Patient flow or the patient's journey? Exploring health care providers' experiences and understandings of implementing a care pathway to improve the quality of transitional care for older people[J]. Qualitative Health Research, 2021, 31(9): 1710-1723.

[58] OLSEN C F, BERGLAND A, DEBESAY J, et al. Striking a balance: health care providers' experiences with home-based, patient-centered care for older people—a meta-synthesis of qualitative studies[J]. Patient education and counseling, 2019, 102(11): 1991-2000.

[59] ORSEGA-SMITH E, MOWEN A J, PAYNE L L, et al. The interaction of stress

and park use on psycho-physiological health in older adults[J]. Journal of leisure research, 2004, 36(2): 232-256.

[60] OUEDRAOGO S. Estimation of older adult mortality from imperfect data[J]. Demographic Research, 2020, 43: 1119-1154.

[61] PAKPAHAN E, HOFFMANN R, KRÖGER H. The long arm of childhood circumstances on health in old age: Evidence from SHARELIFE[J]. Advances in Life Course Research, 2017, 31: 1-10.

[62] PARK Y H, SONG M, CHO B L, et al. The effects of an integrated health education and exercise program in community-dwelling older adults with hypertension: a randomized controlled trial[J]. Patient education and counseling, 2011, 82(1): 133-137.

[63] PENG S, BAULDRY S, GILLIGAN M, et al. Older mother's health and adult children's education: Conceptualization of adult children's education and mother-child relationships[J]. SSM-Population Health, 2019, 7: 100390.

[64] PLATZER F, STEVERINK N, HAAN M, et al. The bigger picture: Research strategy for a photo-elicitation study investigating positive health perceptions of older adults with low socioeconomic status[J]. International Journal of Qualitative Methods, 2021, 20: 16094069211040950.

[65] PLOUBIDIS G B, BENOVA L, GRUNDY E, et al. Lifelong socio economic position and biomarkers of later life health: Testing the contribution of competing hypotheses[J]. Social Science & Medicine, 2014, 119: 258-265.

[66] PLOUBIDIS G B, PONGIGLIONE B, DE STAVOLA B, et al. Lifelong socio-economic position and later life health related behaviour: A formal mediation approach[J]. Pathways to Health, 2019: 41-59.

[67] PRESTON S H, ELO I T. Black mortality at very old ages in official US life tables: A skeptical appraisal[J]. Population and Development Review, 2006: 557-565.

[68] PRESTON S H, ELO I T, PRESTON S H. Effects of age misreporting on mortality estimates at older ages[J]. Population studies, 1999, 53(2): 165-177.

[69] ROBERTS M E, STEWART B M, TINGLEY D, et al. Structural topic models for open-ended survey responses[J]. American journal of political science, 2014, 58(4): 1064-1082.

[70] ROBERTS M E, STEWART B M, TINGLEY D. Stm: An R package for structural topic models[J]. Journal of Statistical Software, 2019, 91: 1-40.

[71] ROJAS-RUEDA D, MORALES-ZAMORA E, ALSUFYANI W A, et al. Environmental risk factors and health: an umbrella review of meta-analyses[J]. International journal of environmental research and public health, 2021, 18(2): 704.

[72] ROTHMAN K J. Modern Epidemiology, Little, Brown and Company, Boston[J]. 1986.

[73] Sally, Macintyre, Anne Ellaway, Rosemary Hiscock, Ade Kearns, Geoff Der, Laura McKay. (2003). What Features of the Home and the Area Might Help to Explain Observed Relationships between Housing Tenure and Health? Evidence from the West of Scotland. Health & Place 9 (3): 207-218.

[74] SARKAR S, SCHERWATH A, SCHIRMER L, et al. Fear of recurrence and its impact on quality of life in patients with hematological cancers in the course of allogeneic hematopoietic SCT[J]. Bone marrow transplantation, 2014, 49(9): 1217-1222.

[75] SECKLER E, REGAUER V, ROTTER T, et al. Barriers to and facilitators of the implementation of multi-disciplinary care pathways in primary care: a systematic review[J]. BMC Family Practice, 2020, 21(1): 1-19.

[76] ŠEVČÍKOVÁ A, GOTTFRIED J, BLINKA L. Associations among Sexual Activity, Relationship Types, and Health in Mid and Later Life[J]. Archives of Sexual Behavior, 2021, 50(6): 2667-2677.

[77] SHAREINIA H, SADEGHMOGHADAM L, MOKHTARZADEH M R, et al. Relationship Between Polypharmacy and Medication Adherence in the Hypertensive Elderly Patients[J]. Disease and Diagnosis, 2020, 9(4): 153-157.

[78] SHOKOUH S M H, MOHAMMAD A, EMAMGHOLIPOUR S, et al. Conceptual

models of social determinants of health: a narrative review[J]. Iranian journal of public health, 2017, 46(4): 435.

[79] SIMON S T, KINI V, LEVY A E, et al. Medication adherence in cardiovascular medicine[J]. bmj, 2021, 374.

[80] SMITH K V, GOLDMAN N. Socioeconomic differences in health among older adults in Mexico[J]. Social science & medicine, 2007, 65(7): 1372-1385.

[81] STAETSKY L. Diverging trends in female old-age mortality: A reappraisal[J]. Demographic Research, 2009, 21: 885-914.

[82] STEVENS M, DE JONG J, LEMMINK K A P M. The Groningen Active Living Model, an example of successful recruitment of sedentary and underactive older adults[J]. Preventive Medicine, 2008, 47(4): 398-401.

[83] STUCK A E, WALTHERT J M, NIKOLAUS T, et al. Risk factors for functional status decline in community-living elderly people: a systematic literature review[J]. Social science & medicine, 1999, 48(4): 445-469.

[84] Stuck Andreas E, Walthert JM, Nikolaus T, Büla CJ, Hohmann C, Beck JC. (1999). Risk factors for functional status decline in community-living elderly people: a systematic literature review[J]. Soc Sci Med 48(4):445-469.

[85] TADDY M. On estimation and selection for topic models[C]//Artificial intelligence and statistics. PMLR, 2012: 1184-1193.

[86] THOMPSON W K, CHARO L, VAHIA I V, et al. Association between higher levels of sexual function, activity, and satisfaction and self-rated successful aging in older postmenopausal women[J]. Journal of the American Geriatrics Society, 2011, 59(8): 1503-1508.

[87] TOMATA Y, SUZUKI Y, KAWADO M, et al. Long-term impact of the 2011 Great East Japan Earthquake and tsunami on functional disability among older people: a 3-year longitudinal comparison of disability prevalence among Japanese municipalities[J]. Social science & medicine, 2015, 147: 296-299.

[88] VON DEM KNESEBECK O, LÜSCHEN G, COCKERHAM W C, et al. Socioeconomic status and health among the aged in the United States and Germany: a comparative cross-sectional study[J]. Social science & medicine, 2003, 57(9): 1643-1652.

[89] WALLACH H M, MURRAY I, SALAKHUTDINOV R, et al. Evaluation methods for topic models[C]//Proceedings of the 26th annual international conference on machine learning. 2009: 1105-1112.

[90] WASHINGTON K T, MEADOWS S E, ELLIOTT S G, et al. Information needs of informal caregivers of older adults with chronic health conditions[J]. Patient education and counseling, 2011, 83(1): 37-44.

[91] WOOLHEAD G, TADD W, BOIX-FERRER J A, et al. "Tu" or "Vous?": A European qualitative study of dignity and communication with older people in health and social care settings[J]. Patient Education and Counseling, 2006, 61(3): 363-371.

[92] ZHANG A, NIKOLOSKI Z, MOSSIALOS E. Does health insurance reduce out-of-pocket expenditure? Heterogeneity among China's middle-aged and elderly[J]. Social Science & Medicine, 2017, 190: 11-19.

[93] ZHANG F, LI D, AHRENTZEN S, et al. Exploring the inner relationship among neighborhood environmental factors affecting quality of life of older adults based on SLR–ISM method[J]. Journal of Housing and the Built Environment, 2020, 35: 215-242.

[94] ZHONG S, LEE C, FOSTER M J, et al. Intergenerational communities: A systematic literature review of intergenerational interactions and older adults' health-related outcomes[J]. Social science & medicine, 2020, 264: 113374.

[95] ZIMMER Z. Poverty, wealth inequality and health among older adults in rural Cambodia[J]. Social Science & Medicine, 2008, 66(1): 57-71.

社会网络对老年健康的影响研究综述

罗晓晖　高志泽樟 *

摘　要：本文对近年来国内外社会网络与老年健康关系研究领域的文献进行了梳理。从社会网络的概念、社会网络对健康的影响、社会网络对老年健康的影响等方面梳理了现有研究取得的进展。在此基础上，本文认为下一步应着力加强以下方面的研究：社会网络对老年健康影响的精准量化分析；基于纵向数据的因果关系研究；社会网络与老年健康的交互影响研究；社会网络对老年健康的影响机制研究。

关键词：社会网络；老年健康；影响

随着对健康问题研究的深入，健康的社会影响因素受到了越来越多的关注。社会关系是健康的社会影响因素的重要组成部分，弄清社会关系与健康之间的关系与影响机制，为有针对性地对社会关系进行干预提供指导，具有重要的理论和实践意义。在老年健康研究领域，社会关系的影响也引起了学者们的广泛讨论。社会关系是一个内涵非常丰富的概念，研究中存在社会支持、社会网络、社会融入、社会资本等多个考察社会关系的不同视角，由于在内涵和外延上重合度较高，这些概念常常被替

* 　罗晓晖，中国老龄科学研究中心老龄健康研究所副所长、副研究员，主要研究方向为老龄健康、老龄公共政策；高志泽樟，西北大学信息科学与技术学院博士研究生。

代性地使用。本文试图对近年来国内外社会网络与老年健康关系研究领域的文献进行梳理，以期总结现有研究的进展，并对明确下一步的研究方向有所启发。

一、社会网络的概念

社会网络是个体与社会发生联系的重要桥梁（Granovetter，1985）。通过社会网络，个人才能进入社会、融入社会。

社会网络按照对象的不同可分为个人网络和整体网络。个人网络和整体网络是考察社会网络的不同视角，前者关注以个人为节点的社会关系结构，用于捕捉个人人际关系网络的形成过程和内涵特征；后者多关注集合单位，如家庭、部门、组织甚至是国家的网络关系（王国华，2014）。从功能的角度看，通过社会网络社会成员可以实现或获得社会交往、社会支持、社会参与等。其中社会交往是人们寻求沟通和社会支持的重要途径，社会支持是指家人、朋友等给予个体的精神和物质资源上的帮助和支持，通常代表的是个体社会关系的功能或行为内容，社会参与是指个体参与广泛社会角色和关系的程度（赵丹、余林，2016）。具体而言，社会网络关系的意义和功能在于为人们提供支持和满足的途径，其为个体提供的支持类型包括：情感支持、日常服务、经济支持、信息交换等；社会网络关系还可以满足人们的社会性特征，促进个体间的相互认可程度，实现个体的归属、尊重、自我实现等高层次需要（吴志清，2004）。

研究者通常用社会网络类型来对社会网络的多维度特征进行整合，因为社会网络类型不仅能够反映社会关系的规模还能够呈现社会关系的组成结构和互动状况，同时也用社会网络质量来表征个体对社会关系性质的主观感受。

二、社会网络对健康的影响

健康是与个人生存利益最密切相关的人力资本，健康问题不仅仅是个人层面的问题，更是一个家庭乃至社会的问题，因此研究探索影响健康的因素不仅仅局限于个人生理因素，更扩展到社会因素等方面。

有关社会网络与健康之间关系的研究最早始于 1897 年 Durkheim 对自杀现象的研究，在这项研究中他通过大量经验资料的分析，指出自杀率受到对社会成员起着支持作用的社会整合程度的影响（埃米尔·迪尔凯姆，2010）。社会网络影响健康的研究早期以社会支持为理论基础，关注社会交往和社会关系对健康的作用，认为社会网络主要是通过提供各种社会支持来影响健康（林南，1979）。社会支持的研究者们通常把社会网络与人们获得的社会支持联系起来，认为人们得到的支持大多来自社会网络关系，因此个人的社会网络情况代表他们获得社会支持的数量和质量，进而决定了他们的健康水平（贺寨平，2001）。在这种研究思路中，研究者只是将社会网络作为衡量社会支持的一种方法引入分析，并没有关注社会网络本身直接对健康的影响，因此 Haines 等（1992）提出应直接研究个人的社会网络情况对健康的影响。

目前，相关研究大都发现社会网络对健康产生了积极作用，但产生这些作用的机制是什么，尚无明确答案。传统的"社会支持"论者认为社会网络主要通过提供各种社会支持来影响健康。其后也有研究者提出了更为复杂的影响机制模型，House 等（1982）认为社会网络可为人们提供更多的健康知识，诱使人们更积极地从事有利于健康的预防性活动，从而提高人们的健康水平；Kawachi 等（1999）也提出社区层次的社会网络可以促进健康信息的传播，有助于控制不健康的行为方式，同时还可以提供情感性和物质性的社会支持，增强居民参与社会活动的机会等，这些机制均有助于提高人们的健康水平。但如上文所述，这些论断并未得到经验研究的一致支持，有关社会网络对健康的影响机制问题仍需要更多的经验研究来深入探讨（梁玉成、鞠牛，2019）。

三、社会网络对老年健康的影响

当前我国的人口老龄化形势非常严峻，实现健康老龄化正面临着巨大的挑战，对老年健康有关影响因素的探讨和研究具有重要的现实意义，因此作为一种特定的研究对象，社会网络对老年人健康的影响是社会网络影响健康研究领域中重要的构成方面。

目前社会网络对老年人健康影响的研究，根据社会网络自身不同的分类方式，可以分为两个研究方向：对象和功能。前者分为两个部分：个体网络和整体网络，相应的研究方法被称为个体网络分析和整体网络分析，个体网络分析聚焦于社会网络中的个体，通常以个体行动者的社会网络作为自变量，因变量包括个体的职业获得、个体精神健康等。整体网络分析通常关注一个相对闭合的群体或组织的关系结构，分析具有整体意义的关系的各种特征，如强度、密度、互惠性、关系的传递性等（刘佳燕，2014）。后者则从社会交往、社会支持和社会参与三个方面，分别探讨其对老年人健康的影响。

（一）个体网络对老年健康的影响

对老年人的社会网络进行准确的测量，是开展社会网络如何影响老年健康相关研究的基础。陶生生（2019）在现代医学模式的基础上从老年人生物—心理—社会三个层面构建老年人社会网络测量理论模型，利用德尔菲专家咨询法确定了符合我国文化背景适用于城乡社区老年人的社会网络指标体系，具有良好的可接受性和信效度，对我国老年人社会网络的测量具有较高的应用价值。

网络规模和结构是社会网络特征的不同面向，但都是考察社会网络对健康影响的重要维度。邓成凤（2015）利用"西部地区社会经济变迁广西部分"的调查数据，分析了老年人的社会网络与其慢性病情况、主观身体健康状况、心理健康指数等的关系，研究发现老年人健康的不同方面与社会网络因素有不同的相关关系，社会网络中的拜年网网顶值高和餐饮网值较大的老年人慢性病患病率相对较低；当老年人社会网络人数中亲戚人数所占比重越大时，老年人主观健康状况越差，朋友人数所占比重越大时，老年人主观健康状况越好；当朋友数量越多时，老年人的心理健康状况越好。陈馨等人（2020）发现老年人的社会网络规模、紧密度、强关系比例以及异质性均对其身心健康有一定影响，更好的社会交往网和社会支持网对农村社区老年人的身体健康有积极影响，更好的情感支持网和健康守护网对农村社区老年人的心理健康有积极影响。凭借社会网络中蕴含的各种资源，人们可以获得社会支持。有研究者对老年人社会支持网络规模与生活满意度的关系进行了考察，发现老年人的社会支持网络规模与其生活满意度具有正向关系（许传新、陈国华，2004）

由于单个变量在反映社会网络的整体状况时不同程度的存在局限性，一些研究者开始关注整合了多个社会网络变量信息的综合性指标——社会网络类型，以及其对健康的影响。Giles 等人（2012）的研究发现，多样化的、以朋友为主的社会网络类型与良好的健康状况相关，而受限制的社会网络类型与较差的健康状况相关。赵丹（2016）考察了社会网络类型对老年人健康不同方面的影响，并比较了不同影响的大小，研究发现多样化网络类型对老年人健康的保护作用最大，受限制的网络类型作用最小；家庭网络类型和朋友网络类型对老年人心理健康方面的作用没有显著差异，而家庭网络类型对身体健康的作用大于朋友网络类型。此外，作者还比较了社会关系质量和社会网络类型对健康不同方面影响的相对大小，研究发现社会关系质量对身体和心理健康的作用大于社会网络类型，但社会网络类型对认知能力的作用大于社会关系质量。

社会网络以何种机制对健康产生影响，或者说社会网络与老年人的健康之间存在怎样的影响路径也引起了一些研究者的关注。王超（2017）基于"社会结构观"的研究视角，通过分析社会网络与认知结局或认知改变，以及社会资本与认知结局或认知改变的关联性，发现增加与老人的互动频率、适当扩大交往规模，提高老年人群的社会参与程度，有助于维持老年人群的认知功能，但国内社区老年人群主要拥有的粘结性社会资本与认知健康之间属于弱关联，在"社会网络—社会资本—认知功能"的影响路径中几乎不存在中介效应。

上述研究表明，个体网络对健康老龄化的实现有促进作用，从网络类型来看，老年人个体网络的研究主要集中于老年人的家庭网、亲戚网、朋友网、社会支持网、社会参与网、社会交往等网络内容，不同网络对老年人健康不同方面的影响存在差异。

（二）整体网络对老年健康的影响

分析整体网络对健康的影响，是探讨社会网络对老年健康影响的另一种思路和视角。整体网络测量难度较大，有研究者尝试对社区社会网络进行测量，进而考察其对老年健康的影响。张泉（2016）利用城市居民主观幸福感量表，以成熟单位社区、半成熟单位社区、半成熟商业社区和新兴商业社区的社区分类为比较前提，对社区老人进行网络中心指标的测量，包括局部中心度、整体中心度、特征中心度、中间中心度。研究表明，局部中心度高，特征向量中心度高，中间中心度高，整体中心度低，老年人的主观幸福感更高，该研究从局部、整体、位置和结构等多个角度，验证了社区社会网络在促进老年人主观幸福感方面的积极作用。

目前，整体网络对老年人健康影响的实证研究较少，已有的研究主要是个体网研究，个体网视角下的幸福感研究，主要是社会学意义上的，而非公共管理意义上的，旨在考察多种社会关系在促进老年人幸福感方面的作用。整体网络分析的缺乏，使得我们无法窥探网络结构的重要作用，主要原因在于整体网研究的条件约束。整体网研究，适合分析关系性质单一、网络边界清晰、网络规模较小的社会网络。而城市社区的社会网络，往往规模过大、异质性较强、边界模糊，所以不适宜进行整体网分析（张泉，2016）。然而，受到身心状况等方面的限制，老年人社会关系网络在相当程度上被局限在社区的范围之内，实际上老年人的社区网络呈现出性质单一、边界清晰的网络形态，因此整体网的研究方向具有较大的潜力。

（三）社会交往对老年健康的影响

社会交往是个体与其社会网络内成员的互动，社会网络对老年健康的影响与老年人社会交往的规模、频率及对象都可能存在关联。韦艳等（2010）利用 2009 年在陕西省进行的"农村老年女性生活福利状况"调查数据，分析了交往频率和交往对象这两个社会交往变量对农村老年女性健康自评的影响，研究结果显示，社会交往对农村老年女性健康自评有着显著的正向影响，较高的社会交往频率和社会交往对象中包括非亲属都将显著提高老年女性的健康自评状况。王硕（2011）运用差序格局理论，以西藏自治区拉萨和日喀则两市城区 60 岁以上老年人为研究对象，利用结构方程分析，建立了社会交往、居住条件、健康状况三个潜在因子组成的社会交往结构模型，发现社会交往规模越大以及频度越高，老年人的健康状况就越好，社会交往对心理健康的影响大于对身体健康的影响，并且社会交往的满意度具有增强社会交往对身心健康影响的间接效应。陈春等（2020）基于对重庆市 4 个社区进行的实地调研和问卷调查，发现社会交往有助于提高老年人的生存质量和健康状况，进而提出应当针对老年人的社会交往需要，从邻里社区规划和设计的角度，提升社区建成环境，满足老年人深层和浅层社会交往的需求。

当前，国内外关于社会交往对认知功能的影响机制的研究主要形成了认知储备假设、压力假设和血管假设等研究成果。认知储备假设认为老年个体的社会交往规模越大、质量越高，获得突触和神经元的补偿作用就越大；压力假设认为频繁和高质量的社会交往可以使老年个体保持积极的情绪状态，缓解压力与焦虑；血管假设认为积极的社会交往会引起激素水平和脑血流量的改变，从而降低患心血管疾病的风险（赵丹、余林，2016）。这些研究成果为如何通过对老年人的社会交往进行干预来改善其认知功能提供了借鉴和参考。

（四）社会支持对老年健康的影响

社会支持是社会网络发挥的功能，其对老年健康有怎样的影响，是社会网络与老年健康的关系领域的重要议题之一。徐玲等（2011）利用2008年开展的第四次国家卫生服务调查数据，从社会支持和社会参与两个方面分析了社会网络对城市老年人自感健康状况的影响，研究发现社会支持和社会参与确实是自感健康的影响因素，经济来源越不稳定、和邻居交往越少、和亲戚朋友聚会频率越低、参加社会活动频率越低的城市老年人，自感健康评分越低。该研究为通过强化老年人的社会支持和社会参与来改善其健康自评提供了实证依据。

社会支持通过一定的中介机制作用于老年人的健康状况。吴凡等人（2019）采用横断面调查法，采用社会网络量表、医疗社会支持量表、健康实践自我效能量表等对北京市4个城区的485名社区老年人进行调查，结果表明社区老年人的社会支持，通过自我效能和健康促进行为因素间接作用于健康老龄化，其中家属的支持作用最大。可见，不同来源的社会支持对老年人健康状况的影响存在差异。社会支持与老年人健康状况之间的关联也受其他因素的影响。杨春江等（2017）以河北省4个地级市的518位农村老年人为样本，探讨了社会支持影响老人生活满意度的中介机制及边界条件，研究发现，健康感知在社会交往对农村老人生活满意的影响中起到完全中介作用，心理福利在情感支持对生活满意的影响中起到部分中介作用，老人的社会经济地位对社会交往与健康感知的关系具有调节作用。

（五）社会参与对老年健康的影响

社会参与是积极老龄化政策框架的三个支柱之一，让老年人积极参与社会发展已经成为积极应对人口老龄化的国际共识。研究者们围绕社会参与对老年人身心健康的影响开展了大量研究，涉及社会参与的不同方面，以及老年人身心健康的不同指标。

社会参与对老年人健康状况的影响在城乡及性别间的差异是研究者们的重要关注点。王萍（2013）利用长沙市老年人的调查数据，研究城市老年人的社会参与状况对其精神生活满意度的影响，结果表明社会参与积极程度较高的老年人，其精神状态较好，并且人际交往满意度和情感交流的满意度都相对较高。彭书婷等（2019）从休闲活动切入，通过对山东省和甘肃省两个村落的分析和比较发现，农村老年人的社会参与和社会交往，对其生理和心理健康都有积极作用，使其能更好地认识到自身的价值所在。薛新东（2018）利用 2008 年和 2012 年中国健康与养老追踪调查（CHARLS）数据，考察了社会参与对我国中老年人认知功能的影响，研究发现社会参与对我国中老年人认知功能有显著的促进作用，社会参与对农村老年人认知功能的影响显著高于城市老年人。在性别差异方面，该研究发现社会参与对男性认知功能的影响显著为正，但对女性没有显著影响。李月等（2020）的研究则发现社会参与对老年抑郁的影响存在显著的性别和城乡差异。

一些研究者对社会参与进行了细分，探讨了不同频率、不同内容、不同类型的社会参与对老年人健康状况影响的差异。张镇等（2012）调查了中科院系统离退休人员，使用相关量表和调查问卷分别测量主观幸福感、生活满意度和社会参与水平，研究发现，社会参与的频率、角色、工作状态与主观幸福感和满意度之间存在显著正相关。成红磊（2016）采用 2014 年中国老年社会追踪调查 (CLASS) 数据分析了老年人社会参与对其生活满意度的影响，结果显示，在没有控制变量的情况下，志愿参与、劳动参与和政治参与均对老年人生活满意度产生显著的积极影响，但模型完善后，政治参与的显著影响消失。李月等（2020）基于中国健康与养老追踪调查数据，分析了简单交往型、智力参与型、健身锻炼型、团体组织型、助人奉献型五种类型社会参与对我国老年人抑郁的影响，研究发现前四种类型的社会参与能够显著降低老年人抑郁发生风险。可见，不同频率、内容、类型的社会参与对老年人健康状况的影响存在差异。

此外，随着研究的深入，也有文献指出社会参与和老年健康之间可能存在相互影响关系，即不仅社会参与会影响老年人的健康，健康状态也会反过来影响老年人的社会参与水平。如 Sirven 等（2012）的研究表明，社会参与活动与老年健康之间存在双向因果关系，且健康对社会参与的影响甚至要更大一些。Ding 等（2015）的研究也证明了老年人社区参与和心理健康之间存在相互影响的关系。

位秀平（2015）使用中国老年健康影响因素跟踪调查（CLHLS）2002—2011 年的纵向数据，对中国老年人的社会参与状况与健康的关系及影响因子、社会参与和健康相互影响的内在机制进行了研究，结果表明，中国老年人的社会参与和健康存在双向因果关系。陆杰华等（2017）同样采用 CLHLS 数据，利用 Logit 模型、固定效应模型分析和验证了社会参与与老年人健康之间的相互影响关系，模型结果表明，在控制相关变量的前提下，老年人自评健康与社会参与之间的确存在显著的双向因果关系，进行社会参与的老年人自评健康好的发生比要比无社会参与的老年人高 16.4% ~ 25.6%；与自评健康差的老年人相比，自评健康好的老年人进行社会参与的发生比要高 22.0% ~ 40.1%；从模型系数来看，自评健康对社会参与的影响要大于社会参与对自评健康的影响。

四、研究分歧与展望

总体而言，国内外关于社会网络类型与老年人健康关系的研究结果基本一致，但需要注意的一点是，西方的研究结果显示，以家庭为主的社会网络类型属于社会资源缺乏类型，与老年人更差的健康状况相关（Fiori，2008）。在亚洲文化尤其是东亚文化中，老年人非常重视家族凝聚力及亲缘关系，以家庭为主的社会网络占据主要地位，处于家庭网络类型的老年人通常表现出较高水平的主观幸福感（Cheng，2009）。这种差异主要来源于东西方文化中家庭网络类型和朋友网络类型的作用差异。近年来的一些研究结果也显示，相较于家庭支持，来自朋友的社会支持对抑郁和焦虑等心理症状的保护性作用更大，同时对于生活可完全自理的老年人，朋友支持对抑郁症状的预测作用大于家庭支持（唐丹、姜凯迪，2015）。对此，Li 和 Cheng（2015）指出，中国近几十年正在经历快速的经济增长和社会变化，友谊和家庭关系所扮演的角色也正在发生变化，亲属关系有所疏远，非亲属关系在个人网络中获得重要性。

大量研究表明，无论是对于躯体健康还是心理健康，社会网络均具有不同程度的促进作用。但也有部分研究持相异的结论，Seeman（1985）利用面板数据来检验社会网络参与与健康自评之间的联系，结果并未发现社会网络能促进健康信息的传递和健康行为；Barrera（1986）通过三个大维度：整体网络中的结构联系（大小和密度）、联系本身的交互性质（频率、地理分布和相互作用）以及网络提供的功能（情感支持和工具支持），研究了心理健康和社会网络特征之间的关系，发现网络规模与健康无直接关系。

已有研究对于社会网络对老年人健康的影响议题已有相当的积累和推进，但也存在一些薄弱的方面，需要在未来的研究中进一步加强。

第一，由于社会网络和健康的多维度及多层次性，研究者们往往难以构建简单明了且信息丰富的测量指标（李婷，2015），尤其是现有研究侧重个体网络的描绘，对于个人健康水平的度量，测量工具和测量方法并不统一，多以老年人的自我评价为主。而健康自评是一个很复杂的认知过程，受到很多方面因素的影响，因此其作为健康评价指标具有一定的局限性。在某些情况下，健康自评不可避免地与客观健康状况间存在偏差。这些情况的存在，使得目前关于社会网络与老年人健康关系的研究呈现多种多样甚至相互冲突的结论。部分研究单纯从理论角度论证社会网络对于健康影响的机制，缺乏实证数据的支持。在未来的研究中，对社会网络与老年人健康的关系进行更为精准的量化分析具有重要意义。

第二，受到大型追踪调查数据匮乏的限制，以往研究大多是基于截面数据的分析，难以得出社会网络与老年人健康之间直接的因果关系推断。

第三，现有研究仍以社会网络如何影响老年人健康的单向度分析为主，即主要关注社会网络对老年人健康的影响，然而健康状况的改变也会影响老年人的社会网络状况，例如健康状况急剧恶化的老年人可能会主动选择脱离其社会网络中的某些部分，如果忽略了健康对社会网络的影响就无法客观评估社会网络对老年人健康的真正影响。

第四，现有研究主要关注社会网络对老年人健康结果的影响，而社会网络究竟是通过何种社会性的或生理性的机制作用于健康结果仍尚未得到充分、深入的探讨，不能探明社会网络之于老年人健康的作用机制，就无法进行更有针对性的政策干预实践，因此，未来应对社会网络对老年人健康的影响机制给予更多关注。

参考文献

[1] Granovetter M. Economic Action and Social Structure: The Problem of Embeddedness [J]. The Aemrican Journal of Sociology.1985, 91(3):481-510.

[2] 王国华 . 日本农村妇女个人关系网络的类型与特征分析 [J]. 中华女子学院学报，2014，26（02）：81-85.

[3] 赵丹，余林 . 社会交往对老年人认知功能的影响 [J]. 心理科学进展，2016，

24（01）：46–54.

[4] 吴志清 . 对现代社会网络关系若干问题的研究 [J]. 上海经济研究，2004
（08）：59–62.

[5] 埃米尔·迪尔凯姆 . 自杀论 [M]. 冯韵文译 . 北京：商务出版社，2010.

[6] Lin N, Dean A, Ensel W M. Development of social support scales[C]//Third
Biennial Conference on Health Survey Research Methods, Reston, VA. 1979.

[7] 贺寨平 . 国外社会支持网研究综述 [J]. 国外社会科学，2001（01）：76–82.

[8] Haines, V. A., & Hurlbert, J. S. Network range and health[J]. Journal of Health
and Social Behavior, 1992,33(3), 254–266.

[9] House J S, Robbins C, Metzner H L. The association of social relationships and
activities with mortality: Prospective evidence from the Tecumseh Community Health
Study[J]. American journal of epidemiology, 1982, 116(1): 123-140.

[10] Kawachi I, Kennedy B P, Glass R. Social capital and self-rated health: a contextual
analysis[J]. American journal of public health, 1999, 89(8): 1187-1193.

[11] 梁玉成，鞠牛 . 社会网络对健康的影响模式的探索性研究——基于网络资
源和个体特征的异质性 [J]. 山东社会科学，2019（05）：57–64.

[12] 刘佳燕 . 关系·网络·邻里——城市社区社会网络研究评述与展望 [J]. 城
市规划，2014（02）91–96.

[13] 陶生生 . 现代医学模式下老年人社会网络测量指标体系研究 [D]. 安徽医科
大学，2019.

[14] 邓成凤 . 社会网络与广西老年人健康研究 [D]. 广西民族大学，2015.

[15] 陈馨，杨静，白忠良等 . 社会网络对农村社区老年人身心健康的影响 [J].
中国农村卫生事业管理，2020，40（03）：215–220.

[16] 许传新，陈国华 . 社会支持网规模与老年人生活满意度的关系 [J]. 统计与
决策，2004（09）：69–70.

[17] Giles L C, Anstey K J, Walker R B, et al. Social networks and memory over 15
years of followup in a cohort of older Australians: results from the Australian Longitudinal

Study of Ageing[J]. Journal of Aging Research, 2012;2012:856048.

[18] 赵丹. 社会网络关系与老年人的健康 [D]. 西南大学，2016.

[19] 王超. 社会网络对社区老年人群认知功能的影响研究 [D]. 武汉大学，2017.

[20] 张泉. 社区社会网络与老年幸福 [D]. 山东大学，2016.

[21] 韦艳，贾亚娟. 社会交往对农村老年女性健康自评的影响：基于陕西省调查的研究 [J]. 人文杂志，2010.

[22] 王硕. 西藏城市老年人社会交往评价及其结构的研究 [D]. 中央民族大学，2011.

[23] 陈春，张娜，于立. 老年人社会交往层次与社区建成环境重构 [J]. 城市发展研究，2020，27（04）：30-36+42.

[24] 徐玲，雷鹏，吴擢春. 中国城市老年人自感健康与社会网络的关系研究 [J]. 中国健康教育，2011，27（07）：494-497+501.

[25] 吴凡，绳宇. 社会支持网络、自我效能及健康促进行为对老年人影响的路径分析 [J]. 中华护理杂志，2019，54（11）:1701-1706.

[26] 杨春江，侯红旭，娄文龙. 社会支持对农村老人生活满意的影响机制研究——基于河北省 19 个村的调查 [J]. 农业经济问题，2017，38（02）：75-84+2-3.

[27] 王萍. 城市老年人社会参与对其精神生活满意度的影响研究 [D]. 中南大学，2013.

[28] 彭书婷. 社会参与视角下农村老年人休闲活动研究 [J]. 老龄科学研究，2019，7（11）：15-28.

[29] 薛新东. 社会参与对我国中老年人认知功能的影响 [J]. 中国卫生政策研究，2018，11（05）：1-9.

[30] 李月，陆杰华，成前，顾大男. 我国老年人社会参与与抑郁的关系探究 [J]. 人口与发展，2020，26（03）：86-97.

[31] 张镇，张建新，孙建国等. 离退休人员社会参与度与主观幸福感、生活满意度的关系 [J]. 中国临床心理学杂志，2012，20（06）：865-867.

[32] 成红磊. 社会参与对老年人生活满意度的影响 [J]. 老龄科学研究，2016，4（05）：20-28.

[33] Sirven N, Debrand T. Social capital and health of older Europeans: Causal pathways and health inequalities[J]. Social Science & Medicine, 2012, 75(7): 1288-1295.

[34] Ding N, Berry H L, O'Brien L V. One-year reciprocal relationship between community participation and mental wellbeing in Australia: A panel analysis[J]. Social Science & Medicine, 2015, 128: 246-254.

[35] 位秀平. 中国老年人社会参与和健康的关系及影响因子研究 [D]. 华东师范大学，2015.

[36] 陆杰华，李月，郑冰. 中国大陆老年人社会参与和自评健康相互影响关系的实证分析——基于 CLHLS 数据的检验 [J]. 人口研究，2017，41（01）：15-26.

[37] Fiori K L, Antonucci T C, Akiyama H. Profiles of social relations among older adults: A cross-cultural approach[J]. Ageing & Society, 2008, 28(2): 203-231.

[38] Cheng S T, Lee C K L, Chan A C M, et al. Social network types and subjective well-being in Chinese older adults[J]. Journals of Gerontology Series B: Psychological Sciences and Social Sciences, 2009, 64(6): 713-722..

[39] 唐丹，姜凯迪. 家庭支持与朋友支持对不同自理能力老年人抑郁水平的影响 [J]. 心理与行为研究，2015，13（01）：65-69.

[40] Li, T., Cheng, ST. (2015). Family, Friends, and Subjective Well-being: A Comparison Between the West and Asia. In: Demir, M. (eds) Friendship and Happiness. Springer, Dordrecht.

[41] Seeman M, Seeman T, Sayles M. Social networks and health status: A longitudinal analysis[J]. Social Psychology Quarterly, 1985, 48(3): 237-248.

[42] Barrera Jr M. Distinctions between social support concepts, measures, and models[J]. American journal of community psychology, 1986, 14(4): 413-445.

[43] 李婷. 老龄健康研究方法新视角 [M]. 北京：中国人口出版社，2015.

老化过程中健康悖论的相关研究综述

李　晶　伍小兰[*]

　　摘　要：个体老化的过程伴随着巨大的异质性，不仅存在于老年群体内部，更是存在于从青年到老年的整个生理和心理演化过程。这一过程，绝非青年时期特征的一种自然延续，而是伴有更多的独特性，从而形成了一种由增龄所带来的"健康悖论"现象。对老化过程中健康悖论内涵和机制的解读，提示我们不能一成不变地去看待增龄风险，而忽视其过程中的异质性。只有深刻理解老年期健康发展特点及规律，才能实现更好地促进健康老龄化进程。

　　关键词：健康悖论；老化过程；生理悖论；心理悖论

　　"健康悖论"这一概念目前被应用得比较广泛，但是其内涵却并不相同。随着科学技术的进步以及医疗水平的发展，人们在追寻健康的过程中进行了一系列的探索，认识到了存在于"健康"现象中的诸多"悖论"。老化过程中的"健康悖论"即老年与其他年龄群体在一般健康规律和健康结局上的差异及矛盾现象，而对于老化过程中"健康悖论"的探究和理解，能够为进一步改善老年群体健康提供一定的思路。

---

*　李晶，中国老龄科学研究中心老龄健康研究所助理研究员，研究方向为老龄心理健康、老龄健康政策；伍小兰，中国老龄科学研究中心老龄健康研究所研究员，研究方向为老龄健康、老龄公共政策。

一、老化过程中的心理"健康悖论"

衰老是我们所有人都要经历的过程，随着年龄的增长，我们的健康状况会越来越差。例如，老化会伴随肌肉力量和肌肉质量的下降，而肌肉力量和质量的下降则会导致整体的虚弱；前庭功能的恶化会导致跌倒风险的增加；听力和视力的老化和逐渐丧失，会导致感觉敏感性的下降（Iwasaki and Yamasoba, 2015），以及越来越高的慢性病和残疾的患病率（Schneider et al., 2003）。不仅仅是躯体的老化，老年人的归纳推理、空间定向、知觉速度和词语记忆等认知能力以及心理状况也在随年龄增长而不断下降（Diehr et al., 2013）。因此，人们普遍认为，随着年龄的增长，健康状况越来越差，同时伴随着配偶和亲人的离世等其他负性生活事件的发生，老年人的主观幸福感应当明显低于其他年龄群体。然而，相当多的研究都表明，当人们进入老年期，生活满意度和主观幸福感都将保持稳定，甚至是增加（Jiang et al., 2012），这一客观健康状况与主观幸福感之间的矛盾现象被称为"老化悖论"。

（一）"U"型曲线关系

正如我们前面所论述的，"老化悖论"主要表现在老年期，随着年龄的增长，健康、身体、认知和心理功能下降，但是主观幸福感和生活满意度却保持在较高水平这一矛盾现象。与此同时，老化悖论在不同年龄之间还呈现显著的非线性关系。研究显示，在整个生命周期，主观幸福感和主观生活满意度与年龄变化呈现一个显著的"U"型曲线关系，曲线的两端分别是 20 岁和 80 岁（Jeste and Oswald, 2014），是主观幸福感和生活满意度最高的群体，而中间的最低点处于 30～50 岁。

主观幸福感是指人们自我报告或体验到的幸福感，它定义为人对于他全部生活的一个整体评估。亦或是对重要相关领域的综合评估，如健康、工作、家庭、收入或人们的实际感受，包括积极的情感如幸福、快乐、充满希望，和消极的情感如担心、愤怒和痛苦（Diener et al., 1999）。而即使健康状况随着年龄的增长而下降，但是幸福感和生活满意度却不一定随之下降。在西欧和中亚的多个国家都发现了年龄和生活满意度之间的"U"型关系。一项包含了出生在不同时段的约 50 万人数据，同样发现了在美国和欧洲存在的幸福感在年龄层面的"U"型曲线分布（Blanchflower and Oswald, 2007），并且在不同性别、原始数据以及控制协变量之后，这一线性结果都相当稳健（Pf and Tb, 2012）。那么，在中国是否也同样存在幸福感随年龄的"U"型变化规律呢？区域性研究结果显示，在中国中部和台湾进行的类似调查研究，都发现了年龄相关的"U"型曲线，其中中年的主观幸福感最低（Sun et al., 2016），这种关系同样也体现在其他中国人口群体中，如在美国的台湾人和中国移民（Zhang et al., 2008，Lin et al., 2020）。而在一项最新的具有全国代表性的样本中，同样证实了这一"老化悖论"在中国的适用性（Li et al., 2021）。Ngamaba 等人在最近的一项 meta 分析中发现，无论是客观还是主观的健康状况评价，都与主观幸福感具有显著的相关性（Hubert et al., 2017）。但是值得注意的一点是，虽然客观和主观健康状况均与幸福感具有正相关关系。但是，有研究表明，客观健康状况与主观幸福感，甚至是主观健康状态之间的对应关系会随着年龄的增加而减弱（Tseng et al., 2020）。随后的一些研究也开始揭示出客观健康状况与主观健康状况和幸福感的日益脱钩。而这一点正是老化悖论的核心要素。

（二）理论探究

目前对以上这一健康悖论现象，主要从三个方面来进行阐述，一是生命历程的视角，二是社会情绪选择理论，三是从健康本源的理论来认识。

生命历程视角。生命历程视角对这一现象的解释，认为虽然随着年龄的增长，客观健康和经济地位的损失是明确的，但是，老年人所具有的相当大的认知神经储备和持续的社会心理功能，对生活质量和整体幸福感的影响也是显而易见的（Siedlecki et al., 2008）。后者更是被发现可以弥补健康的损失，甚至直至生命的最后阶段（Kunzmann et al., 2000）。而对于中年阶段生活满意度和主观幸福感较差的一种可能解释是，一方面由于部分健康状况的恶化，更主要的方面是来自生活压力的积累，以及工作和家庭相互竞争的需求，都使中年时期的人具有更差的主观幸福感（Deaton, 2015）。

社会情绪选择理论。另一个解释是从社会情绪选择理论的角度。拥有更高的情绪调节能力已经被提出作为老化"健康悖论"的主要解释（Carstensen et al., 2010）。即随着生命时间的缩短，老年人能够比年轻人更好地调节自己的情绪，能够更有效地使用积极情绪的调节策略，如逃避应对和重新评价。研究发现，与年轻人相比，老年人情绪状态的个体间变异更少，而且情绪稳定性在整个成年期趋于增加（Brose et al., 2015）。情绪稳定使人能够发展一种完整和平衡的方式来感知生活中遇到的问题。在中国，研究也发现认知重评、积极和消极情绪识别等情绪调节技能的年龄差异，即与年轻人相比，中国老年人识别负面信息和体验负面情绪的可能性较小（Ma et al., 2013）。另一项针对中国香港华人的研究发现，在面对压力和灾难性事件时，老年人的情绪调节能力更强（Yeung and Fung, 2007）。Chan 等人的研究显示，在中国成年人和老年人中，情感波动与自我报告的健康受损及诊断的疾病状态有关（Chan, 2015）。社会情绪选择理论认为，正是老年人认识到了未来的有限性，因此会将他们的生活和情感朝着最大化积极影响和最小化消极影响的方向发展，从而带来更大的幸福感（Carstensen, 1990）。

健康本源理论。最后一个理论研究是健康本源理论。尽管随着增龄的疾病和残疾越来越多，但是保持积极态度和高满意度的能力成为了老年人适应能力的新指标，也是成功老龄化的一个重要组成部分。那么是什么让老年人在承受各种压力甚至是创伤事件的同时，仍能够保持心理的健康呢？安东诺夫斯基因此提出了"健康本源理论"，其中的核心概念是心理一致感（sense of coherence, SOC）(Antonovsky, 1998)。这种一致感被定义为一种整体性的取向，涉及到与人类适应能力相关的资源、机制和互动，是一种普遍、持久和稳定的自信感。这种自信感主要来源于以下三个方面：一是可理解性，即个体在多大程度上认为，来自生活内部和外部环境的刺激是可理解和可预测的；二是可控制性，即个体在多大程度上认为自己拥有的资源能够应付所面临的挑战和困境；三是意义感，即个体在多大程度上认为生活是有意义的，并且值得为外来的挑战和困难付出自己的时间和资源（Antonovsky, 1993）。

以往的研究结果显示，心理一致感是预测老年人群主观幸福感的独立因素，其预测作用甚至超过年龄和个体健康状况等客观因素（Wiesmann and Hannich, 2008, Schneider et al., 2004）。与此同时，纵向研究也表明，个体的心理一致感会随着年龄的增长而不断增高（Lövheim et al., 2013），这一表现可能与老年人群丰富的生活阅历以及更好的情绪管理能力相关（Antonovsky, 1979），也就为心理一致感在老化悖论中的作用提供了理论依据。

二、老化过程中生理"健康悖论"

目前，我们仍然面对着老龄健康问题所带来的诸多挑战，对老年健康状况和规律的探索也从未停止。我们应当意识到老年人的健康特征和规律与一般的中青年人不同，这是由于正常衰老及其与慢性疾病相互作用所产生的特殊状态所导致的。具体来说，年轻患者的生理系统有大量的储备和对刺激的最佳反应模式，但衰老过程和内在的病理过程会逐渐消耗这些储备，并改变系统对内在和外部刺激条件的反应模式（Habra and Sarlis, 2005）。研究表明，物质和能量的代谢在机体衰老的过程中会发生改变，许多对于一般成年人来说的危险因素对于老年人，尤其是高龄老人的影响却不尽相同，因而在老年人中形成了因其生理特点而导致的

"健康悖论"。这对于有针对性地对老年人进行健康指导、评估和宣传引导具有重要的理论和实践意义，对于如何更好地开展老年健康促进工作，具有一定的启示。

（一）肥胖悖论

虽然肥胖在年轻人中是增加其发病率和死亡率的一种重要风险因素，但是肥胖在老年人中的影响却要复杂得多。在大多数发达国家，有大量的老年人超重（Ogden et al., 2006），甚至与年轻人肥胖率的增加一致。从2004 年到 2010 年，中国超重和肥胖的综合患病率从 13% 增加到了 28%，其中 65 岁以上的人群增幅最大（Yong et al., 2015）。食欲、食物摄入、能量消耗和身体组成的改变，这些变化都是随着年龄的增长而正常发生的。

与年轻人一样，老年人的肥胖与死亡率和发病率的绝对和相对增加有关，大多数的肥胖相关疾病会随着年龄的增长而变得更加严重，即使是那些原本不超重的人，疾病所产生的不利影响也会因为超重而加剧（Chapman, 2010）。尽管肥胖是心血管疾病发展的一个风险因素，但是现在研究已经证实，当老年肥胖人群患上心血管疾病时，他们通常比正常体重的人有更好的临床结局，这一现象被称为"肥胖悖论"。这一肥胖悖论适用于高血压、冠状动脉疾病、充血性心力衰竭、外周动脉疾病患者和那些需要进行运动测试的患者（Lavie et al., 2009, Galal et al., 2009）。研究一贯表明，在老年人群体中，与 BMI 不高的人相比，患有心力衰竭的肥胖患者死亡率比非肥胖人群低 40%。在一项超过 108927 名代偿性心力衰竭患者的研究中，BMI 每增加 5 个单位，死亡率降低 10%（M.D., 2008）。老年人肥胖的另一有益影响是它与骨密度的增加有关，并且与多余的脂肪储备提供的缓冲作用相结合，可以减少老年人骨折的概率。老年人非故意的大量体重下降所造成的相关骨质流失，会增加骨折的风险（Ensrud et al., 2005）。

"肥胖悖论"的研究结果提示我们，对于老年人群的适宜体重，或许应该根据人群的健康特点和所患疾病来进行因人而异的综合考量。另外，单一的 BMI 指标可能也不适用于老年人肥胖的判定。或可纳入其他包括但不限于体脂含量、臀腰比等指标进行综合判断，帮助老年人更好地了解自己的状况，从而进行合理的体质量管理（虞晓含 et al., 2015）。

（二）高血压悖论

高血压的治疗已被证明可以降低 65 岁及以上男性和女性的中风、心肌梗塞、心力衰竭和心血管疾病的发病率和总死亡率（Probstfield, 1991）。事实上，65 岁以上接受治疗的高血压患者，在预防心血管发病或降低死亡率方面的绝对受益远远大于青年人。然而在高龄老人中，这一关系仍然存疑（Applegate, 1989）。一项抗高血压的随机对照试验的亚组荟萃分析显示，在 80 岁及以上的受试者中，抗高血压治疗总死亡率的相对风险实际上是更高了（François et al., 1999）。有几项研究甚至表明，血压与老年人的死亡率呈负相关，这一矛盾现象也就是我们所说的"高血压悖论"。

许多研究显示，高血压悖论的存在主要与共病情况及年龄有关，高龄老人的最佳血压，也就是与最低死亡率相关的血压似乎要高于年轻的老年人（Satish et al., 2001）。因此这一悖论提示我们仍然存在许多关于高血压治疗的待解决问题，如：治疗谁、在什么时候开始治疗、治疗到什么程度以及不同种类抗高血压药物的相对疗效与不同共病的关系是怎样的。这些问题都有待进一步的临床研究来证实，而我们也要辩证地看待老年人的高血压问题，认识到其与年轻人的差异，并进行有针对性的指导，而不是一味地将血压值控制在统一的正常范围内，毕竟我们的目标是更长的寿命，而不是更理想的血压。

（三）甲状腺素悖论

甲状腺在生理（代谢、产热和免疫等）中发挥着关键而普遍的作用，它的老化和甲状腺激素产生的相关变化，使得甲状腺疾病在老年人中比在青年人中更加常见，并且与残疾、认知功能、心血管疾病风险和寿命都有关。但是它们的临床表现非常微妙，也不具有特异性（Aggarwal and Razvi, 2013）。这些甲状腺疾病可能未被发现或与其他疾病过程相混淆，甚至可能归因于衰老。这些障碍的非典型表现在老年人中非常常见，特别是亚临床甲状腺功能障碍。然而对于这些疾病是否需要治疗仍然存在争议（Tabatabaie and Surks, 2013）——诊断老年人甲状腺功能障碍的阈值如何界定、是否与年轻人群不同、这些异常现象对老年人健康和福祉是负面影响还是正面影响，以及治疗的安全性和必要性有哪些？

甲状腺功能的微妙变化对于老年人认知和代谢结果的影响一直存在争议。尽管大多数人都认为明显的甲状腺功能减退或亢进对老年人的认知健康有害，但是亚临床异常的影响却不太一致。最近的几项研究都显示，在60～90岁年龄组中，参考范围内血清甲状腺素浓度越高的老人在认知测试中的得分越高（Beydoun et al., 2012）。而一项以85岁人群为基础的前瞻性观察研究中发现，较低的甲状腺功能水平的人群，具有显著更高的生存率。因此，目前治疗甲状腺功能障碍的老人可能获得的临床受益很有限（Kuritzky, 2015）。甲状腺功能的变化，不再简单地认为是有害，而是可以概念化作为系统的一部分，老人的自适应重构可以帮助他们生存处于相对良好的状态，直到人类生命的极限（Franceschi et al., 2019）。

（四）胆固醇悖论

在年龄小于65岁的人群中，高胆固醇血症是一个独立的心血管风险因素。在这些人群中，胆固醇血症的缓解与心血管死亡风险的降低有直接关系（Ian et al., 2016）。然而，关于高胆固醇血症对老年人的疾病、功能表现和死亡率的影响却表现出相矛盾的结果，特别是在高龄老人中（80岁或以上）。研究表明，胆固醇，如较高浓度的总胆固醇（TC）、低密度脂蛋白胆固醇（LDL-C）和甘油三酯（TG）都可能对老年人的功能表现和寿命有益处，如降低认知能力下降的风险、日常生活能力下降的风险、衰弱加重的风险和死亡风险（Lewington et al., 2007，Lv et al., 2019）。在老年人中，低胆固醇浓度可能与癌症、呼吸系统疾病和创伤的死亡风险增加有关，他汀类降脂药物治疗的益处随着年龄的增长而显著地减少（Weverling-Rijnsburger et al., 1997）。胆固醇浓度在青年和老年中的矛盾结论就被称为"胆固醇悖论"，并且与高血压、肥胖等同样，预测了高龄老人更高的生存率（Lv et al., 2019）。

在中国老年人的研究中，表现出了类似的结果。较高水平的胆固醇浓度（低密度脂蛋白胆固醇）与 3 年的全因死亡率呈显著的负相关，并且与较低浓度胆固醇水平的参与者相比，死亡风险降低了 40%（Yue-Bin et al., 2015）。因此，目前的研究结果和证据都提示我们要重新评估老年人，尤其是高龄老年人胆固醇的最佳水平。

三、思考与建议

老化过程中所表现出的生理和心理"健康悖论"，让我们更加清晰地认识到，衰老并不仅仅是单纯的增龄化过程，时间延续的同时也带来了更多独特的变化。我们虽然实现了医学的精准化和科学化，但是从临床检测到生命个体，还有很长的一段路要走（樊代明，2017）。而从认识群体生命规律性到个体生命的异质性，更是一段艰难探索的过程。尤其是在老年这一高度异质化的群体中，如何在依赖客观指标判断健康的今天，跳出指标来真正认识老年健康，真正提升老年幸福感，是我们共同努力的目标。因此，不论从医疗卫生服务领域还是社会政策领域，都应当对老年群体进行针对性的调整和改进。

（一）深入开展针对老年群体的健康差异性研究

衰老带来的生理退化独特性改变还没有被完全认识，可以说老年是人一生中时间最长，并且差异性最大的时期。一些人在步入花甲之年时就开始功能衰退和衰弱，而另一些人年过八十，仍然耳聪目明、身体健康。因此，对老年人群，尤其是高龄老年人这一高度异质性群体展开健康差异的研究，十分必要。应当高度重视老化过程中生理和病理的特征研究，建立一套从实验检测结果到临床干预阈值的不同规范化标准。同时，将高龄人群这一特殊群体纳入临床药物毒副反应的试验中。这样不仅能够为老年人群的临床用药提供重要的毒理、药理学指导和依据，而且能够减少由于缺少针对性临床信息而出现的错误用药和多重用药风险。

与此同时，由增龄过程所带来的"健康悖论"还应当与持续性的社会经济因素变化相结合进行研究，确定健康差异的决定性因素。研究人员应当不断探索环境差异与增龄之间的交互影响，如居住状况、社会网络特征、压力、卫生保健需求等，及其如何与遗传和衰老的分子、细胞机制联系起来，形成了老化过程中的人群健康差异。了解健康差异随增龄的显现机制，以及扭转这些影响的关键期和窗口期，对于制定公共卫生政策和干预措施至关重要。

（二）以全生命周期的视角来看待老年期

偏见和歧视往往来自不了解。需要认识到，老年阶段并不能与人生中的其他阶段割裂开来，而是由一系列连续的的生命轨迹所构成。老年期所表现出来的更好的社会心理功能和情绪调节能力，使得这一群体具有其独特的优势和积极因素。因此，从生命进程和积极老龄化的角度来看待和服务老年人群，一方面需要我们能够发掘老年人所具有的积极特征，转变年龄歧视带来的刻板印象，优化正向积极的社会氛围；另一方面，要针对性地为老年人创建更多持续性和支持性的社会环境，提供更多鼓励性和自主性的社会参与形式，充分发挥老年群体在社会工作和活动中的优势作用，有助于其更好地认识自己并实现自身价值。

（三）从社会支持的视角来提升老年人群心理资源

具有面对困难时的抗挫力和困难过后的复原力，对于老年人的生理和心理健康都具有重要的作用和意义，同时也是公共卫生政策的潜在目标 (Luthar et al., 2000)。而提升这一核心能力的资源在很大程度上要依赖一定的外部基础。强大的社会网络、医疗和社会资源的可利用性等，对于老年群体来说，是家庭资源之外的重要社会支持资源，是提升老年人群心理资源的重要补充。老年人的社会支持主要体现在两个方面——社会参与和社交网络，而提升以社区层面为主导的正式和非正式社会支持网络，是改善老年人群健康状况切实可行的途径。通过扩大社区人员队伍、将企事业单位和志愿组织引入社区，能够增加和扩大社会支持网络的途径。而推进老年友好型社会建设，拓展有再就业意愿老年人的就业渠道，以及老年娱乐社交场所的设施规划，能够引导更多的老年人群重新走向社会，促进其社会参与。这些社会资源，都能够在老年人群面对"失能""失智"和"大病"等重大负性事件时，提供主观和客观的双重支持，为他们的生活带来更多一份"安心感"，这一点是我们在应对老龄化社会过程中需要不断努力的方向。

四、结语

老化过程中"健康悖论"的内涵及产生机制并不相同。与增龄相关的健康悖论，一方面反映了健康本身的复杂性，这种复杂性来自人体是一个自组织、自适应的复杂巨系统（李祥臣，2020）。衰老过程中的病理生理变化是一个高度复杂的过程，因而很难用一成不变的标准去评判增龄健康风险。另一方面，也反映了健康既是生物现象，也是社会现象，人本身既具有生物复杂性，也具有社会复杂性，这进一步加大了健康悖论现象的异质性和多样性。老龄社会背景下健康中国的建设，我们无疑需要重视和关注种种健康悖论产生的内在机制，着力探索增龄过程人群健康状态的变化特点和规律，总结老年期健康发展特点及规律，才能更好地有针对性地促进健康老龄化进程。

参考文献：

[1] AGGARWAL N, RAZVI S. Thyroid and Aging or the Aging Thyroid? An Evidence-Based Analysis of the Literature[J]. Journal of Thyroid Research, 2013 (09): 481287.

[2] ANTONOVSKY A. Health, stress, and coping[J]. New perspectives on mental and physical well-being, 1979: 12-37.

[3] ANTONOVSKY A. The structure and properties of the sense of coherence scale[J]. Social Science & Medicine, 1993, (36): 725.

[4] ANTONOVSKY A 1998. The sense of coherence: An historical and future perspective[M]//Stress coping and Health in Families: Senes of Coherence and Resliency. London: SAGE Publications,1998: 3-20.

[5] APPLEGATE W B. Hypertension in elderly patients[J]. Annals of Internal Medicine, 1989: (110).

[6] BEYDOUN M A, BEYDOUN H A, SHROFF M R, et al. Serum leptin, thyroxine and thyroid-stimulating hormone levels interact to affect cognitive function among US adults: evidence from a large representative survey[J]. Neurobiology of Aging, 2012, (33): 1730-1743.

[7] BLANCHFLOWER D G, OSWALD A J. Is Well-Being U-Shaped over the Life Cycle?[J]. IZA Discussion Papers, 2007.

[8] BROSE A, DE ROOVER K, CEULEMANS E, et al. Older adults' affective experiences across 100 days are less variable and less complex than younger adults'[J]. Psychology and Aging, 2015, (30): 194-208.

[9] CARSTENSEN L L. Selectivity Theory: Social Activity in Life-Span Context[J].

Annual Review of Gerontology & Geriatrics, 1990, 11.

[10] CARSTENSEN L L, BULENT T, SUSANNE S, et al. Emotional experience improves with age: evidence based on over 10 years of experience sampling[J]. Psychology and Aging, 2010, (26): 21-33.

[11] CHAN D K C. Affect, Affective Variability, and Physical Health: Results from a Population-Based Investigation in China[J]. International Journal of Behavioral Medicine, 2010, (23): 438-446.

[12] CHAPMAN I M 2010. Obesity paradox during aging. Interdiscip Top Gerontol [J]. 37: 20-36.

[13] DEATON A. Rising morbidity and mortality in midlife among white non-Hispanic Americans in the 21st century[J]. Proceedings of the National Academy of Sciences of the United States of America, 2015, (112): 15078.

[14] DIEHR P H, THIELKE S M, NEWMAN A B, et al. Decline in health for older adults: five-year change in 13 key measures of standardized health[J]. Journals of Gerontology, 2013, (68): 1059-1067.

[15] DIENER E, SUH E M, LUCAS R E, et al. Subjective Well-Being: Three Decades of Progress[J]. Psychological Bulletin, 1999, (125): 276-302.

[16] ENSRUD, KE, FULLMAN, et al. Voluntary weight reduction in older men increases hip bone loss: the osteoporotic fractures in men study[J]. Journal of Clinical Endocrinology & Metabolism, 2005.

[17] FRANCESCHI C, OSTAN R, MARIOTTI S, et al. The Aging Thyroid: A Reappraisal Within the Geroscience Integrated Perspective[J]. Endocrine Reviews, 2019,40(5): 1250-1270.

[18] FRANÇOIS, GUEYFFIER, AND, et al. Antihypertensive drugs in very old people: a subgroup meta-analysis of randomised controlled trials[J]. Lancet, 1999, 353(9155): 793-796.

[19] GALAL W, GESTLE Y, HOEKS S E. The obesity paradox in patients with

peripheral arterial disease[J]. Chest, 2009, (49): 1084-1085.

[20] HABRA M, SARLIS N J. Thyroid and aging[J]. Reviews in Endocrine & Metabolic Disorders, 2005, (6): 145-154.

[21] HUBERT N K, MARIA P, ARMITAGE C J. How strongly related are health status and subjective well-being? Systematic review and meta-analysis[J]. European Journal of Public Health, 2017: 879-885.

[22] IAN, FORD, HEATHER, et al.. Long-Term Safety and Efficacy of Lowering Low-Density Lipoprotein Cholesterol With Statin Therapy: 20-Year Follow-Up of West of Scotland Coronary Prevention Study[J]. Circulation, 2016.

[23] IWASAKI S, YAMASOBA T. Dizziness and Imbalance in the Elderly: Age-related Decline in the Vestibular System[J]. Aging and Disease, 2015, (6): 38-47.

[24] JESTE D V, OSWALD A J. Individual and Societal Wisdom: Explaining the Paradox of Human Aging and High Well-Being[J]. Psychiatry-interpersonal & Biological Processes, 2014, 77: 317-330.

[25] JIANG S, MING L, SATO H. Identity, Inequality, and Happiness: Evidence from Urban China[J]. World Development, 2012, (40): 1190-1200.

[26] KUNZMANN U, LITTLE T D, SMITH J. Is age-related stability of subjective well-being a paradox? Cross-sectional and longitudinal evidence from the Berlin Aging Study[J]. Psychology and Aging, 2000, (15): 511.

[27] Gussekloo J, van Exel E, et al.. Thyroid status, disability and cognitive function, and survival in old age. JAMA, 2004, 292(21):2591-2599.

[28] LAVIE C J, MILANI R V, VENTURA H O. Obesity and Cardiovascular Disease: Risk Factor, Paradox, and Impact of Weight Loss - ScienceDirect[J]. Journal of the American College of Cardiology, 2009, (53): 1925-1932.

[29] LEWINGTON S, WHITLOCK G, CLARKE R, et al. Blood cholesterol and vascular mortality by age, sex, and blood pressure: a meta-analysis of individual data from 61 prospective studies with 55, 000 vascular deaths[J]. Lancet, 2007, (370): 1829-1839.

[30] LI J, LAI D, CHAPPELL N L. The Older, the Happier?: A Cross-Sectional Study on the "Paradox of Aging" in China[J]. Research on Aging, 2021: 016402752199422.

[31] LIN Y H, CHEN H C, HSU N W, et al. Validation of Global Self-Rated Health and Happiness Measures Among Older People in the Yilan Study, Taiwan[J]. Frontiers in Public Health, 2020, 8.

[32] LÖVHEIM H, GRANEHEIM U H, JONSÉN E, et al. Changes in sense of coherence in old age–a 5-year follow-up of the Umeå 85+ study[J]. Scandinavian journal of caring sciences, 2013, (27): 13-19.

[33] LUTHAR S S, CICCHETTI D, BECKER B. The construct of resilience: a critical evaluation and guidelines for future work[J]. Child Dev, 2000, (71): 543-562.

[34] LV Y B, MAO C, GAO X, et al. 2019. Triglycerides Paradox Among the Oldest Old: "The Lower the Better?"[J]. Journal of the American Geriatrics Society, 2019.

[35] M.D. C. An obesity paradox in acute heart failure: Analysis of body mass index and inhospital mortality for 108 927 patients in the Acute Decompensated Heart Failure National Registry[J]. Yearbook of Cardiology, 2008.

[36] MA Z, LI J, NIU Y, et al. Age Differences in Emotion Recognition Between Chinese Younger and Older Adults[J]. Psychological Record, 2013, (63): 629-640.

[37] OGDEN C L, MD C, CURTIN L R, et al. Prevalence of Overweight and Obesity in the United States, 1999-2004[J]. Jama the Journal of the American Medical Association, 2006, (312): 189.

[38] PF A, TB B. The mystery of the U-shaped relationship between happiness and age[J]. Journal of Economic Behavior & Organization, 2012, (82): 525-542.

[39] PROBSTFIELD J L. Prevention of Stroke by Antihypertensive Drug Treatment in Older Persons with Isolated Systolic Hypertension in the Elderly Program (SHEP).[J]. JAMA, 1991, 265(24): 3255-3264.

[40] SATISH S, FREEMAN D H, JR., RAY L, et al. The relationship between blood pressure and mortality in the oldest old[J]. J Am Geriatr Soc, 2001, (49): 367-374.

[41] SCHNEIDER G, DRIESCH G, KRUSE A, et al. What influences self-perception of health in the elderly? The role of objective health condition, subjective well-being and sense of coherence[J]. Archives of gerontology and geriatrics, 2004, (39): 227-237.

[42] SCHNEIDER G, DRIESCH G, KRUSE A, et al. Ageing styles: subjective well-being and somatic complaints in inpatients aged >/=60 years[J]. Psychotherapy & Psychosomatics, 2003, (72): 324-332.

[43] SIEDLECKI K L, TUCKER-DROB E M, OISHI S, et al. Life satisfaction across adulthood: Different determinants at different ages?[J]. The Journal of Positive Psychology, 2008, (03): 153-164.

[44] SUN S, CHEN J, JOHANNESSON M, et al. Subjective well-being and its association with subjective health status, age, sex, region, and socio-economic characteristics in a Chinese population study[J]. Journal of Happiness Studies, 2016, (17): 833-873.

[45] TABATABAIE V, SURKS M I. The aging thyroid[J]. Current Opinion in Endocrinology Diabetes & Obesity , 2013, (20): 455-459.

[46] TSENG H Y, LCKENHOFF C, LEE C Y, et al. The paradox of aging and health-related quality of life in Asian Chinese: results from the Healthy Aging Longitudinal Study in Taiwan[J]. BMC Geriatrics, 2020, (20).

[47] WEVERLING-RIJNSBURGER A W, BLAUW G J, LAGAAY A M, et al. Total cholesterol and risk of mortality in the oldest old[J]. The Lancet, 1997.

[48] WIESMANN U, HANNICH H-J 2. A salutogenic view on subjective well-being in active elderly persons[J]. Aging and Mental Health, 2008, (12): 56-65.

[49] YEUNG Y L, FUNG H H. Age differences in coping and emotional responses toward SARS: A longitudinal study of Hong Kong Chinese[J]. Aging & Mental Health, 2007, (11): 579-587.

[50] YONG J, YU X, BI Y, et al. Prevalence and trends in overweight and obesity among Chinese adults in 2004–10: data from three nationwide surveys in China[J]. Lancet,

2015, (386): S77-S77.

[51] YUE-BIN, LV, ZHAO-XUE, et al. Low-density lipoprotein cholesterol was inversely associated with 3-year all-cause mortality among Chinese oldest old: Data from the Chinese Longitudinal Healthy Longevity Survey[J]. Atherosclerosis, 2015.

[52] ZHANG J P, HUANG H S, YE M, et al. Factors influencing the subjective well being (SWB) in a sample of older adults in an economically depressed area of China[J]. Archives of Gerontology & Geriatrics, 2008, (46): 335-347.

[53] 樊代明 . HIM, 医学发展新时代的必然方向 [J]. 医学争鸣 , 2017, (08): 10.

[54] 虞晓含 , 朱燕波 , 张笑梅 . 老年人"肥胖悖论"现象及其对体质量管理的启示 [J]. 中国临床保健杂, 2015, 18（03）: 326-328.

[55] 李祥臣, 俞梦孙 . 主动健康：从理念到模式 [J]. 体育科学, 2020, 40（02）: 83-89.

生命意义理论演化综述

王思文 *

摘　要： 人们对生命意义讨论最初起源于宗教，宗教对于生命意义的讨论难以进行客观的验证。随着人类社会的不断发展和进步，生命意义这一话题逐渐进入哲学领域。哲学对于生命意义的理解很多都来源于对人类苦难的思考，总体过于笼统和抽象。直到弗兰克尔作品《活出意义来》的出版，生命意义由哲学领域转向了心理学研究的领域。存在主义心理学和人本主义心理学主要关注了生命意义的消极层面，直到积极心理学的兴起，对于生命意义的研究更关注其对人的积极影响。现阶段对于生命意义的研究发展到了实证主义心理学的阵营。实证主义用更加科学的方法主要从生命意义感和生命意义源两个维度对生命意义进行量化。对于生命意义的研究从宗教到哲学，存在主义，人本主义，积极心理学，实证主义逐渐成为现代心理学里十分重要的概念之一。

关键词： 生命意义；生命意义感；理论演化

---

*　王思文，宁波大学教师教育学院应用心理研究生，研究方向为认知障碍研究。

一、心理学在生命意义研究的起源

（一）宗教的生命意义观

对生命意义最早的讨论起源于宗教。各宗教虽然外在形态千差万别，但是宗教缘起、精神、目的是一致的，都是缘于人生的困惑和对生命意义的思考，着力于以人心为本，去解决人自身存在的困境，提升生命质量以达致社会和谐。例如宗教的行善、庄严的死亡仪式、对他人的帮助——这种帮助以另一种角度看是在帮助自己，即行善利他以提升我们的生命价值（李平晔，2008）。宗教在对于生命意义进行探索时，常常会引入超出人类社会的客观存在，比如佛教的神，基督教的上帝，这些都具有强烈的神秘主义色彩。因此，宗教对于生命意义的解释是难以进行客观验证的。

（二）哲学的生命意义观

生命的意义是什么？这也是哲学思考的一个重要组成部分。生命哲学起源于 20 世纪初，它摒弃了理性主义的思想传统，对生命的存在意义，存在的本质以及人的情感意志进行了细致的描绘。生命哲学从生命的缘起和发展来阐述世界和社会的演变，也从人类精神维度和文化视角开展对生命的研究（孙平，2015）。哲学人类学的创始人马克思·舍勒（Max Scheler）认为，价值并不内在与人，它并非主观，却可以通过人的感受直接获得。而人一旦把握，体验到价值，他就和动物区别开来，成为了一种具有伦理意义的存在（温倩，2021）。德国哲学家狄尔泰（Wilhelm Dilthey）、法国哲学家柏格森（Henri Bergson）等哲学家都曾探讨过生命哲学。德国近代唯意志主义在生命哲学领域具有很强的代表性。创始人叔本华（Arthur Schopenhauer）提出生命意志说：生命从"无"中诞生，最终也归于"无"，因此存在本身就是一场"绝对的荒芜的空虚"。叔本华的思想里认为用消极的途径即默默承受命运带来的苦痛，不反抗、不抱怨，直至万念俱灰。始于意志而终于意志，叔本华对生命的思考最终走向了不可逆转的悲观主义境地。尼采在师承叔本华的基础上提出了自己对生命的看法，把"生命意志"改造成了"权力意志"。在他的权力意志论中，权力意志起着等同于生命意志的决定性作用，但在尼采的理论体系中，权力意志有自我支配和自我超越的能力，这是不同于生命意志的地方。生命意志说的重点在于刻画人生疾苦和存在的虚无，号召通过消灭欲望来消灭意志带来的痛苦，尼采则提倡重新评估生命的价值，彰扬意志征服障碍，用不断进取的积极欲望来实现生命的意义（张旭等，2014）。正如尼采（Nietzsche）所说"人的使命是成为你自己"。生命的本质应该是具有更深远的存在意义和价值，生命意志是对人生信仰的强有力支撑，是人们直面和战胜痛苦的动力，以此使自己寻求到人生的光明，使自己成为精神上的强者，从而迸发出强大的生命力，实现自我价值和社会价值（李英华，2019）。对待生命，尼采选择肯定而不是放弃，选择超越而不是屈服，选择释放而不是抑制，他积极面对人生痛苦与死亡的态度与叔本华截然相反。中国古代哲学家王阳明在《传习录》中提出"心即理，致良知"的哲学观点。

中国哲学家王阳明并不依靠宗教超脱生死，所以必须有另一个超越的事物来保证生命意义的永恒可能，而这个超越的事物，就是"天理"，对于人来说便是"良知"。"心即理"塑造意义赋予的主体，"致良知"是意义赋予的过程，是获得意义的根本途径。人对死亡的恐惧的根源不在于死亡本身，而是死亡带来的虚无，以及由之带来的对生存意义的怀疑。人存在的本身就是意义的来源，也就是说，没有人的存在，其他任何存在都失去了意义或者说无所谓意义（步小东，2022）。对于生命的哲学探究各家有各家的观点，但是整体上看从哲学的角度对于生命意义的解释都过于笼统和抽象。

（三）生命意义的心理学起源

即使是生命意义在宗教和哲学上常被讨论，但是从心理学上的研究却一直没有被心理学家所重视。直到奥地利著名心理学家弗兰克尔（Frankl）创造了意义疗法（Logotherapy），生命意义在心理学上逐渐出现了身影。弗兰克尔以意义疗法命名的原因是 Logos 是一个希腊词，含义是"意义"。意义疗法着眼于人类存在的意义以对这种意义的追求。1942年弗兰克尔被纳粹关进奥斯威辛集中营，重获自由以后，他把狱中经历提炼成这本《活出生命的意义》（《Man's Search for Meaning》）（维克多·弗兰克尔，2014）。此书的诞生将生命意义从哲学研究领域带进了心理学研究领域，成为生命意义研究走向心理学化的重要里程碑。生命意义的心理学理论与实证研究始于 20 世纪中期，经由存在主义心理学取向、人格与动机取向，到相对主义观点，再到积极心理学取向，生命意义的心理学研究逐渐摆脱"哲学风格"，从而完成了其"心理学化"的历程（程明明等，2010）。

二、生命意义研究在心理学方向的再发展

（一）存在主义对生命意义的研究

1. 古典存在主义对生命意义的研究

存在心理学的四大流派按时间的顺序分别是瑞士的存在分析学，奥地利的意义治疗学，美国的存在—人本主义心理学，以及英国学派（孙平，2015）。其中弗兰克尔创造的意义治疗学是研究生命意义最早也是影响最深远的学派。弗兰克尔对生命意义的研究在哲学上根植于马克思·舍勒。和舍勒一样弗兰克尔认为人是走一种和动物不同的身—心—灵复合体。有时候人的"灵"也就是精神可以独立于、甚至对立于人的生理和心理状态，展示出强大的力量。他认为人既有寻求意义的动机，也有寻

求意义的能力。在宗教上，作为一个犹太人弗兰克尔意义治疗受到犹太教的影响颇深（孙平，2015）。弗兰克尔（2014）提出了三种实现生命意义的方式：一是创造某个作品或采取某个行动；二是体验某种事情或邂逅某个人；三是在经受不可避免的苦难时采取某种态度。在犹太教法典《塔木德》中有十分接近的三原则。一是意志的自由；二是意义的意愿；三是任何情景中皆能发现人生的意义。在心理学方面，弗兰克尔受到了精神分析大师弗洛伊德（Sigmund Freud）的影响，尤其是阿德勒（Alfred Adler）的影响。虽然三个心理学家在某些意见上存在分歧，但是它们的理论有着惊人的相似，都是一元动机论。弗洛伊德强调快乐原则，阿德勒强调追求优越，弗兰克尔是人类追求意义的意愿（孙平，2015）。

弗兰克尔在哲学、宗教和心理学等其他因素的相互影响下，提出了生命的意义因人而异、因时而异，不同的人、不同时间的同一个人都有不同的生命意义。所以重要的不是普遍性的生命意义，而是在特定时刻某个人特殊的生命意义。

2. 存在—人本主义心理学对生命意义的研究

存在主义和人本主义在 20 世纪 60 年代作为美国人本主义的中坚力量，两者的理论和实践的相互影响是在所难免的。我国对存在心理学研究较早的学者中，杨韶刚先生对存在心理学的界定是"存在心理学是把存在哲学的观点应用于精神病学后产生的一种心理学观点，是以存在哲学为理论基础，以精神分析为技术前提，以心理治疗为手段，主张人能通过自我认识和自我反思来增强和超越自我，通过自由选择来实现自我价值的一种心理学研究和治疗方法（杨韶刚，2000）。存在心理学的一个重要的特征就是强调人的超越性和自由性，因为人具有自由的意志，所以人会追寻自己的价值，会寻找生命的意义。赵佳"存在主义和人本主义是一致的，即为人活着的意义提供一个完整的表述"（赵佳，2002）。

弗兰克尔关于生命意义的看法对美国存在心理学的创始人罗洛·梅（Rollo May）也产生了深远的影响。以梅为代表的存在心理学家，为人本主义心理学提供了存在主义的哲学基础和思想深度。由于这个原因将美国的存在心理学称作为存在—人本主义心理学。可以说是苦难成就这个美国存在心理学之父,梅的前半生家庭不幸,身体也饱经肺结核的折磨。早年,罗洛·梅的心理治疗主要致力于人生意义的探索,通过分析每个患者的存在方式,帮助病人意识到自己的存在,找寻到人生的意义(许孝随,2008)。在《人的自我追求》这本书中,梅强调,人如果无法确立自身的价值和尊严,也就会丧失生活的意义感,就此而言,他认为大多数的心理疾病是由于人在世界中丧失了自身的意义感,解决此种道路的方式就是,重新去发现自身,通过爱和创造去实现自身的潜能(罗洛·梅,2008)。梅在形成自己理论的经历与弗兰克尔相似,都是在痛苦中逐渐形成对于生命意义的看法。正如弗兰克尔的观点"一旦勇敢接受了痛苦的挑战,生命在那一刻就有了意义,并将会保持到最后一刻;换句话说,生命的意义是无条件的,因为它甚至包括了不可避免的痛苦的潜在意义。"存在—人本主义的另一个著名心理学家欧文·亚隆(Irvin Yalom),在构建生命的意义上,受到了弗兰克尔的影响。亚隆认为,人通过各种活动来为自己的人生提供意义的形式。提供意义的形式,即,利他。这种为理想献身的理念是当下存在主义心理学现阶段对生命意义的研究(邱赤宏,2017)。

古典存在主义的代表奥地利意义治疗学创始人弗兰克尔对生命意义的研究深刻地影响着美国存在—人本主义心理学。兰格在弗兰克尔的基础上接过了古典存在主义的接力棒,将意义治疗发展成为存在分析,将单一动机理论转化为多元动机理论,提出了四种基本的"存在动机",分别对应着个体于世界、生活、自己以及生命意义的关系。存在分析的治疗目标是让患者获得一种"内在认同"。即接纳自己的存在的所有层面,不再和自己作战。具体表现在,让患者接纳自己所"被抛入的"现实世界;接纳自己本身,哪怕它注定伴随着诸多苦难;接纳独一无二的自己,以及自己的生命意义和未来,不再贬低和抑制自己的理想(Langle,2014)。

进入 21 世纪，脱胎于意义治疗学的"维也纳存在分析"、弗兰克尔的古典意义治疗和"苏黎世存在分析"逐渐形成为在欧洲大陆上鼎足而立的三个存在心理学流派。三者相互继承，相互竞争，使得欧洲大陆上的存在心理学学术景象尤为多元和精彩（孙平，2015）。

生命意义的心理学研究始于存在主义心理学，一度成为生命意义研究领域的主要流派。总体来看存在主义心理学取向将生命意义分为两个层面。其一，生命意义是一种超脱人类所能理解的规则或秩序。其二，生命意义体现在个体运用的人生目标和经历的人生重大事件中（程明明等，2010）。存在主义对生命意义的研究有着深厚的哲学基础，是将生命意义的研究从哲学领域拉进心理学研究领域的开端，具有十分重要的意义。

（二）人本主义关于生命意义的研究

存在心理学为人本主义提供了深厚的哲学基础，人本主义心理学家马斯洛（Maslow. A. H.）对动机和人格的研究推动了生命意义在心理学研究领域的发展路线逐渐偏移了存在主义。马斯洛是人本主义心理学家，其哲学基础也来源于存在主义，但他提出的动机和人格理论推动生命意义在心理学研究领域的发展偏离了存在主义（程明明等，2010）。马斯洛在《动机和人格》书中提到："生命必须要变得有意义和价值，不论它变成什么样。"马斯洛强调自我实现，马斯洛认为人们在自我实现的过程是人在满足低的需求基础上，不断地实现自己的高的需求，在这个过程中为人类提供强大的动力是生理需要和自我实现需要，前者是人作为有机体在一定环境中生存下来的必须，后者是成长性动机的根源（胡家祥，2015）。人们最高的需求就是自我实现，在自我实现的过程中，人们往往会体验到一个短暂的高峰体验。因此，在马斯洛看来生命的意义就是在个体的需求不断得到满足，在这个过程中体验到高峰体验，最后达到自我实现的过程。马斯洛关于生命意义的看法在今后实证主义的研究中不断得到证实（商士杰，2017）。为生命意义的实证研究奠定了坚实的基础。

三、生命意义研究在心理学的新发展

（一）积极心理学对生命意义的研究

积极心理学运动自从 1988 年正式开展以来，无论是理论构建还是实际构建方面都取得了迅猛发展和长足的进步。尤其重要的是积极心理学的兴起是科学心理学与人文心理学这两大阵营相互竞争和融合的表现和结果，它的发展和可能的结局必将对心理学作为自然科学还是社会科学的学科行为产生深远影响。积极心理学运动的一个核心的主体就是，人如何才能过上真正幸福和有意义的生活（陈幼堂，2012）。积极心理学吸收了人本主义心理学的思想，相信人的优势和潜能，因而把注意点转到了人类积极心理成分与功能方面，积极心理学认为，快乐论的幸福体验是短暂的，只有意义论幸福感才是久的幸福体验。随着积极心理学研究领域的不断拓宽，生命意义也进入了积极心理学的研究视野。斯腾格（Steger）等人站在生命意义积极心理学研究的前沿展开了相关理论的探讨（程明明等，2010）。斯腾格认为如果生命没有意义，个体便会面临一种枯燥无味、令人颓废的人生（Steger，2006）。Wong 等人将生命意义定义为"基于文化所构建的个人认知系统，这个认知系统会对一个人的行为和目标产生影响，并将生命意义与目的感、个人价值感及完满感相连。同时认为，个人对生命和自己具有积极和成熟的态度，他们会导致一个有目标和多产的生命，如果个体疏远他的社团和精神领域，那么会限制生命意义的追寻（Baum，2000）。生活意义是积极人类功能的核心组成部分，或者美好生活的关键象征。研究表明生活意义和幸福之间存在正相关，生活的意义与更大的幸福有关（Ryan，2001）。

对生命意义的研究从积极心理学的角度看，跟弗兰克尔侧重的从苦难中寻找生命意义已经发生了极大的区别。积极心理学用科学的方法来研究什么是幸福和有意义的生活，以及如何才能获得幸福和有意义的生活。

就幸福的重要性而言，积极心理学认为幸福是生活最重要乃至终极的目标。存在主义心理学家则认为，幸福只是有意义生活的副产品，而不是生活中最为重要的目标（陈幼堂，2012）。

积极心理学作为心理学的新势力，对生命意义产生了巨大的影响。第一，积极心理学的出现极大地扩大了生命意义的研究范围和领域。例如，积极心理学的研究让生命意义的研究不局限于痛苦和磨难等负面相关的概念，扩大了生命意义的正向意义，比如幸福乐观等。第二，从积极心理学的角度研究影响生命意义的因素。现有研究表明，良好的人际关系和积极的情绪会影响生命意义。第三，积极心理学不断探索新的途径和方法以达到维持和提高生命意义的目的。目前，生命意义在积极心理学领域研究关注的三个主题为：影响生命意义的影响因素；个体如何利用积极信息判断生命意义感的水平；在意义感下降后如何利用信息判断生命意义感的水平，在生命意义感下降后个体如何通过自我调节恢复意义感（刘亚楠等，2020）。积极心理学对生命意义的研究从更加积极的角度进行，这种转变也更加体现了现代人们对美好生活的向往。

（二）生命意义实证研究

20 世纪 60 年代，在生命意义实证研究开始时，克鲁姆博（Crumbaugh）量化了生命意义的存在主义概念，特别是测量弗兰克尔所描述的存在主义挫折的情况。认为生命意义是与抑郁、消沉和自杀倾向相对立的一种活力状态（Crumbaugh，1964）。20 世纪 70 年代巴蒂斯塔（Battista）等人总结了宗教、存在主义、人本主义等取向对生命意义的哲学论述，提出了一种所谓的相对主义观点。相对主义观点从哲学对"生命意义"的阐释出发，提出了一种心理科学的分析框架，和一种生命意义的实证研究方法。并且基于"积极生命观"的概念，即一个人相信他正在实现积极重视的生命框架或目标，作为生命意义的初步定义引入心理学研究（Battista，1973）。生命意义的内涵主要涉及生活目的和目标，重要性和价值感，连贯性和统合感，以及满足感和成就感等内容，主要结构有认知—动机二维观，和认知—动机—情绪三维观（张荣伟，2018）。从现有文献来看，对生命意义的实证研究主要集中在两个维度：生命意义感和生命意义源。生命意义感是指人们在经历人生事件中获得意义的感受程度，生命意义源是指人们在人生过程中借以获得意义的具体事件（程明明等，2010）。

1. 生命意义的结构

生命意义的结构主要有认知、动机、情感三个要素组成。其中，认知成分是指对生命意义的理解；动机成分是指个体追求和实现有价值和有意义的目标；情感成分是指伴随目标的达成而产生的满足感、成就感和幸福感（商士杰，2017）。

Wong（1988）提出包含认知—动机—情感这三个要素的生命意义定义：生命意义是个体基于文化所构建的个人认知系统，这个认知系统将影响个人对活动和目标的选择，并赋予生活是否有目的、有价值的情感体验。认为自己的生命有意义的人，已经领悟到生命的含义、有清晰的目标，并且心中充满满足的感受（Reker，1988）。生命意义的情绪成分是指个体从过去的经验或已经完成的目标中得到的满足感和自我实现感。生命意义的情绪成分伴随着人们对生命意义的领悟、生命目标的实现而产生（张姝玥等，2010）。乔治（George）认为生命意义是感到自己的生活可以被理解，自己被有价值的目标指引并且感受到生活有价值时的感受，他认为生命意义是一个多维模型，包括一致性、目的性和重要性，即认知成分、动机成分和内在的生命价值感（George，2016）。雷克（Reker）对于生命意义的定义也包括动机、认知和情感三方面，他认为生命意义是对于秩序、一致性和个体存在的目的的认识，对有价值的目标的追求和实现，以及伴随的一种成就感（Reker，2000）。国内的一些学者认同生命意义三维观，并用生命意义感来表示。总的来说他们认为生命意义感是个体认为生命有价值，生活有目标、有方向以及伴随的主观体验（张荣伟，2018）。

生命意义的结构另一种较为有影响力的是认知—动机二维观，两者的争议主要存在于情感元素是否属于生命意义的组成部分。较为有代表力的是，斯腾格（2009）综合生命意义的目标和重要性两个成分，认为生命意义是指人们领会、理解或看到生活的意义，以及随之觉察到自己生命的目的、使命和首要目标。它包括追寻意义（search for meaning in life）和拥有意义（presence of meaning in life）两维度。追寻生命意义是人们努力去理解生命的含义和目标，即对意义的积极寻找程度，属于动机维度，强调过程；而拥有生命意义是个体在理解生命的含义和目标的基础上，对自己活得是否有意义的认知评价，属于认知维度，强调结果。程巍等人（2016）将生命意义定义为生命意义反应人的存在价值和人生目标，具有动力作用并体现在人的行动之中（杨慊等，2016）。

2. 生命意义的测量

生命意义的定义和结构目前为止还没有一个明确的答案，我国学者张荣伟认为生命意义的内涵主要涉及生活目的和目标、重要性和价值感、连贯性和统合感、以及满足感和成就感等内容（张荣伟，2018）。这种概括与如今对生命意义的测量方法和测量的主要内容是契合的。

已有研究对生命意义的测量主要有三种测量的方法，分别是自我报告法、他人报告法、行为表现和生活状态法。自我报告法是由主要被试者自我报告来告知他们生命意义的构建。由于生命意义是因人而异，因此生命意义这一概念本来就具有很强的主观性。这也使对生命意义进行测量时，自我报告是一种常用的方法。他人报告法是要求非被试本人对被试的作品进行评估的方法，这样做可以减少偏见。行为表现和生活状态法获得的数据大多数情况下更加的丰富和公正，因为它可以捕捉到个人对情况的自动反应，但是现有研究很少使用行为数据来评估意义的构建（Rebecca，2016）。常见的测量生命意义的自评式问卷主要包括 PIL、LRI、SOC、MLQ、PMP（张荣伟，2022），具体内容参见表 2。

对生命意义的实证研究主要集中在两个维度：生命意义感和生命意义源。生命意义感是指人们在经历人生事件中获得意义的感受程度；生命意义源是指人们在人生过程中借以获得意义的具体事件常见的测量生命意义感的量表，主要包括 PIL、LRI 和 SOC。对生命意义源的测量的第一份问卷是 MEQ（程明明等，2010）。

各种量表的开发预示着对于生命意义的测量进入了一个发展的高潮（姜淑梅等，2015）。斯腾格等人在 2006 年开发的 MLQ 在测量内容上有新的突破。斯腾格等人综合生命意义包含目标和重要性两个成分的观点，对生命意义进行界定，并得到普遍的认同。他们认为，生命意义是指人们领会、理解或看到的生活意义，以及随之觉察到自己生命的目的、使命和首目标，并依此开发了生命意义问卷（MLQ）（STEGER，2006）。MLQ 发表之后使用非常广泛，大量的研究表明该量表具有良好的内部一致性、重测信度、结构效度、内容效度和跨文化适用性，与社会赞许性量表的相关系数低于 0.09。此量表也是目前国内使用较多的个体生命意义测评工具（商士杰，2017）。

表 2　生命意义测量量表一览表

问卷名称	编制者	测量目的	组成部分	特点
生命目的测验 Purposein Life Test (PIL) 1968 年	Crumbaugh 和 Maholick	人们发现生命意义和目的的程度	第一部分：20 个题第二部分填写未完成的句子第三部分：用叙述的方式完成自己的生活目标等	缺点：重测信度 0.88 低
生命观指数量表 Life Regard Index(LRI) 1973 年	Battista 和 Almond	个体发现自己生命目标的能力及生命目标的程度进行测量	由两个分量表构成，包括人生规划和目标实现	重测信度为 0.94，总量表与各维度分量表的内部一致性系数大于 0.87，但该量表结构不清晰，与其他概念交叠较多。
一致感量表 Sense of Coherence （SOC） 1987 年	Antonovsky	它本身不能直接测量生命意义的概念，但可以通过测量个体的控制力和自我效能测量出与意义相关的特殊世界观	包括三个分量表：理解力、处事能力、意义感	整个量表的内部一致性系数从 0.82 到 0.95，时间间隔为两年的重测信度为 0.54

（续表）

问卷名称	编制者	测量目的	组成部分	特点
生命意义问卷 The Meaning in Life Questionnaire（MLQ）2006年	Steger	生命意义寻求这个人类基本动机进行考察	寻求分量表（MLQ-search）测量个体寻找自己生命中的意义的程度，存在分量表（MLQ-presence）测量个体觉得自己生命有意义的程度	避免项目重叠 稳定因素结构 增加测量维度 提高测量效度
个人生命意义量表 Personal meaning profile（PMP）1998年	wong	探索常人对生命意义的内部原型结构	57个项目，7个维度，包括人际关系、宗教、成就、关系、亲密感、超越和公平待遇	重测信度0.85
意义问答题 Meaning Essay Questions，（MEQ）1980年	DeVoger 和 Ebersole	调查人们生命意义的来源	第一部分让被试写下什么是他们目前经历的最有意义的事情；第二部分请他们举例说明	

对生命意义研究，从进入心理学领域以来已经经过了长时间的发展，使得对于生命意义的测量逐渐科学，例如出现了针对某一特殊群体的生命意义测量问卷。相信在未来对于生命意义相关量表的研究也将会更加丰富。我国学者姜淑梅认为，未来对于生命意义测量的发展趋势是：继续构建生命意义的必要成分、重视探讨生命意义的功能、重视生命意义的跨文化及生命意义测量方式的总和化（姜淑梅等，2015）。张荣伟认为未来要整合生命意义的多种测量方法，进一步厘清和验证其发展的动力及机制，以及聚焦于整合人的四种属性以理解生命意义的核心目标（张荣伟，2022）。

四、讨论

尽管目前对于生命意义的定义依然没有一个明确的答案。但是大体上我们可以从以下几个方面对生命意义进行概括。从关注的重点看，由开始关注痛苦、挫折等消极的情绪到从积极心理学的视角看生命意义的作用。现阶段的研究者更加倾向于从积极的方向对生命意义进行探究。具体指的是，生命意义指人能在意义追求的过程中实现自我目标并体会到自我价值，从而获得内在持久的幸福（杨慊，2016）。从结构上看，主要有认知—动机的二维观和认知—动机—情感的三维观，其中对于情感是否属于生命意义的结构之一存在很大的争议。认知和动机属于生命意义的结构是更为主流的观点。从发展过程看，生命意义由宗教到哲学再到心理学，都体现了人们对有限生命的无限追求。不同人们对生命意义有不同的理解，但是不外乎都是个体主动获得的一种情感和价值体验（程明明等，2010）。对生命意义的实证研究主要集中在两个维度：生命意义感和生命意义源，对生命意义的实证研究将在未来继续蓬勃发展。

当下生命意义感在老年群体中的研究，越来越关注于生命意义感与健康的双向关系。在心理健康方面，高生命意义感有助于缓解负性情绪，提升主观幸福感。在身体健康方面，老年人面对的最直接威胁就是老化带来的躯体功能减弱，身体状况会影响老年人对生命的看法及对死亡的态度。同时，生命意义感可以调整人的健康态度和行为，引发有利于健康的行为，避免不利于健康的行为，从而促进身体健康。因此，本文的梳理意在进一步把握生命意义感的内涵和测量，在后续研究中持续探索老化过程中生命意义感和身心健康间的关系和作用机制。

参考文献

[1] 李平晔. 佛教，基督宗教在生命本质和社会参与中的异同 [J]. 中国宗教，2008（1）：1.

[2] 孙平. 光明与黑暗同在 [D]. 南京：南京师范大学，2015. https://kns.cnki.net/KCMS/detail/detail.aspx?dbname=CDFDLAST2017&filename=1016304595.nh.

[3] 温倩. 马克斯·舍勒人学思想研究 [D]. 乌鲁木齐：新疆师范大学，2021. https://kns.cnki.net/KCMS/detail/detail.aspx?dbname=CMFD202202&filename=1021861971.nh.

[4] 张旭，张惠颖. 浅论叔本华与尼采的生命哲学 [J]. 长春理工大学学报（社会科学版），2014，27（06）：4.

[5] 李英华. 尼采式"悲剧"引发对生命意义的哲学思考 [J]. 长江丛刊，2019（07）：2.

[6] 步小东. 存在视域下王阳明致良知思想的心理研究 [D]. 长春：吉林大学，2022. https://kns.cnki.net/KCMS/detail/detail.aspx?dbname=CDFDLAST2022&filename=1022525234.nh.

[7] 维克多·弗兰克尔. 活出生命的意义 [M]. 北京：华夏出版社，2014：228.

[8] 程明明，樊富珉. 生命意义心理学理论取向与测量 [J]. 心理发展与教育，2010（04）：7.

[9] 孙平. 光明与黑暗同在 [D]. 南京：南京师范大学，2015. https://kns.cnki.net/KCMS/detail/detail.aspx?dbname=CDFDLAST2017&filename=1016304595.nh.

[10] 杨韶刚. 存在心理学 [M]. 南京：南京师范大学出版社，2000：7-8.

[11] 赵佳. 试论述存在主义对人本主义心理学的影响 [J]. 心理科学探索，2002（02）.

[12] 许孝随. 人本主义心理学家人的本质观的比较研究 [D]. 济南：山东大学，2008. https://kns.cnki.net/KCMS/detail/detail.aspx?dbname=CMFD2009&filename=2008191653.nh.

[13] 罗洛·梅. 人的自我追求 [M]. 郭本禹，方红，译. 北京：中国人民大学出版社，2008：133.

[14] 邱赤宏. 欧文·亚隆的存在心理治疗研究 [D]. 长春：吉林大学，2017. https://kns.cnki.net/KCMS/detail/detail.aspx?dbname=CDFDLAST2017&filename=1017139156.nh.

[15] Langle, A. From Viktor Frakl's Logotherapy to Existential Analytic Psychotherapy[J]. European Psychotherapy, 2014/2015: 67-83(77-78).

[16] 胡家祥. 马斯洛需要层次论的多维解读 [J]. 哲学研究，2015（08）：104-108.

[17] 商士杰. 生命意义的形成机制及其对心理健康的作用研究 [D] 武汉：武汉大学，2017. https://kns.cnki.net/KCMS/detail/detail.aspx?dbname=CDFDLAST2022&filename=1017192254.nh.

[18] 陈幼堂 . 积极心理学刍议 [D]. 武汉：武汉大学，2012. https://kns.cnki.net/KCMS/detail/detail.aspx?dbname=CDFDLAST2015&filename=1013151831.nh.

[19] STEGER, M. F., FRAZIER, P., OISHI, S., & KALER, M. The meaning in life questionnaire: Assessing the presence of and search for meaning in life[J]. Journal of Counseling Psychology, 2006,, 53(1): 80–93. doi:10.1037/0022-0167.53.1.80.

[20] BaUM, S., & LAZARSKI, J. Journal of Adult Development, 2000, 7(3): 187–188. doi:10.1023/a:1009550431448.

[21] RYAN, R. M., & DECI, E. L. On Happiness and Human Potentials: A Review of Research on Hedonic and Eudaimonic Well-Being[J]. Annual Review of Psychology, 2001, 52(1): 141–166. doi:10.1146/annurev.psych.52.1.141.

[22] CRUMBAUGH, J. C., & MAHOLICK, L. T. An experimental study in existentialism: The psychometric approach to Frankl's concept of noogenic neurosis[J]. Journal of Clinical Psychology, 1964(20): 589-596.

[23] JOHN BATTISTA & RICHARD ALMOND. The Development of Meaning in Life[J]. Psychiatry, 1973,(36):4: 409-427, DOI: 10.1080/00332747.1973.11023774.

[24] 张荣伟 . 大学生生命意义的特点及影响机制 [D]：上海：上海师范大学，2018. https://kns.cnki.net/KCMS/detail/detail.aspx?dbname=CDFDLAST2021&filename=1021595410.nh.

[25] 杨慊，程巍，贺文洁，等 . 追求意义能带来幸福吗？[J]. 心理科学进展，2016（09）: 1496–1503.

[26] 张姝玥，许燕，杨浩铿 . 生命意义的内涵、测量及功能 [J]. 心理科学进展，2010（11）: 1756–1761.

[27] REKER, G. T., & WONG, P. T. P. Aging as an individual process: Toward a theory of personal meaning[M]//J. E. Birren & V. L. Bengtson. Emergent theories of aging. Springer Publishing Company, 1988: 214-246.

[28] GEORGE, L. S., & PARK, C. L. Meaning in life as comprehension, purpose, and mattering: Toward integration and new research questions[J]. Review of General

Psychology, 2016, 20(03): 205–220. doi:10.1037/gpr0000077.

[29] REKER, G. T. Theoretical Perspective, Dimensions, and Measurement of Existential Meaning[M]//G. T. REKER, & K. CHAMBERLAIN. Exploring Existential Meaning: Optimizing Human Development across the Life Span. Thousand Oaks, CA: Sage Publications, 2000:39-58. https://doi.org/10.4135/9781452233703.n4.

[30] 张荣伟，李丹 . 如何过上有意义的生活？——基于生命意义理论模型的整合 [J]. 心理科学进展，2018（04）：744–760.

[31] 杨慊，程巍，贺文洁，等 . 追求意义能带来幸福吗？[J]. 心理科学进展，2016（09）：1496–1503.

[32] 刘亚楠，张迅，朱澄铨，等 . 生命意义研究：积极心理学的视角 [J]. 中国特殊教育，2020（11）：6.

[33] 刘亚楠，张迅，朱澄铨，等 . 生命意义研究：积极心理学的视角 [J]. 中国特殊教育，2020（11）：70–75.

[34] 张荣伟，李丹 . 如何过上有意义的生活？——基于生命意义理论模型的整合 [J]. 心理科学进展，2018（04）：744–760.

[35] REBECCA J. SCHLEGEL & JOSHUA A. Hicks: Reflections on the Scientific Study of Meaning in Life[J]. Journal of Constructivist Psychology, 2016.DOI: 10.1080/10720537.2015.1119080.

[36] 张荣伟 . 探寻生命意义：测量、变化与理论基础 [J]. 宁波大学学报（教育科学版），2022（03）：83–91.

[37] 姜淑梅，姜淑兰 . 国外生命意义测量的进展及趋势 [J]. 东北师大学报（哲学社会科学版），2015（05）：198-202. doi:10.16164/j.cnki.22-1062/c.2015.05.036.

[38] STEGER M F, FRAZIER P, OISHI S, KALER M. The meaning in life questionnaire: assessing the presence of and search for meaning in life [J]. Journal of Counseling Psychology, 2006, 53(01)：80-93.

[38] Reker, G.T., & Wong, P.T. (1988). Aging as an individual process: Toward a theory of personal meaning. In J. E. Birren & V. L. Bengtson (Eds), Emergent theories of aging (PP.214-246). Springer Publishing Company.

实证研究

我国人口老龄化趋势预测与健康状态分析

李汉东　付天宇　张书银[*]

　　摘　要：随着出生人口数的下降和期望寿命的提高，我国未来将面临人口老龄化的严重挑战。本报告基于第七次人口普查数据，利用人口预测模型对我国未来的人口老龄化趋势进行了预测分析。本报告的结论表明：（1）我国人口数量在 2021 年达到峰值 14.22 亿，并从 2022 年开始持续下降，至 2050 年，总人口数量将降至 12.45 亿（中方案）。（2）我国人口老龄化程度持续加深，60 岁及以上老年人口数量在 2020—2050 年将从 2.64 亿增加至 4.78 亿；65 岁及以上老年人数量在 2020—2050 年将从 1.92 亿增加至 3.6 亿；80 岁及以上老年人数量在 2020—2050 年将从 0.36 亿增加至 1.13 亿。（3）我国人口老龄化进程中，人口结构也在不断老化。从 2020 年至 2050 年，人口老年系数将从 18.7% 升至 38%；老龄化指数将从 1 升至 3.5；社会抚养比指数将从 0.58 增加到 0.97。我国未来将面临深度老龄社会的严峻挑战。

　　关键词："七普"；人口预测；人口老龄化；健康状态；老龄社会

---

　　[*]　李汉东，北京师范大学系统科学学院教授，研究方向为人口预测、社会经济系统分析。付天宇，北京师范大学系统科学学院硕士研究生，研究方向为人口系统分析；张书银，北京师范大学系统科学学院硕士研究生，研究方向为人口系统分析。

一、研究背景

过去十几年我国的人口发展形势发生了许多显著的变化。一是我国实施 30 余年的计划生育政策进行了三次调整，从当初的严格控制生育政策转向了鼓励生育政策，许多想要二孩和多孩的大龄育龄妇女家庭积极备孕和生育，产生了堆积生育现象，并导致生育水平在这一时期出现短暂增长；二是随着社会经济持续发展，我国的城镇化、工业化和现代化水平不断提高，特别是随着高等教育的普及，青年一代的思想观念和生活方式持续变化，随着我国独生子女一代进入婚育年龄，年青一代对婚姻家庭以及生育的观念也发生了重大变化，年轻一代晚婚晚育甚至不婚不育人口持续增加、每年生育子女数量持续下降，预示着我国低生育时代的到来；三是我国人口结构持续发生变化，劳动力人口数量在这十年间开始下降，老年人数量持续增加，社会老龄化程度不断加深。

根据国家统计局 2023 年 1 月发布的中国 2022 年国民经济运行数据显示，2022 年我国人口出现了 61 年来的首次减少，这是一个标志性的事件，预示着我国人口进入了新的发展周期，人口老龄化、高龄化再次成为党和政府、学界和社会关注的焦点。我国是世界上老年人口最多的国家，同时也是老龄化速度最快的国家之一。

对我国人口的数量和结构特别是老龄化趋势的预测一直是人口学界关注的核心问题。许多学者使用了不同的模型和方法对人口进行了预测。石敏军等（2013）使用优化的 Leslie 人口预测模型对我国人口进行预测，研究发现我国人口老龄化程度增加迅速；张娟等（2015）采用动力学模型对辽宁和新疆人口做了预测研究；刘庆和刘秀丽（2018）基于队列要素法预测了三种生育政策下我国 2018 年至 2100 年的人口结构；刘雨婷等（2018）使用线性回归模型和人口发展方程对我国未来人口结构和数量进行预测，结果显示我国将在 2030 年达到人口峰值 14.5 亿，虽然全面二孩政策一定程度上减缓了老龄化的速度，但是并未从根本上解决我国人口老龄化的问题；罗万春（2022）使用 BP 神经网络对于重庆市 2019—2038 年的重庆市总人口及人口结构做了预测；李爱华等（2021）使用队列要素法人口预测模型对北京市某城区进行人口预测与研究，发现 2019—2035 年该城区人口发展呈现总常住人口规模缓慢减少渐趋平稳、人口年龄结构逐渐老化的特点；刘庆山等（2022）将人口数量分性别计算、将迁移人口改为流动变动人口，对宋健人口发展方程进行了修正，按照高中低三种方案，对安徽省人口做了预测研究；李汉东等（2021）使用人口预测模型研究了我国区域老龄化的非同步性和差异性；陈卫（2022）利用"七普"数据采用队列要素法对我国人口进行预测研究，得到不同情景的预测结果都表明我国人口负增长比预期更早到来，人口峰值也比预期值更低，人口老龄化速度将比预期更快，我国人口进入历史性负增长阶段，并在未来呈现出阶段性加速趋势。

总之，上述关于中国老龄化的预测研究主要是基于"六普"数据开展的，"六普"数据与最新公布的"七普"数据存在一定的差异，因此有必要采用更新的和更准确的"七普"数据进行人口老龄化预测；同时，尽管有研究也使用了"七普"数据进行了中国人口老龄化的预测（陈卫，2022），但缺少中国分城乡人口老龄化的趋势预测。

另外，我国未来将长期处在低生育水平已经成为社会的普遍共识。这不仅会加剧我国人口的结构失衡，也会引发劳动力供给不足导致的经济发展停滞以及人口老龄化危机等重大经济和社会问题。因此，对我国未来的人口变动趋势进行预测，了解我国社会老龄化的程度和变动趋势，为我们应对人口带来的各种挑战，未雨绸缪，提前布局，具有重要的现实意义。

本研究以我国第七次人口普查为基础，开展了以下工作：首先，我们对原有的人口预测模型进行了修改和完善，并在此基础上进行了基期数据的调整和模型参数的估计；其次，基于我国生育水平的判断，设计了高、中、低三种情境的人口预测方案，对我国 2021 至 2050 年的人口数量及结构进行了预测；最后，本报告结合预测结果，分析了未来我国人口数量和结构的变化以及人口老龄化水平和变化趋势，不仅给出了全国和分城乡老龄化人口数量的变化趋势，也给出了未来人口老龄化结构和老年人群健康状况的变化趋势。

二、人口预测方法概述

本部分首先介绍我们建立的人口预测模型，然后分别介绍模型的主要参数以及估计方法，之后介绍"七普"数据的处理方法，最后我们给出了人口预测的高中低方案。

（一）人口预测模型

现有的人口预测的主要方法是队列要素法（Preston et al., 2001）。依据参数估计值的不同，队列要素法又分为场景预测方法（Demographic Scenarios Forecast Methods）和概率预测方法（Demographic Probabilistic Forecast Methods）（Lee & Tuljapurkar, 1994; Lutz etal.,1998a, 1998b, 2001）。尽管概率预测方法有比确定性预测模型更好的适应性（Billari et al，2014），但该方法并不能完全适用于我国的实际情况，因为该方法一方面，需要比较多的历史数据来确定参数的分布，但是在我国基础的人口数据非常少且可靠性也比较差。另一方面，目前已有的我国人口预测模型在应用中也存在一些问题，这主要是因为没有充分考虑我国一些特有因素的影响，这些因素包括：（1）我国人口存在显著的城乡二元结构，二者的社会经济发展程度存在显著差异，并导致城乡人口的基本要素如生育模式、生育水平和死亡率等也存在显著差异。（2）伴随计划生育政策的调整，目前我国的户籍制度对人口生育、迁移和死亡的影响也在减弱，常住地人口已经取代了户籍人口成为衡量区域人口变动的主要指标。（3）我国快速的城市化进程是人口迁移的主要驱动力，从而使得不同常住地人口比例正在发生显著的变化，并呈现出长期的趋势特征。

我们建立的人口预测模型充分考虑到了上述人口变化的特征和趋势，可以更加准确地反映我国未来人口数量和结构的变化。

我们运用队列要素法，采用 Leslie 矩阵建立的人口预测模型如下：

$$
\begin{cases}
P^{(1)w}(t+1) = S^{(1)w}(t+1) \times P^{(1)w}(t) + E^{(1)w}(t+1) + P^{(1)w}(t+0.5) - G^{w}(t+1) \\
P^{(1)m}(t+1) = S^{(1)m}(t+1) \times P^{(1)m}(t) + E^{(1)m}(t+1) + P^{(1)w}(t+0.5) - G^{m}(t+1) \\
P^{(2)w}(t+1) = S^{(2)w}(t+1) \times P^{(2)w}(t) + E^{(2)w}(t+1) + P^{(2)w}(t+0.5) + G^{w}(t+1) \\
P^{(2)m}(t+1) = S^{(2)m}(t+1) \times P^{(2)m}(t) + E^{(2)m}(t+1) + P^{(2)w}(t+0.5) + G^{m}(t+1)
\end{cases}
\tag{1}
$$

其中，$P^{(1)w}(t+1)$、$P^{(1)m}(t+1)$ 分别表示 $t+1$ 年年末农村常住人口中（简称农村）女性、男性人口分年龄列向量，$P^{(2)w}(t+1)$、$P^{(2)m}(t+1)$ 分别表示 $t+1$ 年年末城镇常住人口中（以下简称城镇）女性、男性人口分年龄列向量。公式（1）中的列向量 $P^{(1)w}(t+0.5)$ 和 $P^{(2)w}(t+0.5)$ 满足如下关系：

$$
\begin{cases}
P^{(1)w}(t+0.5) = T \times P^{(1)w}(t) \\
P^{(2)w}(t+0.5) = T \times P^{(2)w}(t)
\end{cases}, \quad
T = \begin{bmatrix}
0.5 & 0 & \cdots & 0 & 0 \\
0.5 & 0.5 & \cdots & 0 & 0 \\
\vdots & \vdots & \ddots & \vdots & \vdots \\
0 & 0 & \cdots & 0.5 & 0 \\
0 & \cdots & 0 & 0.5 & 0.5
\end{bmatrix}
\tag{2}
$$

方程组（1）由四个方程组成，分别为农村女性、农村男性、城市女性和城市男性的转移方程。我们以第 1 个方程为例说明矩阵以及参数的含义。定义：

$$
S^{(1)w}{}_{0}(t+1) = \begin{bmatrix}
0 & \cdots & 0 & 0 \\
S^{(1)w}{}_{0}(t+1) & \cdots & 0 & 0 \\
\vdots & \ddots & \vdots & \vdots \\
0 & \cdots & S^{(1)w}{}_{n-2}(t+1) & 0
\end{bmatrix}
\tag{3}
$$

$$E^{(1)w}_0(t+1)=\begin{bmatrix} SRB^{(1)w}(t+1)k^{(1)}(t+1)\ B1^{(1)}(t+1)+B2^{(1)}(t+1)+B3^{(1)}(t+1) \\ 0 \quad \cdots \quad 0 \quad\quad 0 \\ \vdots \quad \ddots \quad \vdots \quad\quad \vdots \\ 0 \quad \cdots \quad 0 \quad\quad 0 \end{bmatrix} \quad (4)$$

其中，$S^{(1)w}_0(t+1)$ 表示农村女性存活率矩阵，它由 $t+1$ 年不同年龄女性的存活率 $S^{(1)w}_x(t+1)$ 组成，其中 $x=1,\cdots,100$ 表示年龄。我们模型使用的基期分年龄人口数据为 0 岁到 100 岁（模型中我们将 100 岁以上人口划为一个队列，并单独给出了这一队列人口存活到下一年的概率）。

$E^{(1)w}_0(t+1)$ 表示农村 0 岁女性人口数量矩阵。该矩阵除第一行外，其他元素都为 0，行向量 $SRB^{(1)w}(t+1)k^{(1)}(t+1)\ B1^{(1)}(t+1)+B2^{(1)}(t+1)+B3^{(1)}(t+1)$ 表示不同年龄妇女平均生育的孩子数量。行向量中的 $SRB^{(1)w}(t+1)$ 表示 t 年农村出生的女婴存活到 $t+1$ 年的存活率，而 $k^{(1)}(t+1)$ 表示 $t+1$ 年农村出生的女婴占当年农村出生婴儿总数的比例，这里 $Bi^{(1)}(t+1)=TFR_i^{(1)}(t+1)$ $(b^{(1)}_{i\,0},\cdots,b^{(1)}_{i\,n-2},b^{(1)}_{i\,n-1})$，$i=1,2,3$ 表示 $t+1$ 年农村育龄妇女平均生育的孩次婴儿数（其中 $i=3$ 表示三孩次以及以上），$TFR_i^{(1)}(t+1)$ 为农村育龄女性在 $t+1$ 年的 i 孩次总和生育率；$(b^{(1)}_{i\,0},\cdots,b^{(1)}_{i\,n-2},b^{(1)}_{i\,n-1})$ 为农村育龄女性 i 孩次的生育模式，即农村育龄女性生育孩次的年龄分布。

模型中 $t+0.5$ 表示年中，即 7 月 1 日，因为我们的人口数据是从每年的 1 月 1 日开始计算（与完全生命表相对应），而模型中使用的育龄女性年龄别生育率是按照期中人口数量统计的。模型中也使用了迁移人口参数 $G^w(t+1)$、$G^m(t+1)$，它们分别表示在 $t+1$ 年从农村向城镇按性别、年龄迁移的人口数列向量，该向量可由农村各年龄人口乘迁移率 $I(t+1)$ 得到，即有 $G^w(t+1)=P^{(1)w}(t)\times I(t+1)$。

以上模型全部使用 MATLAB 程序编程实现。这个模型与其他大多数使用的队列要素法人口预测模型相比，具有以下优点：

（1）模型采用了分城乡、分孩次的总和生育率，这一设计充分反映了我国城乡生育水平的差异。而且分孩次总和生育率有利于更准确估计生育水平。尽管我国经过多次计划生育政策的调整，特别是随着 2021 年"三孩"政策的实施，现在生育政策已经不存在生育限制和城乡差异的状况，但这个模型仍然是适用的。

（2）分城乡的人口预测模型充分考虑了我国正在快速发生的城镇化进程，这一进程可用乡村人口向城镇人口的单向转移来体现（模型忽略了国际迁移的影响）。我们的人口模型通过引入迁移率，可以充分反映我国的城乡人口变动状况。

（3）本模型克服了传统 LESLIE 矩阵模型中的一个缺陷，即将 0 岁人口与其他年龄人口分开进行队列移算，避免了年龄别生育率指标与基期人口和存活率指标等在统计上的不一致性。在我们的模型中，我们已经将基期人口调整为当年 12 月 31 日，以与不同人口队列的存活率（由完全生命表得到）相对应，而在生育率指标中，育龄妇女人数是指一年的平均人数，通常是使用当年 7 月 1 日各年龄队列的人口数来表示平均人数，这显然与基期人口对应的时间不一致。

（二）模型参数估计

本人口预测模型涉及众多参数，因此，在预测人口之前，需要对相关参数进行估计和测算。这些参数以及估计方法包括：

1. 分城乡、分孩次生育模式

生育模式是育龄妇女年龄别生育率的分布，我们在模型中利用"七普"数据得到了分城乡、分孩次的妇女年龄别生育率，进行归一化之后得到分城乡、分孩次的六种生育模式。考虑到生育模式在整个预测期中是不断变化的，所以我们需要通过预测的方法得到 2020 至 2050 年预测期的生育模式。

我们设定每五年改变一次生育模式，使用对数正态分布的方法，分别拟合 2000 年（"五普"数据）、2005 年（1% 抽样数据）、2010 年（"六普"数据）、2015 年（1% 抽样数据）和 2020 年（"七普"数据）的分城乡和孩次的生育模式，由拟合结果得到 6 对参数（每个对数正态分布有 2 个参数），再对参数进行趋势外推，可以得到未来 5 年、10 年、15 年、20 年、25 年的生育模式。

2. 出生性别比

我国一直存在比较明显的男孩偏好，在实施原有的计划生育政策的背景下，选择性生育现象比较突出，导致我国的出生性别比一直偏高。而在农村地区这一现象尤其明显。表 3 给出了我国 1994 年至 2020 年分城乡出生性别比的统计数据。但是从长期来看，我国出生性别比会受到两个因素的影响，一是社会的进步会使得男女平等思想深入人心，从而会扭转男孩偏好现象；二是随着鼓励生育政策的实施，也会减少选择性生育的现象。因此，我国未来的出生性别比会呈现下降的趋势，其中城市人口出生性别比会低于乡村人口的出生性别比，但随着家庭结构小型化和受我国传统文化的影响，很难彻底消除性别差异。

表 3　我国历年城市、乡村地区的出生人口性别比

年份	城镇	农村	全国
1994	116.86	116.15	116.30
1995	113.04	117.75	116.57
1996	111.68	117.70	116.16
1997	113.47	118.34	117.04
1998	109.99	119.98	117.03
1999	113.05	122.03	119.35
2000	114.68	119.30	117.79
2001	111.77	117.59	115.65
2002	115.40	122.12	119.85
2003	111.59	120.92	117.54
2004	119.49	122.20	121.18
2005	115.32	121.20	118.88
2006	117.46	120.80	119.56
2007	118.37	130.18	125.48

（续表）

年份	城镇	农村	全国
2008	120.22	128.69	125.36
2009	121.80	125.75	124.17
2010	116.21	119.09	117.96
2011	108.99	118.82	114.64
2012	116.41	120.86	118.87
2013	115.27	119.63	117.65
2014	110.92	116.75	114.00
2015	111.34	113.90	112.55
2016	116.70	115.55	116.22
2017	112.05	115.26	113.33
2018	113.72	114.06	113.89
2019	113.81	114.05	113.93
2020	111.02	111.53	111.22

资料来源：中国历年人口统计年鉴。

考虑以上因素，我们按照以下方法来估计未来出生性别比参数：

首先，假设 2050 年的城市出生性别比为 107∶100（即 107 个男孩对 100 个女孩）；农村出生性别比为 110∶100（即 110 个男孩对 100 个女孩）；其次，利用上面给出历年分城乡的出生性别比以及 2050 年设定的出生性别比进行线性拟合；最后，通过线性插值得到各年的分城乡的出生性别比。

3. 年龄别存活率的估计

人口预测模型在进行人口队列的移算时，需要使用每一年的分城乡、分性别和分年龄（队列）的存活率。该存活率的估计需要使用从 2021 年至 2050 年的我国分城乡、分性别的完全生命表。由于我国社会经济在过去的几十年经历了巨大的变化，人口正处于时代变化的转型期，而随着社会经济的发展，人口期望寿命也会不断增加，我国未来的死亡模式也会发生比较大的变化，利用我国历史的死亡率数据推断我国未来的死亡模式并不合适。为此，我们借鉴西方发达国家的经验，采用了普林斯顿西模式的模型生命表来描述我国未来人口的死亡模式，并通过估计我国未来各年的期望寿命，得到我国未来各年的分城乡和性别的完全生命表。具体方法如下：

首先，由于我们得到普林斯顿西模式生命表最高期望年龄为 80 岁，因此我们将普林斯顿西模式模型生命表扩展到 90 岁。方法是利用 Logit 变换并采用外推的方法得到。

其次，由模型生命表推导完全生命表。具体方法是对生命表中各年龄段的存活人数 l_x 进行差值，其中在 1 ~ 4 岁年龄段，50 及以上各年龄段采用样条插值，5 ~ 49 岁年龄段采用线性插值。然后利用得到的分年龄的 l_x 分别计算年龄别死亡概率，由此可得到完全生命表。

最后，估计未来各年的期望寿命，然后得到对应的完全生命表，利用完全生命表可得到各年龄别死亡概率，通过换算公式得到各年龄别的存活率。表 4 给出了我国部分年份的平均期望寿命以及 2050 年我们估计的期望寿命变化。

表 4　部分年份平均期望寿命以及 2050 年期望寿命估计（岁）

年份	全国男性	全国女性	城镇男性	城镇女性	农村男性	农村女性
1981	66.28	69.27	67.28	70.27	65.28	68.27
1990	66.84	70.47	67.84	71.47	65.84	69.47
1996	68.71	73.04	69.71	74.04	67.71	72.04
2000	69.63	73.33	70.63	74.33	68.63	72.33
2001	70.24	74.59	71.24	75.59	69.24	73.59
2002	70.69	75.25	71.69	76.25	69.69	74.25
2010	72.38	77.97	73.38	78.97	71.38	76.97
2015	73.64	79.43	74.64	80.43	72.64	78.43
2020	75.37	80.88	76.37	81.88	74.37	79.88
2050	78.5	83.5	79.5	84.5	77.5	82.5

注：本表第 2、第 3 列是根据我国历年人口统计年鉴得到的，后 4 列是估计值，即城镇人口期望寿命在全国水平上加 1 岁，农村人口期望寿命在全国水平上减 1 岁。

因为每一年分城乡、分性别的人口期望寿命都不相同，所以，每一年都有四个人口队列，即城市男性人口、城市女性人口、农村男性人口和农村女性人口，并可得到四张完全生命表。由于我们的预测模型是到2050年，所以共可得到30×4=120张完全生命表，由此可得到30年4个子人口群体的各个年龄的存活率。

4. 迁移率

在我们的人口预测模型中反映城镇化水平变化的参数是迁移率。计算迁移率时，我们忽略了我国人口的国际迁移，只考虑了在我国国内城乡人口之间的迁移。我国城乡人口之间的迁移的主要影响因素是我国的城市化进程，并且这是一个长期的趋势。因此，首先需要估计未来我国的城镇化率。我们使用逻辑斯蒂曲线（S型曲线）拟合的方法进行估计，逻辑斯蒂曲线方程式如公式所示：

$$N(t) = \frac{K}{1 + e^{\alpha - rt}}$$

其中 $N(t)$ 表示 t 时期的城镇化率，K 是城镇化率参数，α 和 r 分别为位置和尺度参数。

本文通过收集 1990—2020 年的城镇化率历史数据，选用未来城镇化率最高为 0.8 来进行曲线拟合，使用最小二乘法得到 α 和 r 两个参数，进一步可得到逻辑斯蒂曲线方程。然后通过插值得到未来每年的城镇化率估计，在此基础上，利用基期人口数据估计未来各年的从农村到城镇的迁移率。

（三）基期数据调整

我们采用 2020 年全国第七次人口普查数据作为基期数据。我国第七次人口普查的时点是 2020 年 10 月 31 日 24 时，由此得到的 2020 年全国人口数合计为 1411778724 人，其中登记的分性别、年龄的常住人口总计 1409778724 人，单独统计的我国人民解放军现役军人 2000000 人。第七次人口普查登记结束后，全国统一随机抽取部分普查小区进行了事后质量抽样调查。抽查结果显示，人口漏登率为 0.05%，因此，一般认为数据整体质量是比较可靠的。

对于七普数据，我们进行了如下调整：

首先，将现役军人数据按照年龄、性别分别加到城镇常住人口对应的年龄别人口中，从而得到全国人口的按常住人口划分的分性别、分年龄人口数。

其次，将基期人口数据从 10 月 31 日 24 时调整至 12 月 31 日 24 时。由于存活率对高年龄人口特别是老龄人口影响较大，所以时点调整时我们需要考虑存活率的影响。调整分为两步进行：

第一步，将七普原始人口数据（截止时刻为 2020 年 10 月 31 日 24 时）按照原有队列（分性别和年龄）使用 2021 年的生命表调整至 2020 年 12 月 31 日，即使用下述公式进行调整。

$$p'_x = p_x - p_x(1-s_x)\frac{1}{6}$$

其中，p'_x 和 p_x 分别是调整后和调整前的 x 岁人口，s_x 是 x 岁人口的存活率。

第二步，使用公式

$$p^*_x = p'_x - \frac{1}{6}p'_x + \frac{1}{6}p'_{x-1}$$

进行进一步调整，其中 p^*_x 就是人口预测模型使用的基期人口，其中队列 100 岁包含 100 岁及以上的人口，只有死亡人口才退出队列，所以 100 岁以上人口使用以下公式计算

$$p^*_{100} = p'_{100} + \frac{1}{6}p'_{99}$$

由于 0 岁人口具有特殊性，所以对 0 岁人口我们首先使用插值的方法得到 2019 年 11 月和 12 月以及 2020 年 11 月和 12 月新出生人口，将

七普数据中的 0 岁人口减 2019 年 11 月和 12 月的出生人口，同时加 2020 年 11 月和 12 月的出生人口，从而得到截至 2020 年 12 月 31 日 24 时的基期 0 岁人口数据。

（四）人口预测方案

人口预测方案的关键就是对未来分城乡分孩次总和生育率的估计，由于存在许多不可控的情况，所以方案可以设定多种情景。我们对未来分城乡、孩次总和生育率的估计的依据来自三个方面：一是第七次人口普查公布的分城乡、分孩次总和生育率、历年出生人口数；二是我们课题组在 2021 年 12 月完成的安徽省生育意愿调查数据；三是我们基于家庭生育系统模型并通过情景模拟估计的家庭总和生育率。

1. "七普"数据分析

根据第七次人口普查数据，2020 年全国总和生育率仅仅为 1.3，其中一孩次总和生育率为 0.626，二孩次总和生育率为 0.535，三孩及以上总和生育率为 0.136。我们进一步分析七普数据分年龄人口数，可大致估计历年的出生人口数，见表 5。

表 5　第七次普查中的 0−20 岁人口数以及比例

年龄	人　口　数（人）			性别比（女 =100）	对应出生年	"六普"数据
	合计	男	女			
0	11988057	6312409	5675648	111.22	2020	——
1	14383791	7559981	6823810	110.79	2019	——
2	15266778	8020423	7246355	110.68	2018	——
3	18418078	9670005	8748073	110.54	2017	——
4	17827184	9406513	8420671	111.71	2016	——
5	16547271	8765848	7781423	112.65	2015	——
6	18591806	9881523	8710283	113.45	2014	——
7	17963157	9548981	8414176	113.49	2013	——
8	19353752	10317678	9036074	114.18	2012	——
9	17788070	9503428	8284642	114.71	2011	——

（续表）

年龄	人 口 数（人）			性别比	对应出生年	"六普"数据
	合计	男	女	（女=100）		
10	17347565	9285412	8062153	115.17	2010	13786434
11	17695044	9462024	8233020	114.93	2009	15657955
12	17356919	9279079	8077840	114.87	2008	15617375
13	16677054	8920655	7756399	115.01	2007	15250805
14	16179412	8659620	7519792	115.16	2006	15220041
15	15323224	8225995	7097229	115.90	2005	14732137
16	15218156	8195908	7022248	116.71	2004	14804470
17	13730626	7401041	6329585	116.93	2003	13429161
18	14043179	7560195	6482984	116.62	2002	13666956
19	14368955	7670204	6698751	114.50	2001	14248825
20	14563347	7742857	6820490	113.52	2000	14454357

注：数据来自国家统计局的第七次和第六次人口普查结果

然后通过与"六普"数据中的低年龄人口数进行对比（见表 5 最后一列），我们发现"六普"数据的 2000 年至 2010 年的出生人口都低于"七普"数据，特别是"六普"数据的 2010 年出生人口数为 1379 万人，而"七普"数据对应的则为 1735 万人（未使用生命表调整），由于"六普"数据当年（2010 年）公布的总和生育率仅仅为 1.18，所以对应的 1735 万人的总和生育率应在 1.5 以上，与我们使用模拟方法估计的 1.57 总和生育率是比较接近的（李汉东、李流，2011）。

我们使用的 1.55 左右的总和生育率并以"六普"公布的各年龄数据为基期数据进行人口预测，得到的 2011—2020 年的出生人口数据与"七普"数据公布的人口数的差异如表 6 所示。

表6　七普出生人口数与基于六普数据预测出生人口数比较（万人）

年份	2010	2011	2012	2013	2014	2015	2016	2017	2018	2019	2020
七普	1735	1779	1935	1796	1859	1655	1783	1842	1527	1438	1199
预测	1539	1617	1633	1651	1684	1655	1748	1690	1520	1472	1421
差值	196	162	302	145	175	0	35	152	7	−34	−222

根据表7-4，我们可以得到两个直观的结果，首先，就是预测结果与"七普"数据相比，在前几年（2011—2014）我们的预测值低于"七普"数据，而后几年则高于"七普"数据，说明从"七普"数据来看，2010—2020年的出生人口经历了一个比较大的转折。因为我们使用的生育水平是相对稳定的（考虑到期间计划生育政策的两次调整，生育率都适当有所提高），同时基于育龄女性的数量和年龄结构数据是稳定的，"七普"数据中出生人口数的剧烈变化，应该是这一时期生育水平发生转折的结果。其次，从二者的差异来看，如果要对预测结果进行修正，则2011—2014年的总和生育率应提高0.2～1.75，而2015—2019年总和生育率保持在1.55左右，同时从2020年开始，总和生育率应下调0.2以上，这似乎是一个重要的转折，值得重点关注。最后，从这个结果也可以看出，人口预测结果相对平滑，实际出生人口数起伏波动较大，这也是合理的（人口预测本质上是均值预测，没有考虑随机扰动的影响）。

2. 安徽省生育意愿调查数据

我们曾在2021年10月委托问卷网对安徽省青年生育行为与生育意愿进行了调查。本调查问卷项目共计回收有效问卷5461份，其中男性样本750份（38.2%），女性样本1211份（61.8%），非农户口占1048份（53.4%），农业户口占913份（46.6%）；已婚人群问卷3500份，均为20～40岁女性人口，其中非农业户口1842份（52.6%），农业户口1658份（47.4%）

基于家庭的20～40岁女性的调查结果，可以发现在已婚家庭样本中，有 28.57% 的家庭当前未育有孩子，64.51% 的家庭已育有一个孩子，6.66% 的家庭已育有两个孩子，极少部分家庭（0.26%）已育有三个及以上的孩子。由此得到的家庭总和生育率为 0.78，这个生育率非常低，如果考虑 20～40 岁没有结婚的女性，则这个生育率就更低了。当然，这个是部分女性的总和生育率（没有考虑 41～49 岁女性家庭的生育子女数量），并且存在明显的时期效应（即由于疫情等因素影响，普遍存在延后生育的现象），但依然是有参考价值的。

我们进一步考虑已婚家庭样本的生育意愿分布如图 7 所示（其对应的问题为"在当前的生育政策环境下，您希望要几个孩子"）

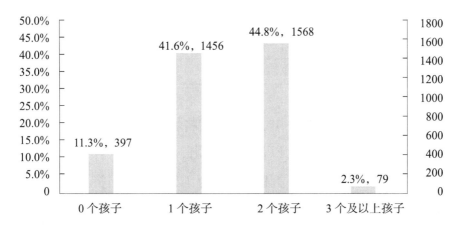

图 7　已婚样本生育意愿数量分布

根据图 7，由加权公式可以得出家庭生育意愿为 1.381，而从实际经验来看，家庭的生育行为一般会低于生育意愿，所以我们可大致断定安徽省青年家庭当前的总和生育率不会高于 1.3，甚至还会更低。注意到这一结果是在"三孩"政策背景下得到的，因此政策调整的空间已经释放完毕，生育水平的长期低迷是可预见的。

3. 未来生育水平估计

人口预测工作的核心就是生育水平估计，理论上，如果要预测到 2050 年的人口数量和结构，就要给出从 2021 年至 2050 年各年的分城乡、分孩次总和生育率的估计值。显然，估计的时间越长，准确性就越差。考虑未来的不确定性，我们倾向于主要给出 2021 年至 2050 年的人口预测结果，同时，为了考虑不确定性的影响，我们设计高中低三种情形，即给出高中低三种估计方案。

表 7 给出了"七普"长表数据给出的 2020 年分城乡、分孩次总和生育率。

表 7　第七次人口普查的总和生育率

	抽样人数	比率	TFR	TFR1	TFR2	TFR3
全国	32555388	1.0000	1296.28	625.79	534.56	135.92
乡村	9677147	0.2972	1544.03	661.52	633.53	248.93
镇	7794981	0.2394	1395.73	650.07	597.86	147.84
城市	15083260	0.4633	1110.63	598.31	447.20	64.58

为了使用我们的人口预测模型，我们将城镇合并，得到对应的分孩次总和生育率如表 7 所示，可以从表 7 看出，经过加权合并后的城镇总和生育率为 1.207，同时乡村总和生育率为 1.544。我们将使用基于七普数据的总和生育率作为基础，结合上述分析对未来的分城乡、分孩次总和生育率进行估计，从而得到高中低三种情景下的人口预测方案。表 8 是我们给出的中方案下的分城乡、分孩次总和生育率估计。

表 8　人口预测总和生育率设计（中方案）

中方案	$TFR_1^{(1)}$	$TFR_2^{(1)}$	$TFR_3^{(1)}$	$TFR_1^{(2)}$	$TFR_2^{(2)}$	$TFR_3^{(2)}$
2021—25	0.66	0.55 ~ 0.45	0.20	0.60	0.40 ~ 0.35	0.1
2026—35	0.66 ~ 0.85	0.45	0.20 ~ 0.15	0.60 ~ 0.85	0.35	0.1
2036—50	0.85 ~ 0.75	0.45	0.15	0.85 ~ 0.7	0.35	0.1

关于中方案，我们分为三个阶段进行设计，即将 2020—2025 年为第一阶段，2026—2035 年为第二阶段，2036—2050 年为第三阶段，具体设

计说明如下：

（1）在第一阶段，即从 2020 年至 2025 年，我们使用调整过后的"七普"数据得到的分城乡、分孩次的总和生育率作为预测的初始值。其中无论是城镇还是乡村的一孩次总和生育率在 5 年内保持不变。考虑到政策调整后的堆积效应（大龄妇女集中生育二孩）基本释放完毕，我们设定无论是乡村还是城镇二孩次总和生育率在未来 5 年内有一个明显的下降，即农村二孩次总和生育率从 2020 年的 0.55 降至 2025 年的 0.45，城镇二孩次总和生育率从 2020 年的 0.40 降至 2025 年的 0.35。农村和城镇三孩次及以上总和生育率在未来五年保持不变。

（2）由于我国一孩次总和生育率一直比较偏低，这表明我国存在一孩次生育的延迟现象，而延迟生育会在未来以生育补偿的方式体现出来，因此，在第二阶段，即从 2026 年至 2035 年，一孩次总和生育率会出现一定程度的上扬，我们据此设计的第二阶段农村和城镇的一孩次总和生育率将从 0.66 升至 0.85，同时农村和城镇的二孩次总和生育率将保持不变；农村的三孩次总和生育率将从 2026 年的 0.20 降至 2035 年的 0.15（这是考虑到农村多孩需求释放完毕后，年青一代对多孩次的需求会下降），同时城镇三孩次总和生育率保持不变。

（3）第三阶段，即从 2036 年至 2050 年，无论是农村还是城镇一孩次总和生育率补偿性增长过后将逐渐回落至正常水平，其中农村一孩次总和生育率降至 0.75，城镇一孩次总和生育率降至 0.7，而二孩次和三孩次总和生育率保持不变。

在中方案基础上，我们可设计高低两种情景，为节省篇幅，这里不再列出。

三、我国人口老龄化的变化趋势

我们基于人口预测模型，通过使用调整后的"七普"数据作为基期人口，并在给出生育模式估计、出生性别比估计、年龄别存活率估计以及城乡迁移率估计等参数的基础上，通过设定高中低三种情景下的生育水平即分城乡、分孩次的总和生育率估计得到了我国从 2021 年至 2050 年的人口预测结果并得到了中国人口老龄化的变化趋势，以下我们将从中国人口数量和结构变化、中国人口老龄化数量变化趋势以及中国人口老龄化的结构变化等三个方面，分析中国人口老龄化的变化趋势和特征。

（一）我国人口数量和结果变化趋势

根据本文给出的人口预测方案，我们可以得到高中低三种情景下我国从 2020—2050 年总人口数量的变化趋势图，如图所示。

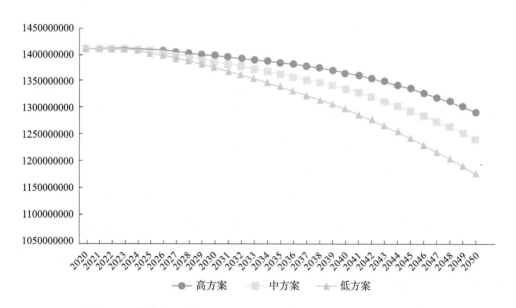

图 8　三种方案下我国 2020—2050 的总人口数量变化趋势图

图 8 显示，三种不同人口预测方案下，2020—2050 年，我国人口数量在 2021 年之后都将持续下降。在高、中、低三种方案下，人口预测的峰值都在 2021 年出现，其中中方案下的人口峰值为 14.12 亿，之后持续下降，到 2050 年总人口数量分别下降至 12.95 亿（高方案）、12.45 亿（中

方案）和 11.82 亿（低方案）。

图 9 给出了中方案下我国各子人口即农村男性、农村女性、城市男性和城市女性人口数量的变化趋势。

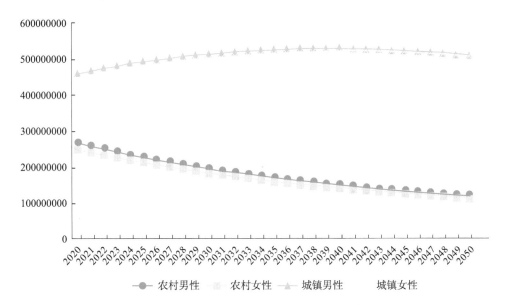

图 9　2020—2050 年农村男性、农村女性、城镇男性和城镇女性人口数量变动趋势图

由图 9 可知，中方案下，从 2020 年到 2050 年，农村男性和女性人口一直呈下降趋势；而城镇男性人口在 2020 到 2039 年不断增加，2040年后，城镇男性人口逐渐趋于平稳，略微有一点下降；城镇女性人口在2020 到 2041 年逐渐增加，2042 年之后趋于平稳且略微下降。农村男性人口始终多于农村女性人口，但随着时间的推移差距在减小；城镇男性和城镇女性人口的最高点分别在 2039 年、2041 年出现，分别为 5.28 亿和 5.22 亿人；城镇和农村男性人口始终多于女性人口，差距从 2021 年之后不断缩小；

图 10 分别给出了 2020 年、2030 年、2040 年和 2050 年的分城乡、分性别的从 0 岁至 100 岁及以上的各年龄人口数量结构分布图。

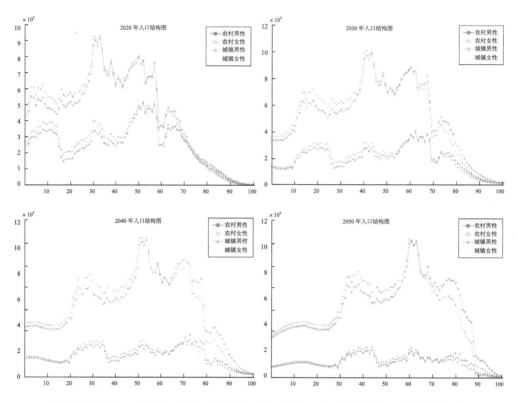

图 10 2020、2030、2040 和 2050 年分城乡分性别的年龄人口结构分布

按照上左、上右、下左和下右的顺序分别对应 2020 年、2030 年、2040 年和 2050 年的人口年龄金字塔。其中横坐标表示年龄队列、纵坐标表示人口数量。

从图 10 可以看出，2020 年 30 岁左右的城镇人口有一个明显的峰值，随着时间的变化，这一峰值逐渐向高年龄移动。

根据中方案的预测结果，我国 2020 年、2030 年、2040 年和 2050 年的人口金字塔如图 11 所示。

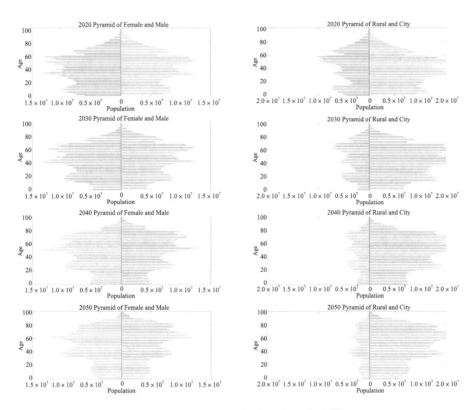

图 11　2020—2050 年我国人口金字塔图

图 11 表示中方案下，我国 2020—2050 年分性别和分城乡的 0-100 岁人口数量的分布。左边一列代表分性别的分年龄别人口数，每座金字塔左侧代表女性、右侧代表男性，右边一列代表分城乡的分年龄别人口数，每座金字塔左侧代表农村人口数，右侧代表城镇。从图 11 可以看出，未来我国老年人口将持续增加、青少年人口持续萎缩，逐步呈现出倒金字塔结构。

（二）我国人口老龄化数量的变化趋势

以下我们从全国和分城乡的角度来分析老年人口数量以及变化趋势。

1. 我国老龄化总体趋势

我国人口老龄化是我们人口预测的核心。图 12 展示了中方案下分别按照 60 岁及以上、65 岁及以上、70 岁及以上、75 岁及以上和 80 岁及以上的我国老年人口数量在 2020—2050 年的变化趋势。表 9 给出了未来部分年份我国老年人口数量的变化情况。

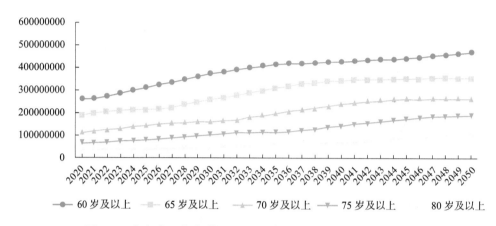

图 12   中方案下各年龄组以上老年人口数量以及变动趋势

表 9   我国未来部分年份老年人口数量（亿人）

年份 年龄	2020	2025	2030	2035	2040	2045	2050
60 岁及以上	2.6424	3.1692	3.7671	4.1936	4.3404	4.4756	4.7779
65 岁及以上	1.9181	2.1662	2.6125	3.1225	3.4641	3.5331	3.6021
70 岁及以上	1.1744	1.4834	1.6632	2.0284	2.4463	2.6972	2.7003
75 岁及以上	0.6740	0.8132	1.0488	1.1662	1.4490	1.7660	1.9309
80 岁及以上	0.3600	0.3987	0.4922	0.6551	0.7192	0.9175	1.1345

由图 12 和表 9 可以看出，我国未来老年人口的数量将持续增长，但是低年龄段（60 岁、65 岁和 70 岁及以上）的老年人口数量经历了增速由快到慢的变化过程，而高年龄段（75 岁和 80 岁及以上）的老年人口数量则以稳定的增速持续上升，这可以从各个年龄段的老年人口数量看出来。2020 年，我国 60 岁、65 岁和 70 岁及以上老人的数量分别是 2.64 亿、1.92 亿和 1.17 亿，到 2050 年，将分别达到 4.78 亿、3.6 亿和 2.7 亿，分别增长了 1.81 倍、1.88 倍和 2.31 倍。但是对于高年龄段老年人来说，2020 年，75 岁和 80 岁及以上的老年人口数量分别为 0.67 亿和 0.36 亿，

到 2050 年，则将达到 1.93 亿和 1.13 亿，分别增长 2.88 倍和 3.14 倍。高龄老年人口数量的增加明显高于低龄老年人口数量的增加。因此，中国人口老龄化的进程，不仅仅是老年人口数量增加的过程，也是高龄老年人口占比快速增加的过程，这对我们应对人口老龄化提出了更高的要求。

2. 分城乡和性别的老年人口数量以及变化

我们将老年人口按照城乡和性别划分，可得到四个子人口群体，即城镇男性老年人口、城镇女性老年人口、农村男性老年人口和农村女性老年人口。下面我们分别给出这四个子人口群体的老年人数量以及变化趋势，如图 13 至图 16 所示。

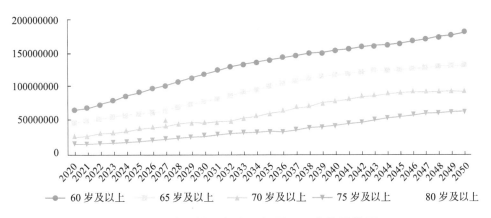

图 13　城镇男性老年人口数量以及变化趋势图

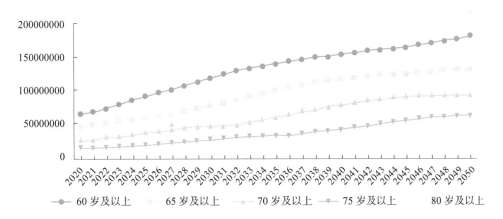

图 14　城镇女性老年人口数量以及变化趋势图

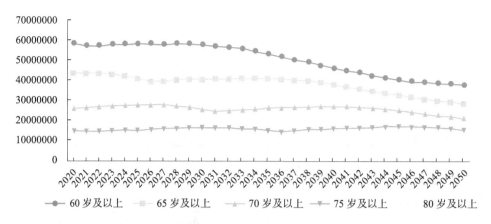

图 15　农村男性老年人口数量以及变化趋势图

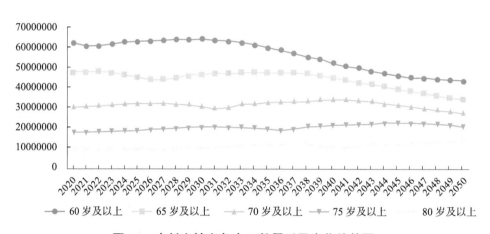

图 16　农村女性老年人口数量以及变化趋势图

　　从图 13 和图 14 可以看出，无论是城镇男性和城镇女性，未来的老年人口数量在各个年龄阶段都会持续增加，且各个年龄段的老年人口增速都高于全国水平。其中，60 岁及以上城镇男性人口数量将从 2020 年的 0.68 亿增加到 2050 年的 1.84 亿，增加 2.71 倍，80 岁及以上城镇男性老年人口数量将从 2020 年的 0.083 亿增加到 2050 年的 0.36 亿，增加 4.34 倍；60 岁及以上城镇女性人口数量将从 2020 年的 0.75 亿增加到 2050 年的 2.13 亿，增加 2.84 倍，80 岁及以上城镇女性老年人口数量将从 2020 年的 0.11 亿增加到 2050 年的 0.55 亿，增加 5 倍。高龄女性老年人口数量不仅多于高龄男性老年人口数量，且增加速度也高于高龄男性老年人口。

从图 15 和图 16 可以看出，与城镇老年人口数量的增长态势不同，低年龄段的农村老年人口数量在未来是持续减少的，而高年龄段的农村老年人口数量则会略有增长，这主要是我国城镇化率的不断提高导致的。其中，60 岁及以上农村分性别的老年人口数量在 2020 年分别是男性 0.59 亿和女性 0.62 亿，到 2050 年，则分别降至 0.38 亿和 0.43 亿；但是 80 岁及以上农村老年人口数量在 2020 年分别是男性 0.071 亿，女性 0.097 亿，到 2050 年分别为男性 0.091 亿，女性 0.14 亿，相比于 2020 年分别增加了 28% 和 54%。

表 10 和表 11 分别给出了我国未来部分年份分性别、分城乡的老年人口数量。

表 10　我国未来部分年份城镇男性女性老年人口数量（万人）

年龄 年份	城镇男性					城镇女性				
	60	65	70	75	80	60	65	70	75	80
2025	9224	6070	3957	2081	981	10308	7057	4817	2683	1383
2030	11956	8009	4900	2914	1296	13489	9438	6105	3871	1870
2035	14288	10222	6377	3505	1832	16271	12141	8036	4768	2721
2040	15541	11999	8089	4562	2143	17949	14369	10242	6249	3261
2045	16660	12731	9348	5789	2828	19393	15447	11904	7926	4292
2050	18359	13413	9670	3616	3616	21294	16352	12462	9061	5459

表 11　我国未来部分年份农村男性女性老年人口数量（万人）

年龄 年份	农村男性					农村女性				
	60	65	70	75	80	60	65	70	75	80
2025	5877	4068	2827	1520	694	6282	4467	3233	1848	929
2030	5833	4074	2585	1652	750	6392	4604	3043	2051	1007
2035	5371	4105	2654	1482	839	6006	4757	3216	1907	1159
2040	4638	3793	2738	1587	734	5276	4479	3394	2092	1055

（续表）

年\年龄	农村男性					农村女性				
	60	65	70	75	80	60	65	70	75	80
2045	4065	3254	2531	1683	836	4638	3899	3189	2262	1219
2050	3836	2852	2141	1545	913	4290	3403	2730	2108	1357

（三）我国人口老龄化的结构以及变化趋势

下面我们运用三个指标来分析我国未来人口的老龄化的结构变化趋势，这三个指标分别为老年系数、人口老龄化指数和社会抚养比。

老年系数指老年人口占总人口的比率。根据 1956 年联合国《人口老龄化及其社会经济后果》确定的划分标准，当一个国家或地区 65 岁及以上老年人口数量占总人口比例超过 7% 时，则意味着这个国家或地区进入老龄化。1982 年维也纳老龄问题世界大会确定规定，如果一个国家或地区的 60 岁及以上老年人口占总人口比例超过 10%，意味着这个国家或地区进入老龄化。根据中方案人口预测结果，我们分别按照 60 岁、65 岁、70 岁、75 岁和 80 岁等统计口径给出我国从 2020 至 2050 年的老年系数以及变动趋势，如图 17 和表 12 所示。

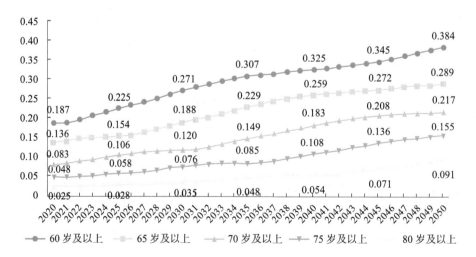

图 17   中方案下全国老年系数变动

表 12　我国未来部分年份老年人口比例

年龄＼年	2020	2025	2030	2035	2040	2045	2050
60 岁及以上	0.187	0.225	0.271	0.307	0.325	0.345	0.384
65 岁及以上	0.136	0.154	0.188	0.229	0.259	0.272	0.289
70 岁及以上	0.083	0.101	0.120	0.149	0.183	0.208	0.217
75 岁及以上	0.048	0.058	0.076	0.085	0.108	0.136	0.155
80 岁及以上	0.025	0.028	0.035	0.048	0.054	0.071	0.091

从图 17 及表 12 中可以看到，2020 年我国分别按照 60 岁、65 岁、70 岁、75 岁和 80 岁等口径统计的老年人口数量占总人口比例分别为 18.7%、13.6%、8.3%、4.8% 和 2.5%；到 2050 年，则将分别达到 38.4%、28.9%、21.7%、15.5% 和 9.1%。到 2050 年，无论是以 60 岁还是 65 岁为统计口径的我国老年人口占比，都表明我国将进入深度老龄社会。老年人口数量以及比例的迅速增大，将使我国面临巨大的养老服务压力，并对我国社会产生深远影响。

图 18 和图 19 分别给出了按照城镇和乡村划分的老年系数以及趋势变化。从图中可以看出，城镇老年人口占其城镇总人口的比例按照各个年龄口径都快速增加，且各个年龄口径的老年系数都高于全国水平。农村低年龄段（60 岁、65 岁和 70 岁）老年系数的增长速度存在先快后慢的变化趋势；但是高年龄段（75 和 80 岁）的老年系数则保持相对稳定的增长速度。

老龄化指数是指同一人口总体中，60 岁或 65 岁及以上老年人口数与 0～14 岁少儿人口数的相对比值，老龄化指数越高说明老龄化程度越深。根据中方案下的人口预测结果，我们分别按照 60 岁、65 岁、70 岁、75 岁和 80 岁等统计口径给出老龄化指数以及变化趋势，结果如图 20 所示。

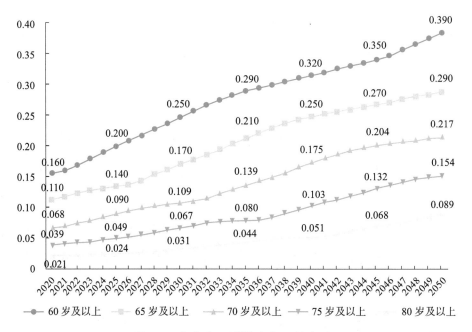

图 18　中方案下城镇老年系数变动

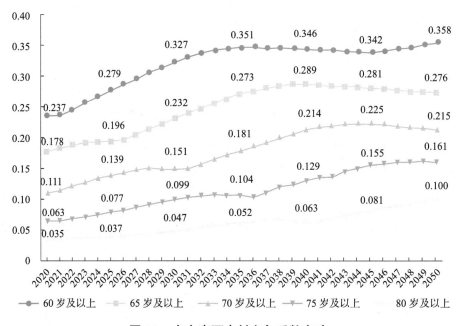

图 19　中方案下农村老年系数变动

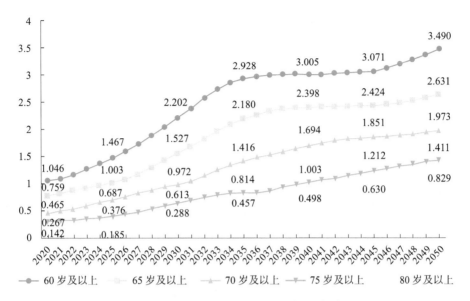

图20 中方案下全国老龄化指数变动

图 20 表明，2025 年前后，我国按 60 岁和 65 岁口径计算得到的老龄化指数将分别达到 1.5 和 1，这表明在 2025 年左右，我国 60 岁及以上老年人口数量将达到 14 岁及以下青少年人口数量的 1.5 倍，而 65 岁及以上老年人口数量将超过 14 岁及以下青少年人口数量，这标志我国人口结构将进入衰退期；从 2020 年到 2050 年，以 60 岁为统计口径的我国老龄化指数将从 1 升至 3.5，以 65 岁为统计口径的老龄化指数将从 0.8 升至 2.6，这标志着我国人口结构的严重恶化。

社会抚养比又称抚养系数，是指在人口中非劳动年龄人口数与劳动年龄人口数的相对比值。国际上一般把 15～64 岁列为劳动年龄人口，而我国则分性别规定男 16～59 岁、女 16～54 岁为劳动年龄人口。本报告我们不区分男女劳动力人口，并分别按照 16～59 岁和 16～64 岁这两种劳动力人口统计口径给出我国未来的社会抚养比及变化趋势。如图 21 所示。

社会抚养比的非劳动力人口即所谓的社会抚养人口既包含了老年人口，也包含了 14 岁及以下的少年和儿童人口，但是从我国未来的人口变化趋势来看，社会抚养人口的增加主要是老年人口的增加。从图 21 可

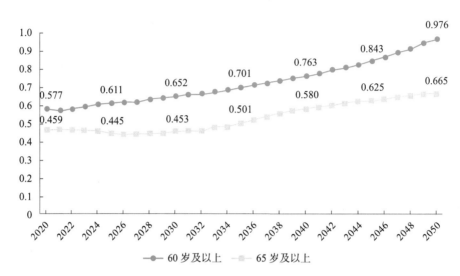

图 21　中方案下全国社会抚养比指数变动

以看出，以 60 岁为统计口径的社会抚养比指数在整个预测期间持续增加，将从 2020 年的 0.58 增加到 2050 年的 0.97。这意味着 2020 年我国一个劳动力人口可供养 0.58 个非劳动力人口，而到了 2050 年，一个劳动力人口将供养 0.97 个非劳动力人口。以 65 岁为统计口径的社会抚养比指数在 2025 至 2035 年略有下降，之后则持续上升，并从 2020 年的 0.45 上升到 2050 年 0.56。

总之，无论从哪种统计口径来看，我国未来社会的抚养负担将持续加重，并且抚养负担的加重完全是由于老年人口数量和比例的增加所引起的，这将会持续加重我国的社会和经济负担，并对我国的可持续发展带来深远的影响。

四、健康状态、生命表技术与数据处理

（一）健康状态测度

从动态的角度对老年人群体的健康状况进行评估的一种有效方法是多状态健康寿命表。多状态健康生命表可以给出老年人在不同健康状态下

的转移概率和不同健康状态下的剩余期望寿命。健康期望寿命（Healthy life expectancy, HALE），按照世界卫生组织的定义，是指一个人在某个年龄是健康的，不罹患疾病、不受死亡以及不受机能障碍因素的影响，在这种理想健康状态下存活的年数。与之相对的，是部分健康、部分失能以及完全失能等状态的期望寿命。

使用健康生命表方法的一个核心问题是如何划分老年人的健康状态。目前衡量老年健康的指标包括了主观指标和客观指标。本研究从老年人的身体机能和认知状况两个方面考察老年人健康状态。综合 CHARLS 数据 4 次调查的问题设置方式，并参考老年人日常生活自理能力（Activities of Daily Living, ADL）量表和简易认识状态量表（Mini-mental State Examination, MMSE），我们建立了老年人健康状态判别方法。

1. 身体状况

为了更充分地运用样本信息，当 ADL 项目完整时，以 ADL 健康状况认定个体身体状况；当 ADL 空缺时，参考自评身体健康数据；ADL 项目和自评身体健康项目均空缺时，记为空缺。识别方法如图 22 所示。

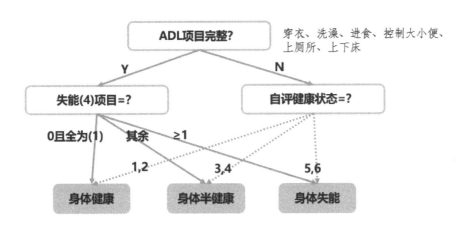

图 22　身体健康状态识别指标

ADL 项目包括：独立穿衣、独立洗澡、进食、控制大小便、独立上厕所、独立上下床。CHARLS 数据的 ADL 项目答案分为 4 个等级，包括

1– 完全没有问题、2– 有困难但仍能够完成、3– 有困难且需要帮助、4– 完全无法完成；当个体为最差一个等级（4）时认为该个体在此项目上失能。个体在 ADL 的 6 个项目中失能任意一个，认定为个体"ADL 失能"；在 6 个项目上均为最好的一个等级（1），认定为个体"ADL 健康"；其余认定为"ADL 部分健康"。

CHARLS 数据的自评健康状态有两种口径："excellent – very good – good – fair – poor"五个状态和"very good – good – fair – poor – very poor"五个状态。2015 年及以前的调查中，受访者要求完成分别在询问单元的开头和结尾两次进行健康状态自评，两次的选项分别为上述两种口径，选项出现顺序为随机决定；2018 年的调查中，受访者仅需进行一次自评，选项为后者口径。合并两个口径相同选项为 6 个等级。认定等级 5、等级 6（最差的等级）为失能，等级 1、等级 2（较好的两个等级）为健康，其余为半健康。由此我们确定的老年人的健康状态为三类，即健康、半健康（部分健康）和失能。

2. 认知状况

结合 MMSE 量表和 CHARLS 数据包含的条目，确定下列检查项目和相应分值。等级项目中分值越小越健康，正误题中计算错误数量，详情如表 13 所示。

表 13　认识状态识别指标

项目	详情	分值
确定时间	年、月、日、星期、季节	1 分 *5
短时记忆	复述 10 个词语	1 分 *10
计算连减	5 题	1 分 *5
临摹简单几何图案	成功与否	1 分 *1
延时记忆	回忆前述 10 个词语	1 分 *10
自评注意力集中程度	4 个等级	1~4 分
自评记忆状况	5 个等级	1~5 分

总分值为 40 分，分数大于 30 时认为该老年人认知失能。

在以上量表的基础上，最终判定一个老年人的健康状况我们采取以下方法。即，以老年人身体健康状况的三个等级为主，认知状况为辅。"认知健康"时采取身体状况等级为最终等级，"认知失能"时在身体状况等级上下移一个等级作为最终等级（失能等级不再移动）。

（二）四状态生命表模型

本文采用基于插值马尔可夫链（Interpolation Markov Chain, IMaCh）技术的多状态生命表方法（Multistate Life Table, MSLT）来估算老年人健康状态（Lièvre et al, 2003）。

多状态生命表法也被称为多增减生命表（multiple increment-decrement life table）法，它利用一系列面板/纵向（panel/ longitudinal）数据，按照年龄、性别等因素追踪一个（假想）队列人口的生命历程。多状态生命表法将基础生命表方法的非吸收状态扩展为多种健康状态，并将死亡作为吸收状态。所谓"多增减"，是指队列成员有多种方法退出当前状态，也即进行状态转移。对于传统的多状态生命表方法忽略调查间隔期状态转移事件的问题，引入插值马尔可夫链技术，按照一定插值步长，考虑两调查时点间多种健康状态转移及其对估计的影响。

本课题使用 IMaCh 软件来估计健康状态管理概率，并在此基础上计算健康期望寿命。IMaCh 软件由提出该方法的研究团队开发，是一个 C 语言编写的应用程序，本文采用 0.99r19 版本。软件所需的输入数据包括：个体编号、出生年月、权重、相关协变量信息（性别、户口）、第 i 次调查年月、第 i 次调查状态。所需的主要输入参数为：插值步长、数值解精确度。输出的主要结果为：状态转移概率、健康状态期望寿命及其置信区间、状态稳定流行率等。本软件的优点包括：考虑了调查间隔的状态转移事件，便于使用；缺点包括：是一个黑箱软件、报错不便调试；一个样本个体在所有调查轮次中始终只能使用一个样本权重等。

（三）数据以及处理

本次研究所用的数据来自北京大学主持整理的中国健康与养老追踪调查（China Health and Retirement Longitudinal Study, CHARLS）数据集（Zhao et al, 2020）。CHARLS 收集了中国 45 岁及以上中老年人家庭和个人的微观数据，包括个人基本信息、家庭结构和经济支持、健康状况、体格测量、医疗服务利用和医疗保险、工作退休和养老金、收入、消费、资产，以及社区基本情况等信息。

CHARLS 数据 2011—2018 年覆盖人数分别为 17705、18605、21095、19816，初步汇总之后 4 轮次间总共覆盖 25583 人。

1. 数据删除与调整

由于数据存在一定的质量问题，对于追踪调查中不一致的个体，我们进行了数据的删除。删除的个体包括：存在报告性别不一致的个体；存在报告出生年份差大于 4 的个体；所有调查轮次中都没有报告户口信息的个体；所有调查轮次中样本权重空缺的个体。

对一些信息不完整的数据，我们进行了调整。调整的数据包括：对出生月份空缺或几次调查中不一致的，我们采用报告月份的均值进行处理；对 11 月、12 月、1 月、2 月取均值中的谬误，观察到样本中出生于这几个月的频率之比约为 1∶3∶3∶1，据此对出生月份随机赋值。

对于死亡年月，2013 年的调查中给出了 2011 年至 2013 年调查时死去个体的具体死亡年月，此后的调查中只给出了调查时的生死情况。对死亡年月未知的个体进行赋值。为此，我们对于年份，只保留确定在某两次调查之间死亡的数据，令死亡年份均匀落入两次调查之间。以已知确切死亡日期的样本（431 条）中死亡日期的频率为概率，对未知死亡日期的样本进行赋值。

经过以上处理，剩余样本 17347 条。最终的历年各状态分布如下表14 所示。

表 14　历次调查身体和总体健康状态分布

年份	健康	部分健康	失能	空缺
2011（身体）	9080（53.88%）	7018（39.88%）	1083（6.15%）	14（0.08%）
2011	8032（45.65%）	7465（42.42%）	2085（11.85%）	14（0.08%）
2013（身体）	10626（57.58%）	6805（36.87%）	997（5.40%）	26（0.14%）
2013	9408（50.98）	7281（39.45%）	1740（9.43%）	26（0.14%）
2015（身体）	11427（57.14%）	8015（40.08%）	1091（5.46%）	433（2.17%）
2015	9430（47.15%）	8023（40.12%）	2121（10.61%）	425（2.13%）
2018（身体）	12536（63.47%）	6223（31.51%）	603（3.05%）	390（1.97%）
2018	11164（56.52%）	6843（34.64%）	1355（6.86%）	390（1.97%）

根据前面处理得到的四年中国城乡老年人口追踪调查的分城乡、分性别、数据，并使用 IMaCh 方法，我们得到了计算中国老年人口多态生命表所需的不同年龄的健康状态转移概率矩阵，并根据转移概率计算得到分性别、分城乡的老年人口群体的剩余期望寿命、健康期望寿命、部分健康期望寿命以及失能期望寿命等指标以及随年龄变化的趋势。

五、全国老年人口健康情况

（一）老年人口年龄别状态转移概率

根据前面介绍的方法，我们得到了中国分城乡、分性别的从 60~100 岁的各个年龄的健康状态转移概率矩阵。表 15 给出了部分 60~100 岁中国老年人口的状态转移概率。其中数字 1 表示健康，2 表示部分健康，3 表示失能，P_{11} 表示保持健康状态（健康到健康）的概率，P_{12} 表示从健康状态转移为部分健康状态的概率，P_{13} 表示从健康状态转移为失能的概率，P_{14} 表示从健康状态转移为死亡的概率。一个当前状态为健康的个人在下一时刻只可能存在四种状态，即继续维持健康状态、转移为部分健康状态、失能状态或者死亡，因此有 $P_{11}+P_{12}+P_{13}+P_{14}=1$。$P_{21}$ 表示从部分健康状态转移为健康状态的概率，P_{22} 表示保持部分健康状态的概率，P_{23} 表示从部分健康状态转移为失能的概率，P_{24} 表示从部分健康到死亡的概率，并有 $P_{21}+P_{22}+P_{23}+P_{24}=1$。这里所有的状态之间的转移都是以一年为单位，即转移概率反映的是一个老年人年龄增加 1 岁时从一个状态转移到另一个状态的概率。

表 15　中国老年人口部分年龄状态转移概率（间隔 1 年）

年龄（岁）	1-1	1-2	1-3	1-4	2-1	2-2	2-3	2-4	3-1	3-2	3-3	3-4
60	0.743	0.225	0.026	0.006	0.329	0.604	0.061	0.007	0.172	0.341	0.467	0.021
65	0.733	0.231	0.026	0.010	0.318	0.590	0.080	0.011	0.140	0.333	0.493	0.033
70	0.721	0.236	0.027	0.015	0.306	0.572	0.104	0.018	0.114	0.321	0.512	0.053
75	0.707	0.240	0.029	0.025	0.290	0.547	0.134	0.029	0.092	0.303	0.521	0.084
80	0.687	0.242	0.032	0.040	0.270	0.513	0.169	0.047	0.074	0.280	0.517	0.130
85	0.662	0.240	0.036	0.063	0.246	0.471	0.207	0.076	0.058	0.250	0.496	0.196
90	0.627	0.234	0.042	0.098	0.218	0.419	0.244	0.118	0.044	0.213	0.456	0.286
95	0.581	0.222	0.048	0.150	0.186	0.358	0.275	0.181	0.033	0.172	0.395	0.400
100	0.519	0.202	0.054	0.224	0.151	0.292	0.291	0.266	0.023	0.129	0.318	0.530

注：表头中，数字 1 表示健康，2 表示部分健康，3 表示失能；1-1 表示保持健康状态，1-2 表示从健康状态转移为部分健康状态，以此类推。

图 23 给出了不同健康状态下，向 4 个状态转移概率随年龄变化的趋势，其中蓝线表示转移到健康的概率，红线表示转移到部分健康的概率，黄线表示转移到失能的概率，灰线表示转移到死亡的概率。由左上图可知，当前健康，下一年仍然保持健康的概率会随着年龄的增加逐渐降低，人群中从健康到部分健康的概率基本不变，当前健康，下一年死亡的概率较小，但 80 岁以后，从健康转为失能的概率会逐渐增加。如果当前状态是部分健康，那么下一年恢复健康或者保持部分健康的概率随着年龄

增大逐渐减少，转为失能或者死亡的概率逐渐增加。如果当前状态是失能，那么下一年死亡的概率会随着年龄的增加而迅速增大。

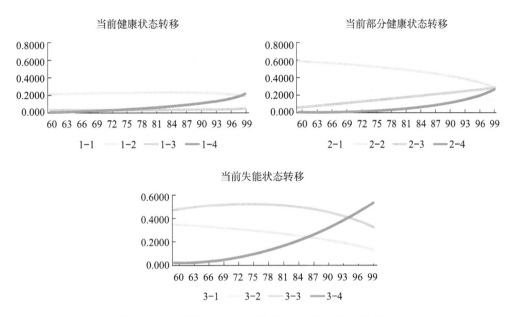

图 23　不同健康状态下转移概率随年龄变化趋势

（二）稳定流行率及未来三十年各健康状态人数

稳定流行率可以理解为某个年龄稳定状况下三种健康状态分别占的比例，图 24 给出了不同年龄下三个健康状态的稳定流行率；从图中，可以直观看出稳定流行率随年龄的变动走势。

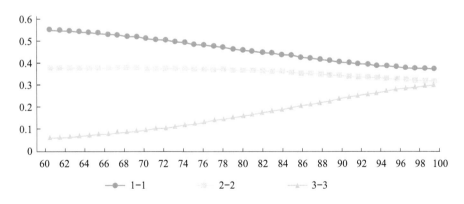

图 24　老年人口稳定流行率

从图 24 可以看出，随着年龄的加大，健康人群的比例会逐渐降低，失能人口比例逐渐增加，处于三个状态的比率会随着年龄而收敛。

基于已预测出 2020—2050 年全国老年人口的数量和年龄结构，使用上述分年龄的健康状态稳定流行率，我们得到了 2020—2050 年全国 60 ~ 100 岁不同健康状态的人口数量分布，图 25 分别给出了 2020 年、2030 年、2040 年和 2050 年分年龄的处于各个状态的老年人口的数量分布。

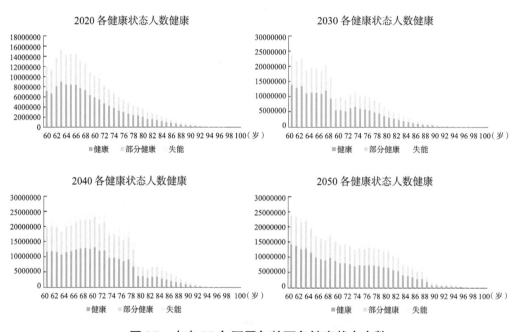

图 25　未来 30 年不同年龄下各健康状态人数

从图 25 可以看出，2020 年共有 1.2711 亿人处于健康状态，0.9325 亿人处于部分健康，0.2655 亿人处于失能状态；2030 年共有 1.8237 亿人处于健康状态，1.3367 亿人处于部分健康，0.3805 亿人处于失能状态；2040 年共有 2.0789 亿人处于健康状态，1.5455 亿人处于部分健康，0.4763 亿人处于失能状态；到 2050 年，共有 2.2866 亿人处于健康状态，1.7065 亿人处于部分健康状态，0.5505 亿人处于失能状态。

需要说明的是，由于我们采用的是静态的稳定流行率来对处于各个健康状态的老年人数量进行估计，所以不同年份下各个状态的老年人口数量的比率是不变的，即没有考虑随着时间的变化，各个状态的流行率的变化情况。尽管这一问题源自追踪数据本身的时间长度不够，但显然这是本研究的一个缺陷。

（三）老年人口预期寿命

对于不同年龄老年人口的总预期寿命，以及对应的健康余寿、部分健康余寿，失能余寿也是本课题关心的内容。表 16 和图 26 给出了当前不同健康状态下，60～100 岁不同健康状态期望余寿；从图 26 中，可以直观看出期望余寿随年龄的变动走势。表中，e_{ij} 表示当前状态为 i 的余寿中在状态 j 下的余寿，$e_{i.}$ 表示当前状态为 i 的余寿之和，其中 $i, j = 1, 2, 3$. 例如，$e_{1.}$ 表示当前健康的老年人的预期余寿总年限，e_{12} 表示其中处于部分健康状态下的余寿年限，$e_{1.} = e_{11} + e_{12} + e_{13}$.

表 16　年龄别各健康状态期望余寿

年龄（岁）	e_{11}	e_{12}	e_{13}	$e_{1.}$	e_{21}	e_{22}	e_{23}	$e_{2.}$	e_{31}	e_{32}	e_{33}	$e_{3.}$
60	11.8	8.0	2.8	22.6	10.6	9.1	2.9	22.6	9.8	8.2	4.0	22.0
65	9.6	6.5	2.5	18.6	8.3	7.5	2.7	18.5	7.4	6.5	3.8	17.7
70	7.6	5.1	2.2	15.0	6.3	6.0	2.4	14.7	5.3	5.0	3.5	13.8
75	6.0	3.9	1.9	11.7	4.6	4.7	2.1	11.4	3.6	3.6	3.1	10.3
80	4.6	2.9	1.5	9.0	3.2	3.6	1.8	8.6	2.2	2.5	2.6	7.3
85	3.6	2.1	1.2	6.8	2.1	2.6	1.5	6.3	1.3	1.6	2.2	5.0
90	2.7	1.4	0.9	5.0	1.4	1.9	1.2	4.5	0.7	1.0	1.7	3.4
95	2.1	1.0	0.6	3.7	0.8	1.4	1.0	3.2	0.3	0.6	1.3	2.2
100	1.6	0.7	0.4	2.7	0.5	1.0	0.8	2.3	0.1	0.3	1.0	1.5

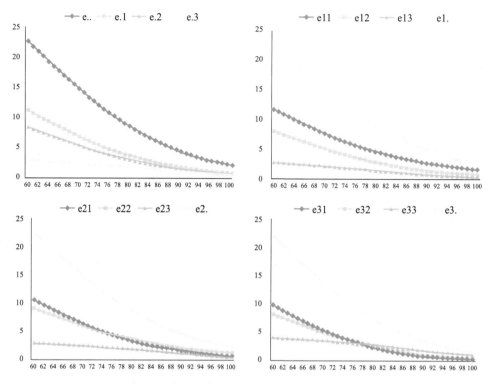

图 26   不同年龄和健康状态下的剩余期望寿命

其中，左上图表示年龄别剩余预期寿命；右上图表示健康状态下的期望寿命；左下图表示部分健康状态下的剩余期望寿命；右下图表示失能状态下的期望寿命。

总体来看，一个当前 60 岁的老年人的剩余期望寿命为 22.6 年。其中，处于健康状态的剩余期望寿命为 11.8 年，处于部分健康状态的剩余期望寿命为 8 年，处于失能状态的剩余期望寿命为 2.8 年。而对于一个当前 80 岁的老年人老说，其剩余期望寿命为 9 年，其中，处于健康状态的剩余期望寿命为 4.6 年，处于不健康状态的剩余期望寿命为 2.9 年，处于失能状态的剩余期望寿命为 1.5 年。总之，当前不同健康状态下低龄老年人口总期望寿命基本一致，但健康人群的未来健康期望寿命更长，而当前处于部分健康或失能状态的人群未来可能仍然处于部分健康或者失能状态。

本工作我们将中国老年人的健康状态分为了健康、部分健康和失能三种状态，并使用 CHARLS 数据和 IMaCh 模型建立了多状态健康生命表。伴随老年人数量的增加，健康养老服务需求也在增加。这种需求本身也并非遵循线性加和的模式，受社会保障条件、老年人自身的社会经济条件、个体认知和决策模式、老年人群体心理等特征的影响，反过来又会加剧老龄化过程中所呈现的健康养老问题的复杂性。因为从系统科学的角度来看，人口老龄化的进程是人口这个复杂的社会适应系统自身的演化过程。这样的一个复杂系统不可能遵循总量加和的线性模式，也就是说，随着老年人群数量、年龄结构、城乡与性别分布以及健康状态的变化，老龄化过程中所产生的各种问题可能会显现出呈几何级数增加或按幂律分布延展的不同的社会涌现现象。

参考文献

[1] 石敏军，张佛德，张晓鹏. 优化的 Leslie 人口预测模型及其应用 [J]. 计算机技术与发展，2013，23（09）.

[2] 张娟，等. 基于动力学模型的人口数量预测和政策评估 [J]. 数学的实践与认识，2015，45（09）：152–159.

[3] 刘庆，刘秀丽. 生育政策调整背景下 2018—2100 年我国人口规模与结构预测研究 [J]. 数学的实践与认识，2018，48（08）.

[4] 刘雨婷，刘艳琪，邓智年，程子明."全面二孩"政策下的人口数量与结构预测 [J]. 湖南文理学院学报 (自然科学版)，2018，30（04）.

[5] 罗万春. 基于 BP 神经网络的重庆市人口预测 [J]. 黑龙江科学，2022，13（04）.

[6] 李爱华，王迪文. 队列要素法在人口预测中的应用 [J]. 统计与决策，2021，37（22）.

[7] 刘庆山，胡学平，来江涛. 基于修正人口发展方程对安徽省人口的预测分析 [J]. 高师理科学刊，2022，42（01）.

[8] 李汉东，赵少波，王玺，李赫扬 . 我国老龄化区域差异和变化趋势预测 [J]. 统计与决策，2021（03）.

[9] 陈卫 . 我国人口负增长与老龄化趋势预测 [J]. 社会科学辑刊，2022（05）.

[10] PRESTON, S. H., HEUVELINE, P., & Guillot, M. Demography[M]. London: Blackwell Publishers Inc, 2001:117–137.

[11] LEE, & TULJAPURKAR, S. Stochastic Population Forecasts for the United States: Beyond High, Medium, and Low[J]. Journal of the American Statistical Association, 1994, 89(428): 1175–1189.

[12] LUTZ, W., & SCHERBOV, S. An expert-based framework for probabilistic national population projections: The example of Austria[J]. European Journal of Population/Revue européenne de Démographie, 1998a, 14(01): 1–17.

[13] LUTZ, W., & SCHERBOV, S. Probabilistic population projections for Germany[J]. Zeitschrift fur Bevolkerungswissenschaft, 1998b, 23(02): 83–109.

[14] LUTZ, W., SANDERSON, W., & Scherbov, S. The end of world population growth[J]. Nature, 2001, 412(6846): 543.

[15] BILLARI, F. C., GRAZIANI, R., & MELILLI, E. Stochastic population forecasting based on combinations of expert evaluations within the Bayesian paradigm[J]. Demography, 2014, 51(05): 1933–1954.

我国中老年居民慢性病的城乡差异研究

齐亚强[*]

摘　要： 了解中国城乡居民在慢性病发病、治疗和控制方面的差异，及其后续的死亡风险，为促进城乡之间健康公平发展提供政策依据。方法：利用中国健康与养老追踪调查（CHARLS）数据，以高血压和糖尿病为例，运用生存分析和其他多元回归模型，对比分析了城乡居民的慢性病患病、治疗和控制情况，并考察了后续的死亡风险。结果：无论就自报情况和实际体测指标来看，城镇居民的慢性病患病风险均比农村居民更为严重。在慢性病被确诊后，城镇患者比农村患者更可能接受持续的治疗、得到医生关于改善生活方式的建议，也更为频繁地对身体指标进行监测。尽管城镇居民患慢性病的风险更高，但城镇患者的死亡风险却明显低于农村患者。结论：城镇居民虽然高血压和糖尿病的发病率都明显高于农村居民，但是城镇患者在疾病治疗和控制方面的优势帮助其有效降低了相应的死亡风险。这些研究发现对于努力缩小健康方面的城乡差异，进一步促进健康公平具有重要的启示意义。

关键词： 慢性病；健康公平；城乡差异；死亡风险；疾病控制

　　"健康中国2030"战略明确提出，"共建共享、全民健康"是建设健

---

* 齐亚强，中国人民大学社会与人口学院教授，研究方向为社会分层、健康社会学。

康中国的战略主题。其中，推动健康领域基本公共服务均等化，维护基本医疗卫生服务的公益性，逐步缩小城乡居民基本健康服务和健康水平的差异是实现健康中国战略的重中之重。

随着全球范围内疾病谱转变的进程，慢性病已经成为当今社会所面临的主要健康威胁。世界卫生组织的报告显示，本世纪初全球慢性病的致死人数已经远远超过传染性疾病（WHO，2005），心脏病、中风、恶性肿瘤等慢性病占据了世界人口死因的 60%，并且这一比例随时间呈迅猛上升之势。与传染性疾病不同，慢性病的发病机制更为复杂，深受生活方式、社会环境等诸多因素的综合影响。此外，慢性病的患病、控制和治疗过程也更加漫长，至今很多慢性病在技术上难以彻底治愈，临床上多以控制和缓解症状、提高生活质量和延长寿命为主。一些常见的慢性病，如高血压、糖尿病等，在得到有效控制的情况下可以长期带病生存和维持正常生活。然而，一旦控制不力，这些疾病极易诱发各种并发症，大大提高患者的死亡风险。慢性病的这些特征表明，在现代社会中，是否具备有效应对和管理疾病的资源和能力十分关键，甚至会对疾病结果产生决定性的作用。

新中国成立以来，中国居民的健康状况得到了极大改善，人口预期寿命从新中国成立初的 35 岁迅速上升至 2010 年的 74.8 岁，增长了一倍以上（张震，2016）。与此同时，困扰国民健康的主要疾病类型也发生了巨大变化。当前，中国大陆居民超过 85% 的死亡是由慢性病引起的（孔灵芝，2012）；慢性病还导致了大量的残疾和失能，70% 的健康预期寿命的损失可归因于各类慢性病（O'Donnell R，2014）。据最新的统计，当前中国高血压患者高达 2.7 亿，糖尿病患者超过 1 亿（陈伟伟，2018），数量庞大且不断增长的慢性病群体的存在使得关注慢性病的预防与控制已经成为当今中国所面临的最为重要的健康议题（孔灵芝，2012）。因此，了解城乡居民之间在慢性病发病、管理和死亡方面的差异也成为推动城乡健康公平建设的重心。

本文利用中国健康与养老追踪调查（CHARLS）数据，通过对比分析城乡居民自报慢性病状况、实际体测结果、慢性病控制和治疗情况，以及后续的死亡风险，试图系统考察慢性病负担及其健康后果的城乡差异。对这一问题的探索和回答具有重大的理论和现实意义。首先，关于慢性病发病和管控模式的研究有助于我们加深对慢性病的认识，为更有效地预防和控制这些疾病提供理论指导。其次，考虑到慢性病在当前国民健康问题中的突出地位，研究发现将有助于我们辨识慢性病预防和管控的重点人群和工作重心，有的放矢地推进"健康中国"战略目标的实现。最后，关于城乡居民慢性病差异及其影响因素的研究，也为进一步提高国民健康水平和缩小健康不平等提供重要的经验证据。

一、慢性病时代中国人口健康的城乡差异

城乡分割是中国社会的一个基本特征。这种分割不仅表现在经济、制度和文化方面，城乡居民的健康状况同样存在明显的差别。长期以来，城镇居民的预期寿命明显高于农村居民，各死因别的死亡率显著低于农村居民 (刘慧侠，2014)。既有研究表明，自 1982 年以来，中国人口预期寿命的城乡差异基本维持在 5 ~ 6 岁（胡英，2010 ）。这一差距大致相当于中国 2010 年（74.8 岁）和 1990 年时的人口预期寿命（68.6 岁）之间的差距。

然而，与上述城乡寿命差异不一致的是，大量研究发现，就许多慢性病而言，城镇居民的患病率明显高于农村居民（刘慧侠，2014；马立国，2011；Dong Y，2005 ）。例如，基于 2002 年中国营养与健康调查的研究发现，城镇居民高血压的发病率为 21%，农村居民为 17%，前者明显更高（Wu Y，2002 ）。类似地，有研究表明，城镇居民糖尿病的发病率（6.9% ）明显高于农村居民（5.6% ）（Dong Y，2005 ）。在慢性病已成为城乡居民主要死因的背景下，城镇居民的慢性病高患病率和低死亡率并存，

颇为值得深入探究 ①。

针对这一看似矛盾的现象，有学者认为，农村居民的慢性病实际情况也很严重，只不过农村居民很少进行常规体检、对疾病的知晓率低，由此可能导致了严重的低报或漏报（Lei X，2012；Wu Y，2002）。这种观点隐含的推断是城乡之间的慢性病差异很可能仅是一种统计假象。另一种可能的解释是城乡之间在慢性病发病模式上存在差异，如果城镇患者发病时间普遍较晚的话，即便其累积发病率更高也可能导致其最终的平均寿命高于农村居民。例如，发达国家在疾病谱转变完成后人口预期寿命继续保持增长，其原因即在于虽然死因分布仍以慢性病为主，但是慢性病的发病时间和病患的死亡时间在不断推迟（Olshansky S，1986）。迄今为止，受数据资料的限制，既有文献尚未对城乡居民慢性病的患病模式进行系统地检验。

此外，不同于传染性疾病，不少慢性病（如高血压、糖尿病等）在治疗和控制得当的情况下致死率较低，患者可以长期带病生存。由于城镇地区医疗卫生资源更为丰富（简文清，2016），很可能城镇患者比农村患者得到了更有效的治疗，因而导致城镇居民虽然发病率更高、但死亡率更低。例如，有研究表明，在知晓的高血压患者中城镇居民得到治疗和有效控制的比例是农村居民的两倍（Wu Y，2002）；针对农村慢性病患者的就医行为的研究也发现，农村患者对慢性病在主观上重视不够，也有不少由于经济压力未能得到有效治疗（井珊珊，2010）。

综上所述，尽管目前已经有了较多关于城乡居民慢性病状况的研究，但是相关研究主要集中在公共卫生领域，针对慢性病城乡差异及其解释机制的系统研究仍非常有限。首先，既有公共卫生研究多基于特定区域的小样本进行，而社会科学研究往往局限于被访者自报的患病情况，因此关于城乡居民慢性病和预期寿命指标之间不一致现象的竞争性解释，

---

① 值得注意的是，关于中国城乡居民健康差异的研究结论不尽一致。不少研究发现，城镇老年人的生理健康和身体功能状况不及农村老年人，而心理健康和自评健康状况则优于后者。

现有研究还缺乏充分的检验。尤其是随着农村地区慢性病免费筛查的普遍实行，慢性病发病情况的城乡差异是否还能够由不同的漏报水平来解释？其次，关于城乡居民在慢性病的发病时间或年龄模式上是否存在系统差异，现有研究尚鲜有涉及。最后，虽然有研究指出了城乡慢性病患者在疾病治疗和控制方面存在差异，但这是否最终导致了城乡居民不同的死亡风险？由于既往研究多采用截面数据，对此仍缺乏足够的证据支持。

二、数据与方法

本文的分析主要使用中国健康与养老追踪调查（CHARLS）2011 年度基线调查和 2013 年度死亡追踪数据。该调查由北京大学国家发展研究院负责设计和执行，旨在收集高质量的、具有全国代表性的健康和养老状况数据，以及相应社区、家庭和个体层面的影响因素信息。CHARLS 的目标总体为年龄在 45 岁及以上的中国大陆居民，全国性的基期调查于2011 年实施，在被随机选中的全国 150 个区县中共调查了大约 10000 户家庭中的 17500 人。调查采用多阶段分层整群抽样设计，计划对所有样本每两年进行一次追访。

除了询问被访者的自评健康和慢性病史之外，CHARLS 还对每位调查对象进行了简单的体检，收集了身高、体重、血压、肺活量等生物指标，并采集了被访者的指血标本，用以检测血脂、血糖水平等生化指标。

本文主要关注城乡居民在慢性病方面的差异，考虑到对比自报与真实疾病发生情况的需要，这里主要关注高血压和糖尿病，它们也是当今社会最为常见的疾病。大量医学研究表明，高血压和糖尿病均是导致心脏病、中风和恶性肿瘤等高死亡率疾病的重要风险因素（Yang G，2013）。结合本研究所关注的问题，文章对慢性病状况的测量主要包括：（1）被访者自报的是否曾经被诊断为高血压或糖尿病，以及首次确诊的时间。

这使得本文不仅可以对比分析上述疾病发病率的城乡差异，还可以进一步考察城乡居民在发病时间模式上的潜在差异。（2）通过实际体测得到的被访者血压和血糖指标。具体而言，本文将收缩压高于 90 mmHg 或舒张压高于 140 mmHg 定义为"高血压"，糖化血红蛋白（HbA1c）高于 6.5% 定义为"高血糖"。（3）针对自报的高血压或糖尿病患者，本文进一步分析了其接受治疗的情况，及其在此后两年追踪期内的死亡风险[①]。

本文的核心自变量为居住地，其中城镇编码为"1"，农村编码为"0"。考虑到可能的混淆效应，本文在模型分析中还控制了被访者的出生年份、性别、教育程度、家庭收入等主要人口和社会经济特征，以及吸烟史和饮酒史等健康行为变量。

根据上述因变量的特点，本文在分析方法上主要使用了生存分析模型、logit 模型和泊松计数模型。关于生存分析模型的一般形式可表示为：

$$h_i(t)=h_0(t)\exp(\beta X_i)$$

其中 $h_i(t)$ 为第 i 个对象对应的风险函数，$h_0(t)$ 表示基线风险函数，X_i 为相应的自变量。

三、主要研究发现

（一）城乡居民慢性病患病和治疗的基本情况

表 17 给出了分城乡的被访者自报患病比例、实际体测结果，以及确诊患者接受治疗和疾病监测的情况。由表 17 的结果可见，无论是高血压还是糖尿病，城镇居民自报患病比例都明显高于农村居民。例如，根据被访者自报的确诊情况，城镇居民患高血压的比例为 28%，高血糖或糖尿病的比例为 8%；农村居民的相应比例则分别为 23% 和 4%，均明显低于城镇居民。这些结果与既有卫生调查的结果相一致，即已知的慢性病

---

① 数据所限，本研究只使用了 2011—2013 年的死亡数据。

负担在城镇居民中更为严重。

表 17　城乡居民慢性病发生和治疗的描述统计情况

变量	高血压		糖尿病	
	城镇	农村	城镇	农村
自报患病比例	28.2%	22.7%	8.2%	4.2%
生命表估计终生发病率	69.9%	61.9%	24.8%	12.0%
体测结果	33.9%	29.8%	6.8%	3.8%
体测结果＋接受治疗	48.2%	39.2%	13.3%	6.4%
患者正在接受治疗比例	82.0%	76.1%	74.4%	67.6%
医生提供生活建议比例	61.1%	51.7%	80.6%	70.8%
过去一年进行检查次数				
均值	40	15	16	5
中位数	10	4	5	2

注：相应卡方检验 /t 检验结果表明，糖尿病患者接受治疗比例的城乡差异在 $p<0.05$ 的水平上显著，其他指标的城乡差异均在 $p<0.001$ 的水平上显著。

　　根据被访者回答的初次确诊时间信息，可以构建生命表以估算这些疾病的终生发病率。假设相应疾病按照所观察到的年龄别患病模式稳定发生，那么当个人存活年龄达到 85 岁（也即目前国际社会所观察到的人口预期寿命的最高水平）时，个人患高血压的累积概率约为 65%，其中城镇居民约为 70%，农村居民约为 62%。类似地，城镇居民糖尿病终生发病率大约为 25%，农村居民则仅为 12%，前者是后者的两倍以上。

　　上述慢性病发生风险的城乡差异是否与城乡居民差别化的自报行为有关呢？尤其是农村居民对慢性病的低知晓率有没有可能导致系统性地低报或漏报现象？为回答这一问题，本文利用实际体测结果对城乡样本进行了比较。相应结果显示，城乡居民对高血压的自报患病水平均低于实际发生水平，即漏报现象在不同程度上普遍存在。这可能与慢性病的发病具有渐进性、累积性特点有关，被访者对疾病的感知和确诊往往滞后于发病的现实情况。根据调查时点的实际体测结果，城镇居民患高血压的比例超过三分之一（34%），农村居民也接近三成；按照本研究的定义，城乡居民检出高血糖的比例分别为 7% 和 4%，略低于被访者自报的确诊比例。

值得注意的是，实际体检指标可能会受到服用药物等治疗情况的影响。如果将实际体测结果或正在接受治疗的比例相叠加，据此得到的城乡居民患高血压的比例分别为 48% 和 39%，患高血糖的比例分别为 13% 和 6%。由此可以推论，城乡居民在慢性病患病率方面的差异不是由于农村居民漏报问题更为严重造成的统计假象，而是反映了二者在慢性病负担方面的真实差异[①]。事实上，随着本世纪初农村新型合作医疗制度的推行，很多地区针对农村老年人提供了免费的慢病筛查服务，因而城乡居民在患病知晓率方面的差异已经迅速缩小。

虽然城镇居民慢性病的发病比例更高，但是表 17 的描述统计结果还显示，城镇患者得到治疗的比例高于农村患者，对疾病的控制意识也明显更强。例如，在自报的高血压患者中，城镇患者正在接受治疗的比例为 82%，而农村患者只有 76%；在自报的糖尿病患者中，城镇患者正在接受治疗的比例为 74%，农村患者则不足 68%。此外，城乡慢性病患者获得的医疗支持也存在差异。对于高血压和糖尿病，调整饮食和加强锻炼等生活方式转变对于有效控制病情极为关键。在自报的高血压患者中，有 61% 的城镇患者回答医生提供了改变生活方式的建议，农村患者的相应比例不足 52%。类似地，在糖尿病患者中，超过八成（81%）的城镇患者表示医生提供了改变生活方式的建议，而农村患者的相应比例仅为七成（71%）。这反映了医疗服务质量方面的城乡差异。最后，城镇患者对疾病的监控意识也远高于农村患者。针对高血压和糖尿病患者，CHARLS 询问了被访者过去一年检查血压或血糖的次数。如表 17 所示，

① 实际上，如果与自报的情况进行对比，城镇居民的漏报比例甚至还略高于农村居民。例如，由表 17 中的数字不难看出，高血压城镇居民大约漏报了 20%（= 48.2% - 28.2%），农村居民则漏报了 16.5%，糖尿病的情况也与此类似。

无论均值还是中位数，城镇患者进行相应检查的次数均明显超过农村患者。例如，城镇患者过去一年进行血压或血糖检查次数的中位数分别为10次和5次，都是农村患者相应数值的2.5倍。这些结果表明，城乡慢性病患者对疾病的治疗、控制和监测行为存在重要差异，这可能会对两个人群中慢性病的实际健康危害以及潜在死亡风险造成影响。

（二）城乡居民自报慢性病发生风险的 COX 回归模型结果

图 27 展示了由 Kaplan-Meier 方法估算的两种慢性病的分城乡发生风险曲线。首先，通过这些风险曲线不难看出，无论高血压还是糖尿病，患病风险都与年龄密切相关。两种疾病的风险曲线在 30 岁以后均呈迅速上升的态势，部分疾病的发病风险在高龄阶段略有波动。其次，分城乡的结果表明，城镇居民在几乎所有年龄的患病风险都高于农村居民。也即，没有证据表明城镇居民的发病时间系统性地晚于农村居民。就高血压而言，城乡居民发病的年龄模式几乎完全一致；患糖尿病的风险曲线则在城乡之间存在一定差异，随着年龄的推移，城镇居民的发病风险比农村居民越来越高，两者的差距持续变大。

针对这些自报的患病情况，本文进一步拟合 Cox 比例风险模型，在对有关变量进行统计控制后考察患病风险的城乡差异及其变动趋势。其中模型 1.1a 是关于高血压发生风险的 Cox 回归模型。由模型结果可以看出，在考虑了删失（censoring）的情况下，高血压发生风险在年轻队列中迅速上升，1950—1959 年出生队列患高血压的风险是 1949 年及以前出生队列的 2.6 倍，而 1960—1966 年出生队列的发病风险则约相当于 1949 年及以前出生队列的 5.6 倍[①]。与既有关于健康的性别差异的研究发现相一致（郑莉、曾旭晖，2016），男性患高血压的风险显著低于女性，前者不及后者的 80%。控制了模型中其他变量后，城镇居民患高血压的风险仍然

---

① 本研究还尝试了将 1959—1961 年的出生队列单独作为一个组别拟合模型，所得结果与正文报告的结果基本一致。出于模型简约性的考虑，本文的分析不再单独考虑这一队列。

显著高于农村居民，前者约比后者高出 20% 左右。模型 1.1b 在模型 1.1a 的基础上加入了出生队列与城乡居民之间的交互项，用以考察城乡差异在不同队列之间的变动情况。两个交互项对应的风险比都小于 1，表明城乡差异出现了一定的收敛趋势，不过相应效应并未达到统计显著水平。

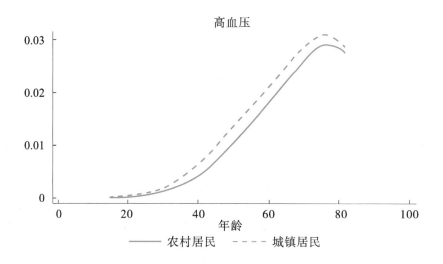

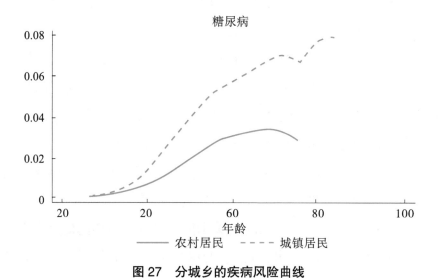

图 27　分城乡的疾病风险曲线

模型 1.2a 和模型 1.2b 是针对糖尿病发生风险拟合的 Cox 模型。与上述高血压的分析结果相一致，在考虑了删失的影响后，城镇居民的患病风险显著高于农村居民，前者比后者高出将近 70%。此外，模型结果还显示，年轻队列的发病风险持续走高；男性的患病风险显著低于女性；在不同出生队列中城乡差异的变动趋势并不显著。

综合上述模型结果可以推断，至少从自报的确诊情况来看，城镇居民的慢性病发生风险显著高于农村居民，因此基本可以排除由于发病时间或年龄模式的系统性差异而导致城镇居民预期寿命更高的可能性。考虑到慢性病的致病机制，城乡之间在经济发展水平、生活方式等方面的差异很可能是造成目前城镇居民慢性病高发的重要推手（孔国书、齐亚强，2017；王甫勤，2017）。

表 18　城乡居民疾病发生风险的 Cox 模型（风险比）

变量	高血压		糖尿病	
	模型 1.1a	模型 1.1b	模型 1.2a	模型 1.2b
出生队列 （参照组：≤ 1949）				
1950—1559	2.616***	2.666***	3.561***	4.006***
1960—1966	5.626***	5.756***	9.964***	10.740***
男性	0.787***	0.787***	0.836*	0.836*
城镇居民	1.193***	1.220***	1.686***	1.870***
出生队列 * 城乡				
1950—1959 * 城镇		0.960		0.811
1960—1966 * 城镇		0.952		0.877
N	16959	16959	16959	16959

注：*$p<0.05$; ***$p<0.001$。模型还控制了教育程度、家庭收入、吸烟史和饮酒史。

（三）关于实际体测结果城乡差异的 LOGIT 模型分析

除了自报的慢性病发生风险之外，本文还对实际体测指标拟合了多元回归模型，以检验城乡差异的真实性和稳健性。根据调查时点测量的被访者血压和血糖指标以及相应的临床临界值，本文针对被访者实际体检中为高血压和高血糖的发生情况，分别拟合 logit 模型。相应模型拟合结果参见表 19。

其中，模型 2.1a 和 2.1b 是针对实际体检为高血压的 logit 模型结果。与表 18 中的结果相一致，男性实际体测为高血压的发生比显著低于女性，前者比后者大约低 15% 左右；城镇居民实际血压偏高的发生比显著高于农村居民，前者大约比后者高出 26%。不过，出生队列的效应与表 18 的结果相反，实际体测中年轻队列血压偏高的发生比明显低于年老的队列。这很可能是由于表 19 的结果并未考虑删失的情况，也即年轻队列被访者随着年龄的上升患高血压的比例不断攀升的累积趋势，因而这里出生队列所对应的效应更多地被疾病发作的"年龄效应"所抑制。

模型 2.2a 和 2.2b 给出了关于实际体测为高血糖的 logit 模型结果。其中，与表 18 中的自报病史结果相一致，城镇居民实际体检为高血糖的发生比显著高于农村居民，前者比后者高出约 70%，不过实际体测的性别差异并不显著。

表 19　关于实际体测结果城乡差异的 Logit 模型（OR）

变量	高血压		糖尿病	
	模型 2.1a	模型 2.1b	模型 2.2a	模型 2.2b
出生队列 （参照组：≤ 1949）				
1950—1959	0.536***	0.528***	1.008	1.089
1960—1966	0.366***	0.379***	0.720*	0.712§
男性	0.857**	0.857**	0.872	0.872
城镇居民	1.258***	1.257***	1.698***	1.806***
出生队列*城乡				
1950—1959*城镇		1.042		0.855
1960—1966*城镇		0.925		1.016
N	13339	13339	11320	11320

注：§ $p<0.1$；* $p<0.05$；** $p<0.01$；*** $p<0.001$。模型还控制了教育程度、家庭收入、吸烟史和饮酒史。

由此可见，就本研究所考察的三种疾病来说，实际体检结果同样支持了城镇居民慢性病负担高于农村居民的结论，相应差异在控制了有关变量后仍然保持稳健。

（四）城乡患者在接受治疗和疾病控制方面的差异

那么，到底是什么因素导致了城镇居民慢性病高发而预期寿命却比农村居民更长呢？一种合理的解释是城镇患者得到了更多、更好的治疗，并因此降低了相应的死亡风险。本文接下来根据 CHARLS 中有关患者接受治疗以及疾病控制的信息对这一可能性进行验证。

首先，表 20 是针对自报高血压和糖尿病患者调查时点是否正在接受治疗的分析。模型 3.1a 和 3.1b 的结果表明，在自报确诊高血压的患者中，年老患者（出生队列在 1949 年及以前）比年轻患者更可能正在接受治疗，其中 1960—1966 年出生的患者接受治疗的发生比仅为 1949 年及以前出生的患者的一半。就本文所关注的城乡差异而言，与上述预设相一致，城镇高血压患者正在接受治疗的发生比显著高于农村患者，前者约比后者高出 27%。在模型 3.1b 中，出生队列与城乡居民的交互项不显著，也即这种城乡差异并未出现明显缩小的趋势。

模型 3.2a 和 3.2b 给出的是被确诊糖尿病的患者正在接受治疗的情况。这里仅最年轻出生队列（1960—1966）的患者接受治疗的发生比明显低于最年老的患者（对应于 1949 年及以前出生）。城镇患者接受治疗的发生比显著高于农村患者（模型 3.2b），不过在较年轻的队列中，这一差异呈现出一定的缩小趋势。此外，与前文关于高血压的结果不同，在糖尿病患者中，男性接受治疗的发生比明显高于女性。这似乎与有关卫生服务利用行为性别差异的一般模式不太一致（郑莉、曾旭晖，2016），具体原因尚有待于后续研究的进一步探究。

表 20 关于城乡患者接受治疗情况的 Logit 模型（OR）

变量	高血压		糖尿病	
	模型 3.1a	模型 3.1b	模型 3.2a	模型 3.2b
出生队列 （参照组：≤ 1949）				
1950—1959	0.751***	0.689***	0.921	1.395
1960—1966	0.489***	0.489***	0.656*	0.927
男性	1.022	1.023	1.910**	1.965**
城镇居民	1.268**	1.169	1.192	1.843*
出生队列*城乡				
1950—1959*城镇		1.249		0.453*
1960—1966*城镇		1.009		0.524
N	4185	4185	974	974

注：*$p<0.05$; **$p<0.01$; ***$p<0.001$。模型还控制了教育程度、家庭收入、吸烟史和饮酒史。

虽然这些被调查的患者都通过就医确诊了病情，但是医疗资源质量在城乡之间仍存在较大的差异。对于像高血压和高血糖这些可控的慢性病，医生有没有向患者提供必要的疾病管理知识呢？CHARLS 针对高血压和糖尿病患者询问了他们医生是否提供了改变生活方式的建议以及过去一年进行血压、血糖监测的情况。表 21 是针对医生是否提供建议的 logit 模型拟合结果。相应结果显示，无论是高血压还是糖尿病，男性患者比女性患者更有可能得到医生改善生活方式的建议，城镇患者比农村患者更有可能得到医生的相应建议。这与既有文献关于社会优势地位群体在控制疾病方面享有多重优势的研究发现相一致（Lutfey K.，2005）。

表 21 医生提供建议的 Logit 模型（OR）

变量	高血压		糖尿病	
	模型 4.1a	模型 4.1b	模型 4.2a	模型 4.2b
出生队列 （参照组：≤ 1949）				
1950—1959	0.920	0.794*	1.589**	1.334

（续表）

变量	高血压		糖尿病	
	模型 4.1a	模型 4.1b	模型 4.2a	模型 4.2b
1960—1966	1.054	0.957	1.398	1.429
男性	1.339***	1.337***	1.889**	1.879**
城镇居民	1.288***	1.106	1.389 §	1.225
出生队列*城乡				
1950—1959*城镇		1.396*		1.451
1960—1966*城镇		1.250		0.945
N	4293	4293	977	977

注：*p<0.05；**p<0.01；***p<0.001。模型还控制了教育程度、家庭收入、吸烟史和饮酒史。

表 22 分别针对高血压患者和糖尿病患者在过去一年内进行血压或血糖监测的次数拟合了泊松模型。模型结果再次表明，男性患者进行疾病监测的次数低于女性患者，而城镇患者进行血压和血糖监测的次数均远高于农村患者，前者分别比后者高出 84% 和 95%。不过从出生队列与城乡居民的交互项的结果来看（模型 5.1b 和模型 5.2b），这一城乡差异在年轻队列中呈现出明显的缩小趋势，特别是在 1960 年以后人群中尤为显著。

表 22　过去一年监测血压、血糖次数的 Poisson 模型（IRR）

变量	测量血压		测量血糖	
	模型 5.1a	模型 5.1b	模型 5.2a	模型 5.2b
出生队列 （参照组：≤ 1949）				
1950—1959	0.799***	0.881***	1.057*	1.027
1960—1966	0.771***	1.217***	0.880***	1.016
男性	0.940***	0.950***	0.869	0.870***
城镇居民	1.843***	2.167***	1.950***	1.972***
出生队列*城乡				
1950—1959*城镇		0.878***		1.037

（续表）

变量	测量血压		测量血糖	
	模型 5.1a	模型 5.1b	模型 5.2a	模型 5.2b
1960—1966*城镇		0.505***		0.836*
N	4200	4200	747	747

注：* $p<0.05$；*** $p<0.001$。模型还控制了教育程度、家庭收入、吸烟史和饮酒史。

（五）城乡居民后续死亡风险的差异

如前所述，虽然城镇居民患慢性病的风险高于农村居民，但是城镇患者在接受治疗、医疗资源以及疾病监测方面都优于农村患者。城镇居民在这些方面的优势是否有效降低了相应的死亡风险，进而解释了其比农村居民更高的寿命呢？利用 CHARLS2013 年追踪调查中收集的死亡信息（是否死亡以及死亡年龄）[①]，本小节对此进行检验。

图 28 给出了由 Kaplan-Meier 方法估算的分城乡的死亡风险曲线。如图 28 所示，城乡居民的死亡风险都随年龄呈单调上升的势头，不过农村居民的死亡风险开始上升的年龄比城镇居民更早，并在大多数年龄点都高于城镇居民。城镇居民的死亡风险在 85 岁以后迅速上升，甚至迅速超过农村居民。这种死亡风险曲线在高龄阶段出现交叉的现象并不罕见，它反映了死亡过程的选择性特征。那些能够活到 85 岁以上的农村居民是经过高度选择的群体，相比之下，城镇居民受选择过程的影响出现较晚，死亡的发生主要集中在高龄阶段。

---

① 由于追踪期内死亡案例相对较少，并且超过三分之一的死因信息缺失，本分析暂不考虑死因差异。考虑到慢性病是当前城乡居民的主要死因，这应该不会对本文的核心结论造成影响。

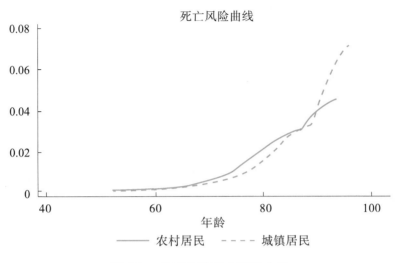

死亡风险曲线

图 28　分城乡的死亡风险曲线

　　根据死亡风险曲线随年龄单调递增的特点，本文对调查对象在两年追踪期内的死亡风险拟合了冈布茨（Gompertz）分布参数模型。表 23 给出了有关模型的拟合结果。其中，模型 6.1 仅加入了性别和城乡作为自变量。结果显示，男性的死亡风险远高于女性，前者是后者的约 1.6 倍；城镇居民的死亡风险低于农村居民，前者约为后者的 84%，不过该系数仅在 $p<0.1$ 的统计水平上显著。模型 6.2 进一步加入了患病的情况。在控制了患病情况后，城镇居民的死亡风险显著低于农村居民，前者不足后者的 80%。由此可见，城镇居民较高的慢性病负担无疑增加了其死亡风险，即便如此，其整体的死亡风险仍较农村居民为低。此外，模型结果还显示，被确诊的高血压患者和糖尿病患者在追踪期的死亡风险明显更高，分别比非患者高出约 50%。最后，模型 6.3 在模型 6.2 的基础上进一步加入了患病状况与城乡居住地之间的交互项，用以检验城乡患者在死亡风险上的潜在差异。结果表明，患高血压的城镇居民的死亡风险比农村患者明显更低，而糖尿病患者的死亡风险的城乡差异并不显著[①]。这些结果表明，城镇居民在疾病治疗、医疗资源、疾病监测方面的优势很可能帮

---

① 这可能与两年追踪期内糖尿病患者的死亡案例过少（共 36 例）有关。

助其降低了相应的死亡风险。

表 23　关于死亡风险的冈布茨（Gompertz）分布参数模型（风险比）

变量	死亡风险		
	模型 6.1	模型 6.2	模型 6.3
男性	1.565***	1.583***	1.610***
城镇居民	0.843§	0.778*	0.993
高血压		1.455***	1.809***
糖尿病		1.459*	1.499
城镇居民 * 高血压			0.556*
城镇居民 * 糖尿病			1.018
gamma	0.153***	0.153***	0.154***
N	16730	16730	16730

注：§ $p<0.1$; * $p<0.05$; ** $p<0.01$; *** $p<0.001$。

四、结论与讨论

本文利用 CHARLS 2011 年度基线调查数据和 2013 年的死亡追踪信息，以高血压和糖尿病为例，对比分析了城乡居民在自报慢性病发生风险、实际体测指标、慢性病治疗与控制，以及后续死亡风险方面的差异。通过以上的分析，本研究得到以下结论：

第一，就本文考察的疾病而言，城镇居民的慢性病负担明显高于农村居民①。即便在考虑了发病时间和模式差异后，城镇居民自报慢性病的发生风险仍显著高于农村居民。这种城乡差异并不能简单归结为农村居民知晓率较低和漏报情况更普遍，实际体测指标同样支持了城镇居民的慢

---

① 值得说明的是，慢性病所包括的种类繁多，本文所分析的高血压和糖尿病只是两种最为常见的慢性病，严格来说并不能代表所有慢性病的城乡分布情况，因而不排除有些慢性病的负担可能在农村更为严重[23]。不过，CHARLS 共收集了 14 种慢性病的自报信息，以自报慢性病数量为因变量拟合的泊松模型的结果显示，总体上城镇居民的自报慢性病数量仍然显著高于农村居民。这部分支持了本文的结论。对相应结果感兴趣的读者，可以直接向作者索取。

性病负担比农村居民更加严重的事实。

第二，尽管城镇居民慢性病的患病情况更严重，但是当疾病确诊之后，相比农村患者，城镇患者更有可能接受持续的治疗、得到医生关于控制疾病的建议，也更为频繁地对身体指标进行监测。这很可能与城镇地区拥有更为丰富和优质的医疗资源有关。不过，本文的分析也显示，在较年轻的队列中，慢性病治疗和控制的城乡差异出现了一定的缩小趋势。

第三，从两年追踪期的死亡风险来看，城镇居民的死亡风险明显低于农村居民。本文的分析表明，城镇慢性病患者在疾病治疗和控制方面的优势，很可能对其患病率较高但死亡风险较低的现实提供了重要的解释。由此不难理解中国城镇居民慢性病负担更加严重而预期寿命却相对更高的矛盾现象。

本文的研究发现对我们有以下几点启示：首先，中国未来慢性病预防和控制的形势不容乐观。随着农村的社会经济发展水平和生活方式转型逐渐向城市靠拢，年轻人群中患慢性病的风险呈潜在上升的趋势。考虑到慢性病已经是导致国民健康问题乃至死亡的主要原因，未来如何更加有效地遏制这一趋势将是决定"健康中国"战略能否顺利实现的关键。

其次，对于城镇居民而言，虽然预期寿命高于农村居民，但是其中更多的可能是带病余寿，慢性病对城镇居民生活质量的影响不容低估（张立龙、张翼，2017）。因此，除了对慢性病患者积极治疗、普及疾病管理和控制知识之外，还应该努力推进有效预防慢性病的各项举措。例如，改善城镇居民进行体育锻炼的设施和环境，出台有关措施切实保障职工带薪休假制度、减少加班的情况，有效缓解城市高强度工作和快节奏生活所带来的长期压力，对于疾病高发人群进行定向知识宣讲和免费的定期筛查等。这不仅有利于降低城镇居民的慢性病负担、提高居民生活质量，而且还有助于节省卫生支出的总费用，因为疾病预防的成本一般远低于治疗的花费。

最后，应全面改善农村医疗卫生资源配置不足、质量较低的现状，消除城乡居民在卫生资源可得性、服务利用和服务质量等方面的差异，切实降低农村患者的死亡风险，缩小城乡居民在预期寿命方面的差异。本研究结果以及大量发达国家的经验表明，慢性病是可防可控的，通过对农村居民慢性病防控知识的普及以及对其生活方式的综合干预，完全有可能迅速改善农村慢性病患者死亡风险偏高的现状（楼君芳，2012；许玉梅，2017）。与西方国家不同，中国的社会经济发展一贯践行公平、包容和共享的理念，消除城乡居民在医疗资源、预期寿命方面的差异是中国特色发展道路的应有之义，也是实现"人人享有卫生保健"的基本权利和完成"健康中国"战略目标的必然要求。

参考文献

[1] World Health Organization. Preventing Chronic Diseases: A Vital Investment[R]. WHO Global Report, 2005.

[2] 张震 . 1950 年代以来中国人口寿命不均等的变化历程 [J]. 人口研究，2016（1）：8–21.

[3] 孔灵芝 . 关于当前我国慢性病防治工作的思考 [J]. 中国卫生政策研究，2012（1）：2–5.

[4] O' DONNELL R. New models for chronic disease management in the United States and China[J]. Family Medicine and Community Health, 2014(2):13-19.

[5] 陈伟伟，等 .《中国心血管病报告 2017》摘要 [J]. 中国循环杂志，2018（1）：1–8.

[6] 刘慧侠 . 基于城乡视角的我国人口健康不平等及改进路径研究 [J]. 西北大学学报（哲学社会科学版），2014（1）：156–161.

[7] 胡英 . 中国分城镇乡村人口平均预期寿命探析 [J]. 人口与发展，2010（2）：41–47.

[8] 马立国，等 . 中国居民四项健康指标地区差异分析 [J]. 中国慢性病预防与控

制，2011（1）：27-29.

[9] DONG Y., GAO W., NAN H., et al. Prevalence of type-2 diabetes in urban and rural Chinese populations in Qingdao, China[J]. Diabetic Medicine, 2005(22):1427-1433.

[10] WU Y., et al. Prevalence, awareness, treatment, and control of hypertension in China: Data from the China National Nutrition and Health Survey 2002[J]. Circulation, 2008(118):2679-2686.

[11] LEI X., YIN N., ZHAO Y. Socioeconomic status and chronic diseases: The case of hypertension in China[J]. China Economic Review, 2012(23):105-121.

[12] OLSHANSKY S., AULT A. The fourth stage of epidemiologic transition: The age of delayed degenerative diseases[J]. The Milbank Quarterly, 1986(64):355-391.

[13] 简文清. 卫生资源配置失衡对居民健康的影响：基于城乡和区域视角 [J]. 中国卫生经济，2016（8）：55-57.

[14] 李建新，李春华. 城乡老年人口健康差异研究 [J]. 人口学刊，2014（5）：37-47.

[15] 李婷，张闰龙. 出生队列效应下老年人健康指标的生长曲线及其城乡差异 [J]. 人口研究，2014（2）：18-35.

[16] 张立龙，张翼. 中国老年人失能时间研究 [J]. 中国人口科学，2017（6）：94-104.

[17] 井珊珊，等. 农村居民慢性病患者的就医选择行为研究 [J]. 中国卫生经济，2010（2）：32-34.

[18] YANG G., et al. Rapid health transition in China, 1990-2010: Findings from the Global Burden of Disease Study 2010[J]. Lancet, 2013(381): 8-14.

[19] 郑莉，曾旭晖. 社会分层与健康不平等的性别差异——基于生命历程的纵向分析 [J]. 社会，2016（6）：209-237.

[20] 孔国书，齐亚强. 影响居民肥胖的社会经济因素：性别与城乡差异 [J]. 社会学评论，2017（5）：79-96.

[21] 王甫勤. 地位束缚与生活方式转型——中国各社会阶层健康生活方式潜在

类别研究 [J]. 社会学研究，2017（6）：117–140.

[22] LUTFEY K., FREESE J. Towards some fundamentals of fundamental causality: Socioeconomic status and health in the routine clinic visit for diabetes[J]. American Journal of Sociology, 2005(110): 1326-1372.

[23] 胡仕勇，南顺侠. 城乡老年人健康状况差异分析——基于 CHARLS2011 基线数据的分析 [J]. 老龄科学研究，2016（1）：74–80.

[24] 楼君芳，等. 慢病高危人群的健康生活方式干预效果评价 [J]. 中国慢性病预防与控制，2012（3）：324–326.

[25] 许玉梅. 农村社区慢病管理实施综合干预的效果评价 [J]. 中国社区医师，2017（8）：152–153.

[26] Wang XY, Yang XL, Li JX, et al. Impact of healthy lifestyles on cancer risk in the Chinese population[J]. Cancer,2019,125(12):2099–2106.

[27] World Health Organization. Major NCDs and their risk factors[EB/OL]. (2016–04–07)[2023–03–10].

[28] 何美坤，刘晓君，杨莹，曹沛宇，赵秋玲，毛宗福. 农村老年人危害健康行为数量聚集情况及影响因素 [J]. 中国公共卫生，2021，37（1）：32–35.

[29] Li Y, Zhang M, Jiang Y, et al. Co-variations and clustering of chronic disease behavioral risk factors in China: China Chronic Disease and Risk Factor Surveillance[J]. PLoS One,2012,7(3):e33881.

[30] 陈靖，刘晓丹，张妤. 中医治未病内涵解析及新时期发展策略探究 [J]. 时珍国医国药，2021，32（7）：1701–1703.

[31] 胡曦元，崔文，郭超. 中国中老年居民体检情况及其前倾、使能、需求、健康行为影响因素分析 [J]. 中国公共卫生，2022，38（10）：1253–1257.

[32] 陈思懿，常明芝. 健康科普的内容设计策略探索：基于 HPV 疫苗的实验研究 [J]. 科普研究，2022，17（6）：80–89+107+112–113.

倾听老年人——他们的生活与健康

李 佳[*]

摘 要： 本文使用质性研究方法，基于湖南、湖北、山西三地开展的访谈材料，深入了解认识老年人的生活与健康状况。本文发现，慢性疾病影响老人的生活质量且成为老年人的主要经济负担。老年人生活中伴有不同程度的孤独感受，老年人的心理健康状况需要家庭内部和社会网络支持，社会交往、社会活动参与可在一定程度上缓解老年人焦虑、孤独等负面情绪。家庭中的老年人不仅仅作为被照料者，他们也承担照护孩童与老人的责任，老年人的生活和健康与家庭紧密相连。影响老年人健康的因素涉及多方面的社会结构性因素，但个体的主观能动性也发挥重要作用，老年人更需践行主动健康理念。

关键词： 老年人；生活状况；健康；健康影响因素

一、研究方法

质性研究是以研究者本人作为研究工具，在自然情境下采用多种资料收集方法对社会现象进行整体性探究，使用归纳法分析资料和形成理论，通过与被研究者的互动对其行为和意义建构获得解释性理解的一种活动。

---

* 李佳，中国老龄科学研究中心社会与文化研究所研究实习员，研究方向为老龄社会工作、老龄社会学、老龄社会心理。

质性研究一般采取目的抽样的方法选择研究样本，遵循"能够为研究问题提供最大信息量的研究对象"（陈向明，2000）原则，归纳提炼结论的过程中有理论饱和与理论自洽性（何旭明，2018），质性研究内容富有新鲜感，语言鲜活生动，能使读者产生强烈的共鸣和认同感，保证质性研究结论的推广。

本研究采用了半结构访谈法，根据调查目标制定了访谈提纲，围绕老年人的生活和健康主题，就个人和家庭的基本状况、居住情况、社会保障和社会参与、健康状况、精神状态等方面进行了访谈。研究访谈工作在湖南、山西、湖北三地展开。基于访谈资料的可获得性，我们选取了对当地的情况较为熟识、方便与受访对象建立联系的访谈人员，如医务人员和教师，并进行了相关培训工作。老年受访对象共34位，其中男性为12位，女性为22位，以农村老年人为主，分布在湖南、湖北和山西三省，有四位受访者年龄低于60岁。各位受访者均使用编号进行匿名化处理，HN代表湖南的受访者，HB代表湖北，SX代表山西，对访谈中涉及的其他人也做了姓氏更改以保护个人隐私。受访者具体情况见表24-26。

质性研究中，对访谈资料分析的基本过程一般可以理解为："从原始资料中发展出译码与主题、寻找意义"（李晓凤，2006）。首先需要重复阅读原始资料，暂时悬置自身价值判断，不设前提，不做判解，与资料互动，感受资料本身真实的一面；分析过程中需要对研究资料进行编码，思考提炼出标签并在旁标录，是一个将资料浓缩提纯的过程，将资料读薄的过程；分析整理时，结合研究目的将资料归类为不同的主题。

通过阅读收集的访谈资料，本文将其归类为以下主题：健康观念、健康行为、健康状态、看病行为、家庭照料、健康影响因素，因此，本文整体内容和逻辑也遵循主题间的联系而展开。本文以老年人健康和生活为核心，主要内容有三部分，先是呈现老年人的健康和生活观念，包括健康的认知、对好的生活的定义和日常生活中的健康行为；其次展现了老年人的健康状态和看病照料情况；最后在健康的影响因素部分，则从生命历程视角出发，探析早期行为、重大生活事件以及所处环境等对健康的作用关系。

二、老年人的健康与生活观念

从生物医学角度来说，没有疾病就是健康的，即"机体处于正常状态，不生病"（潘泽瀚，2022）；之后，健康的涵义从生理向心理、社会方面扩展，发展出生理—心理—社会医学模式（ENGEL G L，1977），以及对心理健康和社会能力的强调，如世卫组织给出健康的定义："健康是一种身体上、心理上和社会上的完满状态，不仅仅是没有疾病和虚弱的状态"（ANON，1946）。健康越来越被看作是一个身体、精神、环境和社会的综合适应系统（朱素蓉，2018）。但老年人眼里的健康状态是什么样的呢？

（一）对健康的看法

访谈发现，大部分的老年人认识到，健康包涵了身体上的健康和心理精神层面的舒适。老人们对于健康的看法，就是希望不生病，没有病痛的折磨，再就是认为心情愉悦，每天开心没有烦心事就是健康。

长征路村的满奶奶（HN08）有四个儿子两个女儿，孩子们都在本地有不错的工作，平常联系也比较紧密。老伴 8 年前去世，几年前大儿子意外出车祸后，现在和小儿子一家住在一起，儿媳照顾得非常周到。满奶奶认为，"健康就是不要有病，还有就是少操心，不要一天到晚的愁眉苦脸的，过日子要心情松活些才好"。

53 岁的如先生（HN10）也是相似的看法。他认为健康首先就是要身体好，再就是要自律才能健健康康地生活。"平常大小事能自己处理，能吃能动就很好了，心态和性格很重要"。目前如先生主要受到口腔健康的困扰，他说"自己没生过什么病，平常不喝酒，抽烟也控制着少抽，可能因为年纪越来越大了，视力有下降，牙齿还不好，掉了很多颗，也不知道是什么原因引起的，硬的东西吃不了，每次吃饭都有精神压力，有些烦躁苦恼"。

（二）心中"好的生活"

人们对好生活的定义，包括活在当下的满足与对未来的美好期许。

当问到什么是好的生活时，多数人都是有一种活在当下的满足感。"我认为我现在的生活就是好的生活""平凡就是幸福"。对目前生活的满足体现在以下几个层面，首先是个人经济收入的知足，很多老人表示钱够花就可以，"钱重要，也不太重要，能够平安地过完这一生就很好了"，"我们从小到大什么苦日子没过过啊，这一辈子把几个子女带大了，看到现在这么一大家子人能这么好地过日子，现在的政策也越来越好了，我们老百姓也开始享福了"。

其次体现在对社会的满足，包括了社会治理、良好的劳动机会。"社会治安比以前安定安稳得多，县城的街道建设也越来越漂亮了。公共活动场所也修的漂亮"。"只要是愿意劳动愿意勤快做事的人，家庭条件也好起来了"。最后是体现在对社会保障制度的感激满足。老年人慢性病吃药花费占据生活开支的主要部分，所幸医疗报销能减少生活负担，每个月养老金成为维持基本生活的保障。湖南 61 岁的秋奶奶（HN05），丈夫31 岁时就去世了，儿子因病致残，下岗后很难找到工作，女儿嫁人后很少来往，没有经济上的帮持。平时摆摊理发挣生活费，和儿子一家住在政府廉租房，同时也帮忙照顾两个孙子。"全靠我领点低保，摆个地摊剪头发来维持家里生活，靠着现在政策好啊，给我安排了一套廉租房，我是真的沾着政府好政策的光，要不然会更加可怜些"。

而对未来生活的期望主要在经济与家庭方面。希望经济收入再高些，"在城里生活，随便什么都要钱，连吃水都要买，小孩读书又要费用。如

果经济条件能提高些，那就没有忧虑，没有压力了"。（HN07）

家庭是生活的意义，也是幸福的来源，家人成为老年人心中的依托。"要是几个子女都在一起团聚，孙子孙女也在的话，整个大家子就热热闹闹的，每次这个时候我就感觉到蛮幸福的"。（HN08）"现在老公对我好，两个孩子也听话懂事，我就觉得很幸福了。把孩子带好培养出去，把自己的小家庭经营好，我觉得那就是我生活的意义"。（HN02）

三、老年人的健康和行为状况

2015 年第四次中国城乡老年人生活状况抽样调查显示，我国 60 岁及以上老年人的慢性病患病率为 79.86%，其中 61.1% 为多重慢性病。慢性病成为了老人们口中念叨的"老毛病"，多种慢性病之间交互影响，为老人的生活带来诸多不便，也增添了精神痛苦。似乎是千丝万缕的蜘蛛网，缠绕却不窒息，限制牵绊走向外面世界的脚步，却只能静静承受这种无形束缚。健康行为和疾病的应对方式受到经济是否宽裕、子女或老伴是否在身边、就医是否方便甚至医患间的信任度等各因素的影响。

（一）慢性病给日常生活带来影响

老年人多患慢性疾病，尤其在高龄老人中多种慢性病共存现象比较常见。访谈中，老人们的身体都有大大小小的毛病，慢性病多通过长期服药维持，严重时也令人十分痛苦。随着年龄增长，视听力、睡眠等功能有所下降，这些都会给日常生活质量带来不同程度的影响。

64 岁的丙奶奶（HN03）有高血压和结石病，她说结石病主要就是发炎的时候，腰疼的特别厉害，严重的时候会疼得直不起身子，也去医院治疗过，激光打了两次，但是每次打了，隔一年时间就又长出结石来了，只能在日常生活中多注意。有的老人身体不好，还面临着生活和经济方面的压力。湖南 61 岁的秋奶奶（HN05）患有脑梗死、颈椎病、肩周炎、腰盘突出，心脏也稍微有点问题，耳朵听不清楚，属于半聋状态，半边的牙齿不能吃硬东西，记忆力很不好，"平时出去摆摊经常落下东西，热水壶、小凳子这些都忘记收。"秋奶奶说："只要这些慢性病不发作的话，我还是满意的。要和别人比又是不满意的，以我这个状态，那就是相差太远了"。

对于高龄老年人来说，日常生活中很重要的一个方面就是应对各种慢性病带来的不适。86岁的高龄老人满奶奶（HN08），老伴去世8年，和小儿子一家住在一起，平常女儿经常来看她。满奶奶说自己是"一身病"，患有低血压、低血糖，有时会"发黑眼晕"，平常早上起来就得喝杯糖水。还有严重的心脏病和风湿病，"心慌无力，每逢变天就风湿疼"。牙齿也基本脱落了，平常吃饭需要戴上孙女给配的牙套，晚上睡觉时中间会醒两次。

（二）慢性病带来家庭经济负担

看病难看病贵的问题受到社会各界关注以来，国家通过不断健全社会保障制度，不断完善卫生体系建设，惠及亿万老年人。对于家庭经济状况较差、身体又比较差的老年人来说，看病就医带来的经济压力仍是比较大的，同时一些老年人还面临子女不在身边无人照料、去医院无人陪同等难题。

湖北的海奶奶（HB11）65岁，一直在家种地为生，平常和儿子家住在一起，帮忙带两个孙子，"要洗衣服、做饭、种地"。访谈时正遇上她身体不好，已经病了半个月，正喝着中药，中耳炎灌脓，一边耳朵已经聋了。孩子们叫她去医院看看，因为晕车严重就一直没去，平常生病也是吃自己备的药，如果一直不好才去医院，"农村人哪有钱，我的养老金一年也就千把块钱，去医院不够一次用就没了。能拖好就拖，拖不好再去医院"。湖南84岁的贤爷爷（HN09），退休前是县机械厂的钳工，夫妻两人均有退休工资，贤爷爷在前几年做了胆结石手术，之后说话吐词不清晰，发音能力下降，每天要吃三样药。老伴患有糖尿病，打针维持已经十几年了，也需要吃药维持，两个人的吃药花费成为了家庭开支中的主要部分。"对于我们这种低工资低收入的来讲，经常住院也划不来，一个月工资只有这么多，看病吃药影响生活，生活也只能是勉强过得去"。

（三）心理孤独感时隐时现

老年人处于各类心理疾病高发的年龄段，其心理健康状况不仅关系到中国社会未来的养老负担与医疗总支出，还与老年人个体的晚年生活质量与福祉水平息息相关（张文宏，2020）。从访谈来看，丧偶独居老人、家庭经济困难老年人在生活中更易感受到孤独。而日常活动较丰富、有兴趣爱好的老年人，更容易有充实感，感受到生活的满足和意义，孤独忧愁等不良情绪较少。

湖南的秋奶奶（HN05）中年丧偶，儿子残疾，生活困难艰辛，是秋奶奶心境低落、感到孤独的原因。她极少去参加社会活动，"没这种心思，家庭条件差，内心上还是蛮悲观的"；平常也会因为经济问题失眠，"如果生意差，低保又已经花完，身上没有什么钱了，又该去买药吃了，心里有这些压力就睡不着，一晚上只能睡两三小时"。秋奶奶也会经常体会到孤独和无助感，"当然孤独，自己收摊回去，又没人煮饭吃，平时没人照顾，什么事情都要靠自己来。要是回去有吃的，有人关心照顾，那我就开心多了吧"。老伴去世八年的满奶奶（HN08）虽然子女环绕，也会感觉孤独，"老伴去了之后，只要晚上一个人的时候，就有这种感觉，特别希望边上有个亲人陪着一起讲下话"。

（四）自我处置情况

子女要外出打工挣钱供养孩子，对远在农村的父母，关心只能受制于现实，对很多农村老年人来说，不希望给子女增添麻烦，家中一般备常见药，除非生病严重一直不好，才会考虑去医院。

很多老人对自己的病有一套自己的治疗方法，山西61岁的彩奶奶（SX04），上过小学，和老伴一起务农，平常生病主要是自己解决，"小毛病从没去过医院，村里有乡村医生也从没去咨询过，从没麻烦过别人来照顾自己"。每年村里的免费体检很少去参加，认为体检都是走过场的，不会给人仔细检查。"头疼脑热也不用找别人，我自己就处理了。我自己拔个火罐，腿疼了买个膏药贴贴，感冒了就熬点药水喝，效果也行，都是家里人传下来的"。73岁的春奶奶（SX10）讲，自己母亲在世的时候，"咳嗽、呼吸困难，吃吃醋炒柴胡很快就好了"，吃山毛桃仁降血脂，"你要是咳厉害了，就把糖心萝卜切上三片，烧三片姜、三个枣，再弄两个核桃，熬上那个喝了可顶事"。但春奶奶也认为，小病是靠偏方，有大病就必须去医院找医生，"不能自己在家硬抗，医生才知道这个病该下哪种药能治疗，自己又不知道"。

还有一种情况是，老人看病拿到药后，短时间内没见疗效，就会觉得医生为了挣钱骗人，自己上当受骗了。如湖北65岁的定爷爷（HB06），两年前眼睛一直看不见，就去一家诊所看病，"开了一堆的药回来，也没见个成效，白花了好多钱"。

四、家庭中的照料与被照料

家，是相互照料、相互关爱的亲人集体，在家庭成员需要帮助、照料、关爱时，其他成员会提供不需回报的支持与鼓励。访谈发现，很多老年人并不是单一的受照顾者角色，他们仍承担经济生产活动，一般在家务农、做零活，有时也会外出打工。他们也承担了照料家庭成员的责任，日常看护照料孙子、帮忙接送上下学；更有的老人需要照顾家中父母、公婆和久病在床的老伴。

访谈的家庭中，各家情况不同，照料模式也多样。照料责任无成文定律，一般是家中商量，酌情而定，但家人都力所能及，作为子女、伴侣、父母，家中的每一个角色都在尽力而为。照料者虽未有工作，但照料者的责任并不比外出工作的家庭成员更轻松，甚至要更为辛苦。

（一）老年人照顾家人

老年人是老年人的主要照料者。山西 65 岁的秦奶奶（SX05），一直以种地为生，老伴 2007 年时脑出血，做手术后留下后遗症偏瘫，一直是秦奶奶照顾，照料的负担十分沉重。秦奶奶说，刚开始照顾瘫痪的老伴时，自己很难接受，不仅心理上接受不了，自己一个人照顾也是累得不行，"但是没办法，自己一个人也逃不过"。老伴刚开始脾气也很不好，"说话他就着急，刚开始那几年还会发脾气打人，后来慢慢适应了，脾气也转变点了"。同时，秦奶奶九十多岁的老母亲有心脏病，"年年冬天都要住医院，做不了饭，但穿衣、上厕所这些都能自理"。秦奶奶说一个人照顾老伴和老母亲特别的辛苦，"尤其前两年，不分白天黑夜的照顾、干活，每天夜里要起来好几趟，一个人干了好几个人的活，真是累死"。

秦奶奶自己的身体也并不好。"一直觉得身体还可以，也从不当回事"，去年左手发麻，医院检查出脑瘤，"就去北京的医院做手术，感觉恢复得不错。脖子两边淋巴结，医生说不用做手术，有时候脖子两边难受就吃点中药来缓解"。

老年人也是隔代照料的主要照料者。老人辅助照护家庭中的孙子辈孩子，不仅有财物上的帮助，还有亲身的照看，孩子看病就医的过程，使跟随照护的老人身心俱疲。湖北 65 岁的师奶奶（HB07），大孙子在一岁十个月时得了肾病综合征，由于老伴和儿子需要上班，无法长期在医院照顾，师奶奶就和儿媳两人在医院一起照顾孩子。"这个病非常容易复发，不能吃海鲜，感冒、蚊虫叮咬也容易复发，一直到四五岁病情才算稳定，一年要去复查两次，不像以前需要一直在医院住着了"。给孙子看病不仅花光了积蓄，两人在医院照顾时也十分辛苦，"从医院拿三个椅子，每天晚上就在椅子上面睡"。看病过程中，缴费、挂号等流程手续也让人心里疲惫，"每次去都很难挂到号，一家人赶到医院却挂不到号，只能干等一晚上，后来只能买高价票"。

（二）老年人获得子女照顾

老年人获得子女的悉心照料，体会到家庭中爱的温暖。湖南86岁的满奶奶（HN08），老伴去世8年，和三儿子住在一起，其他子女一有空就会来陪自己，聊天说话，给自己做点喜欢吃的。"人上了年纪就怕一个人住，和子女住一起能多讲下话，老人有时候也会觉得很孤独的"。满奶奶年事已高，又患有多种慢性病，儿子特地安排她住在一楼，房间的马桶做了改造，床头装了个按铃，"有事一按，楼上就能听到了"。一日三餐儿媳会给自己做好饭，"他们每天要帮我单独做点饭菜，怕我营养跟不上，就时不时给我煮点红豆红枣粥，然后给我多做豆腐、豆制品类的食物"。平常遇到庙里吃斋饭的时候，儿子也会特地开车把满奶奶送过去，完后再接回来。

从访谈情况看，低龄老年人，特别是女性低龄老年人仍然是家务劳动和家庭照料责任的重要承担者，为家庭的正常运转提供了重要支撑。一般在身体变差或进入高龄阶段后，老人们会获得子女各方面的照料。这体现了家庭在不同生命周期阶段生活上的安排策略，也体现了传统家庭养老的特点和韧性。

五、影响健康的生活事件与环境

已有大量研究证实，优越的社会经济地位与良好的社会关系对健康效果有正向影响，环境因素影响个体健康的生理过程也是众多研究者探索的领域。从宏观层面来讲，社会大环境对群体健康的影响也很重要，尤其对老人这一特殊群体，社会、经济和环境因素对老年健康和死亡的影响显著（曾毅、顾大男等，2014）。

（一）早期行为对后期健康的影响

被访老年人普遍认为自己对健康负首要责任，"生病怪不了医生更怪不了别人"，访谈中很少人谈到经济社会因素对每个人健康的影响，多数人说到了个人的生活习惯、人生经历、健康观念等会对健康产生影响。

人们年轻时的生活习惯，艰苦困难的生活条件，加上自身不注意保养身体形成的习惯，这些因素影响身体的健康，到了老年时期就会表现出来。湖南 64 岁的丙奶奶（HN03），患有高血压和肾结石，在谈到什么因素对自己的健康影响较大时，丙奶奶认为，"我想我肾结石的病因，应该是我年轻的时候在村里当民办教师的那些年，由于条件差，学校没通自来水，就靠打井水吃。我平时总是认为井水是干净的，也不烧开一下，总打一壶井水就是一天的饮用水了。加上晚上有时候备课到很晚，熬夜的时间多，按医生的说法，有些山泉或者井水虽然含矿物质，但是一些重金属元素是超标的。这种生活习惯长期下来，就有可能造成结石病的病源"。

年轻时不注意保护自己的身体，为老年后各类疾病埋下隐患。86 岁的满奶奶（HN08）自称"一身的病"，"年轻的时候不注意，总以为自己年轻身体好，做事情不考虑后果，总觉得身体上吃点亏不要紧，反正年轻身体好能恢复，到老了才晓得很多病就是年轻时候不注意留下的引子"。76 岁的余奶奶（HN01），患有关节风湿疼和腰间盘突出。"年轻时候觉得自己身体好，不注意，包括我生了小孩在月子里也用冷水洗菜洗衣服。加上年轻的时候家里负担重，有时候做事情太过劳累了。所以老了后就会出现这两种慢性病，我是觉得这些方面对我现在的身体健康还是影响蛮大的"。

早期社会环境下的艰苦条件，农业劳动十分辛苦，身体劳累，损害健康。山西 77 岁的章爷爷（SX06），妻子在 44 岁时检查出食道癌，由于"担心要是手术失败，人也没有了"，一家人商量后选择保守治疗，听从医嘱坚持每天锻炼，后来妻子在十六年零八个月后去世了。章爷爷认为，自己妻子这个病很可能是过度劳累得的，"年轻时买什么东西都要票，家里孩子都没有衣服穿，没有布票就想办法自己织布，白天参加集体劳动挣工分，回来家后还要紧着时间纺花织布"。在这十六年里也一直没闲着，一个人种十六亩地，还要喂家里的牲口，都是章爷爷妻子一个人干的。"我在村大队有会，黑夜开会回来了还在那纺花织布，早晨起来又纺花织布，白天还要去集体上工"。

（二）重要生活事件对健康的影响

丧偶作为老年人晚年生活中的一项重大危机事件，产生的影响是即刻也是长期的，会对老年人的健康和生活产生重要影响，可能会造成心理层面的孤独感、抑郁、失眠等。子女是丧偶老人家庭支持的重要来源，但子女的陪伴并不能代替伴侣。在访谈中我们发现，尤其性格内向的老人，在丧偶后独居，更容易产生孤独和失落感，大多数老人都希望子女能多陪伴自己，让生活显得有烟火气。

湖南 76 岁的余奶奶（HN01），老伴已去世六年，余奶奶说，老伴突然去世这件事对她健康状态影响比较大，"突然一个昨天还在你身边上好好的人，一晚上过去，人就看不见了。当时是真的接受不了，对我也是一种打击"。虽然和老伴关系一般，但两个人也早已习惯了对方的陪伴，她也比较依赖老伴，"我老伴人在的时候没什么感觉，等到他走了后，想起之前在一起的生活，就很伤心，总是流眼泪"。"我现在到了晚上，只要一想起我那走了的老头子，我就感觉特别孤独，要是他现在也在的话，那生活就更加满意了"。余奶奶十分期望家人的陪伴，"也就是希望大家经常在一起聚下子，有空多陪我讲讲话就是的了"。

家庭至亲出现意外，对个体的影响也很大，这种影响不仅体现在健康层面，甚至会在生活方式、观念心态上改变一个人，是全方面的改变。湖南 86 岁满奶奶（HN08），大儿子在外开车跑运输，十多年前出了车祸，从此每逢初一十五，要在家里上香，定期去庙里拜会，饮食改成了只吃素，家人担心她营养不够，特意煮红枣粥、做一些高蛋白的豆制品给她吃。在访谈中，我们感受到至亲离世对满奶奶心态上的影响，"这个世上什么事情也没有尽善尽美的，日子过的开心些，少点发愁的事情，我也还是满意现在这个样子。做人还是要有点良心好，活得问心无愧就对了"。

除了身边至亲发生的重大事件，周围发生的事也对个体健康行为和观念产生影响，劝阻效果可能好于医生苦口婆心的规劝和科普。湖南如先生（HN10）讲到前妻弟弟食道癌的事，"发现症状时是早期，他经常喜欢嚼槟榔，就是一种不健康的生活方式造成的"，这警醒如先生戒掉不良生活习惯，关心自己的身体健康，"这件事对我还是有相当大的震动，我自己也有不好的习惯，就是抽烟，因为烟龄较长，抽了几十年了，戒烟也比较困难。所以现在只能控制少抽一点，每天控制在 15 根烟之内。"满奶奶（HN08）年轻时在木材厂工作，有一天，朝夕相处的同事毫无缘故地摔倒了，送到医院也没有救过来，"好好的人，说走就走了"，这对满奶奶的触动比较大，"后面医院检查说是突发脑出血，当时我心里就觉得，人还是怕有病，就是这个事情，之后我也开始注意自己的健康了"。

章爷爷（SX06）年轻时大家都是共同劳动，排队吃饭，章爷爷说，"管饭的事务长和别人发生口角，情绪激动，突然就倒地了"。现在想起来，忘记了具体是什么原因导致的死亡，但这在一定程度上警醒章爷爷以后少吸烟，"吸烟绝对不是好东西"，吸烟的习惯仍然没有完全改掉，章爷爷也谈到自己戒不了烟的几点原因：一是消愁解闷，和人相处不愉快、心里发愁时会抽烟，事情过去了就不抽了；二是抽烟解乏，农村人要干农活，"干活累了会吸烟，提提精神"；三是社交需要，和朋友乡邻在一起时，"大家都会抽烟喝酒一起开心"，成为社会交往中休闲娱乐的一种方式。

（三）社会支持对健康的影响

社会支持既涉及家庭内外的供养与维系，也涉及各种非正式关系的支援与帮助。社会支持不仅仅是一种单向的关怀或帮助，它在多数情形下是一种社会交换（李强，1998）。良好的社会支持对个体发展有着积极作用，可以帮助个体更好地面对日常生活中遇到的问题或危机，保持身心健康，在负性生活事件和抑郁症、紧张情绪、攻击性之间可以起到缓冲作用，维护个体心理健康（李相南，2017）。无论个体是否处于压力状态，只要增加社会支持，对个体都是有益的。

社会交往提供重要心理支持。参与社会活动、进行社会交往在很大程度上能缓解个体焦虑、压力和失意。研究学者将社会参与分为四个维度：家务型、休闲娱乐型、社交型、经济型，并表示社会交往、休闲娱乐会通过加强社会适应能力来缓解无助感和孤独感（赵青，2021）。在湖南秋奶奶（HN05）身上，我们看到社会交往对个体心理压力的缓解作用。秋奶奶说，和人交往聊天对她来说很重要，她也很喜欢和人打交道，"周围人看我这个情况，还是很同情我、帮助我的"。外人看来会认为她很开朗轻松，但看不出秋奶奶心里的痛苦，"没经历的生活，别人不会体会到，和人聊聊、讲讲话，我就感觉心里顺畅很多，心情也愉快点。如果总是一个人闷闷的，想自己家的事情，就真的是脑壳痛，觉得这日子好难过，好痛苦。讲些其他的事情，开心点子，笑一下子，这样时间就一下子过去了"。我们访谈过程中很多老人也谈道，"多和人交往聊天，心情总能开阔些""聊聊家常理短的、心情不娱乐的事，聊聊天心情就要好些"。

社会活动让老年人身体更健康，生活更丰富。社会活动参与对低收入和农村老年人健康的积极作用更大，主要作用为降低老年人失能风险，增强日常生活能力和工具性日常生活能力（赵青，2021）。贤爷爷（HN09）79岁，自己一个人住，平常爱看书、爱看报、爱听收音机，爱学习生活健康、医疗等知识，喜欢在菜园种菜，"我每天会花上两个半小时左右去锻炼，早上四点起来打开中央台听专家讲医学知识，学习高血压、糖尿病是怎么引发的以及在生活中要注意什么，平常跟别人聊天也会给别人讲怎么注意自己身体、一定要注意运动"。每天的各项活动让贤爷爷的生活充实而有意义，即使和老伴、家人没在一起，也不会感觉孤独，"我过得很充实，并不觉得孤独或无所依依，我的时间很紧，要早起床，不然支配不过来，因为锻炼就得两小时，再就是自己洗衣服、弄菜、做饭，这都需要时间"。贤爷爷平常和朋友下棋，还爱帮助邻居，"我这个人是个蛮善良的人，我喜欢帮忙啊，有些人现在还感恩"。

六、总结和讨论

从访谈来看，老年人的健康状态受到个人、家庭以及社会不同层面因素的影响。我们需要立足老年人的主体性，提升老年人的主动健康素养。同时在社会快速变迁背景下，需进一步关注老年人心理健康，强化对老年人的家庭支持和社会支持。

（一）强化健康教育

大部分老年人有健康的意识，知晓不良生活习惯的危害，但健康危害行为依然难戒除。原因有二：一是年轻时养成了不良生活习惯，现在因上了年纪，身体素质变差，能有意识的控制，减少每日抽烟量或饮酒量，但不能完全不抽烟喝酒；二是社交需要，很多被访者尤其是男性老年人谈到，因为社交和应酬而不得不喝酒或抽烟，其实自己也知道这些行为对健康的危害，但是"和朋友一起出去，大家都抽烟，你不抽不好嘛"，抽别人递来的烟成为对一个人尊敬的表现，"年轻的时候，出去谈事情，必须要喝酒的，现在也养成习惯了，但现在会少喝点"。在多年形成的不良行为难以戒除的情况下，督促个体建立起新的健康行为习惯更是困难。

在健康体检和健康科普活动参与上，也还有一些老年人积极性并不高，存在"走过场""检查没必要""听了也没用"等想法，这就要求进一步加强基层公共卫生行动，同时也要进一步站在普通老年人的思想立场上，使专业知识的阐释更加通俗，语言更加接地气，将知识讲解入脑入心。一则关于科普内容设计的研究发现（陈思懿，2022），当采用人物叙事的叙事类型时，增益框架的表达方式更能提高公众感知易感性的健康信念①，进而更能促进人们采纳健康建议，积极预防疾病。在访谈中也证实，老年人对口口相传的疾病治疗方法采纳度更高，周围人的亲身经历让人觉得更具可信性，老人们积极主动性也更强，能直接影响健康决策。

（二）重视老年人心理健康

老年人维持心理健康需要内发和外在的支持。老年期间的生活变化、重大事件极易带来自卑、无价值感等负面情绪，在访谈中发现，很多老人也存在有孤独感、生活无意义感等问题。内在动力来自个体主动调节生活节奏、安排生活事宜，发现自己人生的价值和意义。外在的力量支持也尤为重要，作为社会中的人，个体通过与外界互动的反馈来形成对自己价值的判断和自我认知，也从外界获得物质或情感支持，疏解不良情绪和压力。访谈中多数老人提到，社会交往对个体心理健康的支持作用，由家庭内部产生的压力、焦虑等负面情绪，在社区范围的社会交往、娱乐活动中被消化吸收，老年人的紧张情绪得到缓解和释放，在社区（村）中形成的良好邻里关系也可对个体形成有效心理疏导，消解焦虑、担忧、恐惧等不良情绪，间接影响身体健康状况。但访谈也发现，老年人生活中社交活动类型较单一，健康相关的一般有散步、慢跑、健康操等，社会交往类也仅局限于本社区（村）桌牌游戏、社区/村居委会电视、和熟人聊天等活动，活动接触人群的范围和活动类型非常局限，社区作为居民日常生活活动中心，政府可在购买社区服务上发力，寻求优

---

① 增益框架指如果采取这样的行为将产生的好处；感知易感性是对健康威胁的感知。

质为老服务资源，推动老年人积极参与社会交往活动，建立社区中老年人邻里互助良好氛围下的社会支持体系，营造老龄友好社区环境。

（三）加强家庭照料支持

良好家庭环境提供的亲密关系使老年人生活更具有意义感，有更高的生活质量，更好的健康状况，家庭养老也是当下主要的养老方式，而老年人以家为重的夙愿和现实之间存在一定冲突。谈到以后期望的养老方式，多数老年人希望以后能和子女一起生活养老，并认为子女给父母养老本是社会文化传统，但在访谈中我们看到，老年人家庭中空巢、空心现象较为普遍，造成理想的养老生活难实现，最后会做出无奈的妥协。由此问题引申出的空巢老人养老保障和基本生活问题，值得社会关注。这也要求加强家庭支持，巩固家庭照料基础。家庭照料是以家庭为单位，满足家庭成员物质需求，为其提供日常生活、精神慰藉等服务的基础性社会活动，主要包括亲代养育子代的向下抚育行为和赡养父代的向上孝养行为（赵青，2021）。访谈中发现，家庭中的老年人不单单作为被照料者的角色，多数老年人也承担起照顾家中幼小和高龄老人的责任，同时照护工作的繁重以及照护者的心理压力往往被其他家庭成员忽视。从访谈来看，家庭中学龄孩童与高龄老人是主要照护对象，因此逐步建立健全覆盖城乡的养老托育服务体系，为家庭照料者提供必要的支持是十分重要的。

（四）增强老年人健康主动性

通过访谈，我们了解到个体生活习惯、劳动就业状况、人生重要事件、社会环境以及医疗政策等都会对健康理念、行为和结果产生各种影响。如果说外在的社会环境、生活中意外事件是个体无法控制的范围，那么在个体有限掌控下，积极主动健康观和自身能动性对个体生活方式的塑造及健康的正向影响应该被重视到。访谈中有的老人在患病痊愈后，采纳医生建议积极锻炼身体，逐步恢复机体各项指标，良好的健康习惯也保持下来，身体素质和精神面貌反而变得比以前更好。同样我们也发现，个体心态调节能力的存在差异，这也对健康状态产生不同的影响，在经历了重大负性生活事件之后，有些老人的心理承受度更高，能更快适应突变后的生活，通过自身心理调节、主动寻求外在社会支持、参与社会活动转移注意力等方式，调整自己人生状态和心理状态，能顺利度过事件发生期，也具备更强的生活能力面对未知的挑战；但也有老人在经历人生突发事件或低谷期时，未能有效调节自身心理，家人也没有及时注意到其心理变化并给与情感支持，这样独自面对生活困境的境况让老人备感孤独，情绪更易低沉，精神状态不佳。因此，一方面，要在老年人群中广泛宣传积极老龄观、健康老龄化理念，提高老年人健康主体意识，积极践行健康生活方式。另一方面，要在社会层面，营造有利于老年人健康生活的环境，加强对老年人的社会支持，进而提高老年人群内在复原力和心理韧性，更好管理健康，更好适应环境变化。

表 24　湖南受访对象基本情况

编号	性别	年龄	地区	文化程度	职业
HN01	女	76	湖南省邵阳市	小学	务农
HN02	女	39	湖南省邵阳市	高中	个体户
HN03	女	64	湖南省邵阳市	初中	退休
HN04	女	57	湖南省邵阳市	初中	保洁员
HN05	女	61	湖南省邵阳市	小学	理发
HN06	女	38	湖南省邵阳市	高中	务农
HN07	女	45	湖南省邵阳市	初中	务农
HN08	女	86	湖南省邵阳市	脱盲	木材厂退休
HN09	男	84	湖南省邵阳市	高小毕业	技工退休
HN10	男	53	湖南省邵阳市	电大	下岗

表 25　湖北受访对象基本情况

编号	性别	年龄	地区	文化程度	职业
HB01	女	62	湖北省孝感市	初中	因婆婆生病辞职
HB02	女	72	湖北省孝感市	未上过学	务农
HB03	女	64	湖北省孝感市	未上过学	务农
HB04	男	63	湖北省孝感市	高中	村支书退休
HB05	男	62	湖北省孝感市	初中	退伍后务农
HB06	男	65	湖北省孝感市	初中	村组长
HB07	女	65	湖北省孝感市	初中	务农
HB08	男	75	湖北省孝感市	小学	务农
HB09	男	70	湖北省孝感市	未上过学	务农
HB10	男	79	湖北省孝感市	高中	教师
HB11	女	65	湖北省孝感市	小学	务农
HB12	女	68	湖北省孝感市	未上过学	务农
HB13	女	81	湖北省孝感市	未上过学	务农
HB14	女	75	湖北省孝感市	未上过学	务农

表 26　山西受访对象基本情况

编号	性别	年龄	地区	文化程度	职业
SX01	女	64	山西省潞城区	大专	公务员
SX02	女	73	山西省潞城区	小学	务农
SX03	女	65	山西省潞城区	扫盲班	务农
SX04	女	61	山西省潞城区	小学	务农
SX05	女	65	山西省潞城区	初中	务农
SX06	男	77	山西省潞城区	函授毕业	会计
SX07	男	68	山西省潞城区	初中	村长
SX08	男	66	山西省潞城区	初中	务农
SX09	男	77	山西省潞城区	初中	务农
SX10	女	74	山西省潞城区	完校毕业	务农

参考文献

[1] 陈向明 . 质的研究方法与社会科学研究 [M]. 北京：教育科学出版社，2000：103.

[2] 何旭明 . 社会学质性研究何以具备可推广性 [J]. 社会科学辑刊，2018（5）：85-91.

[3] 李晓凤，余双好 . 质性研究资料的方法 [M]. 武汉：武汉大学出版社，2006.

[4] 潘泽瀚，吴连霞，卓冲，杨飞扬 . 2010—2020 年中国老年人口健康水平空间格局演变及其影响因素 [J]. 地理学报，2022, 77（12）：3072-3089.

[5] ENGEL G L. The need for a new medical model: a challenge for biomedicine[J]. Science, 1977, 196(4286): 129-136.

[6] ANON. Constitution of the World Health Organization[J]. Am J Public Health Nations Health, 1946, 36(11): 1315-1323.

[7] 朱素蓉，王娟娟，卢伟 . 再谈健康定义的演变及认识 [J]. 中国卫生资源，2018，21（02）：180-184.

[8] 张文宏，张君安 . 社会资本对老年心理健康的影响 [J]. 河北学刊，2020，40（1）：183-189.

[9] WANG XY, YANG XL, LI JX, et al. Impact of healthy lifestyles on cancer risk in the Chinese population[J]. Cancer, 2019, 125(12): 2099-2106.

[10] World Health Organization. Major NCDs and their risk factors[EB/OL]. (2016 – 04–07)[2023–03–10].

[11] 何美坤，刘晓君，杨莹，等 . 农村老年人危害健康行为数量聚集情况及影响因素 [J]. 中国公共卫生，2021，37（01）：32-35.

[12] LI Y, ZHANG M, JIANG Y, et al. Co-variations and clustering of chronic disease behavioral risk factors in China: China Chronic Disease and Risk Factor Surveillance[J]. PLoS One, 2012, 7(3):e33881.

[13] 中华人民共和国中央人民政府 . 中共中央国务院印发《"健康中国 2030"规划纲要》[EB/OL].(2016–10–25)[2023–02–10].

[14] 陈靖，刘晓丹，张妤 . 中医治未病内涵解析及新时期发展策略探究 [J]. 时珍国医国药，2021，32（07）：1701-1703.

[15] 胡曦元，崔文，郭超 . 中国中老年居民体检情况及其前倾、使能、需求、

健康行为影响因素分析 [J]. 中国公共卫生，2022，38（10）：1253-1257.

[16] 谢晖 . 积极老龄化模型构建：基于世界卫生组织积极老龄化框架的实证研究 [D]. 山东大学，2019.

[17] 曾毅，顾大男，JAMA PURSER, HELEN HOENIG, NICHOLAS CHRISTAKIS. 社会、经济与环境因素对老年健康和死亡的影响——基于中国 22 省份的抽样调查 [J]. 中国卫生政策研究，2014，7（06）：53-62.

[18] 丘海雄，陈健民，任焰 . 社会支持结构的转变：从一元到多元 [J]. 社会学研究，1998（04）：33-39.

[19] 李强 . 社会支持与个体心理健康 [J]. 天津社会科学，1998（01）：66-69.

[20] 李相南，李志勇，张丽 . 青少年社会支持与攻击的关系：自尊、自我控制的链式中介作用 [J]. 心理发展与教育，2017，33（02）：240-248.

[21] 陈思懿，常明芝 . 健康科普的内容设计策略探索：基于 HPV 疫苗的实验研究 [J]. 科普研究，2022,17（06）：80-89+107+112-113.

[22] 曹红梅，何新羊 . 积极老龄化视域下社会活动参与对老年人健康的影响 [J]. 江苏社会科学，2022（02）：166-175.

[23] 武剑倩，钞秋玲，陈媛 . 家庭环境对老年人生活质量的影响：老化态度的中介作用 [J]. 心理与行为研究，2019，17（02）：223-228.

[24] 赵青 . 老年失能、社会支持与养老居住意愿——基于中国老年健康影响因素跟踪调查数据的分析 [J]. 人口与发展，2021，27（06）：140-150.

政策研究

中国老年健康服务的发展嬗变与趋势展望

伍小兰 李 晶[*]

摘 要：快速人口老龄化背景下，健康国家建设的关键在于调整老龄健康问题在社会发展中的地位和作用，建立与人口年龄结构和疾病谱相适应的健康服务模式。进入人口老龄化社会的20多年来，我国老年健康服务政策制度体系逐步完善，其内在逻辑在于深入认识和把握老年人真实、客观的健康需要，通过强化老年健康治理的"合纵连横"，持续优化老年健康服务供给，不断提升老年人健康福祉。迈入中度老龄化社会后，我国老年健康服务的发展要在积极老龄观和健康老龄化理念引领下，在持续深化供给侧改革基础上，更加注重需求侧发展，大力培育多元化市场服务主体，积极鼓励基层治理创新实践，推动老年健康服务更高层次的供需均衡和精准对接，建设活力奔涌的老龄化健康中国。

关键词：健康；老年健康服务；健康老龄化；发展历程

健康是幸福生活最重要的指标。进入21世纪以来，随着经济社会的

---

* 伍小兰，中国老龄科学研究中心老龄健康研究所研究员，研究方向为老龄健康、老龄公共政策；李晶，中国老龄科学研究中心老龄健康研究所助理研究员，研究方向为老龄心理健康、老龄健康政策。

快速发展和人民健康需求的不断增长，党和政府高度重视人民健康问题，提出实施健康中国战略，大卫生观、大健康观在全社会广泛传播。所谓大卫生观、大健康观，就是要把卫生健康工作理念、服务方式从以治病为中心转变为以人民健康为中心，从健康政策和健康治理角度综合考虑影响健康的各种因素（岳经纶、黄博函，2020）。以人民健康为中心，为人民群众提供全生命周期的卫生与健康服务，必须紧扣人口老龄化这一基本国情。快速人口老龄化背景下，健康中国建设的关键在于调整老龄健康问题在社会发展中的地位和作用，建立与人口年龄结构和疾病谱相适应的健康服务模式。因此，主动回应不断增长和变化的老年人健康服务需要，建立完善老年健康服务体系，提高老年人群的健康福祉，不仅是健康中国建设的必然要求，也是积极应对人口老龄化，拓展人口质量红利，推动形成一个活力奔涌的老龄社会的关键举措。

从社会发展的角度看，随着老龄社会的到来，老年人的健康不再只是个体和家庭的问题，而是一个重大社会问题，这也意味着需要对卫生健康政策和服务体系进行相应调整和重构。本文尝试探索如何在健康中国战略和实施积极应对人口老龄化国家战略的要求下构建起一个能够适应当前和未来老年人口需求的老年健康服务体系。全文主要分为三大部分：第一部分从政策范式及其转移的视角分析进入人口老龄化社会以来我国老年健康服务的发展演变和历史脉络；第二部分讨论我国老年健康服务发展的政策逻辑，以及迈入中度老龄化社会以后可能面临的现实困境；第三部分对我国老年健康服务的实践走向进行展望，并提出政策创新和路径优化的思考。

一、进入人口老龄化社会以来老年健康服务的发展脉络

2000 年，中国 60 岁及以上老年人口为 1 亿，占总人口的比例为

10.46%，超过了 10%[①]。按照联合国提出的标准，我国在跨越 21 世纪的同时也步入了老年型社会。老年人的健康和照料问题是人口老龄化过程中最为突出的问题，如何推进老年医疗健康工作也就成为重要的老龄政策议题。《中华人民共和国老年人权益保障法》在总则中提出了"老有所养、老有所医、老有所为、老有所学、老有所乐"的"五老"方针。二十多年来，包括老有所医在内的"五个老有"始终是我国老龄事业发展的核心目标。有研究（吴宾、唐薇，2019）对 2018 年以前的中央政府工作报告中有关老龄事业的文本内容进行了分析，发现政府的注意力配置重心集中在养老保险、养老服务和老年医疗健康三方面，相关政策体系不断发展完善。从政策范式及其转移的视角看，习近平总书记提出的"大卫生观、大健康观"以及在此基础上形成的"健康中国"战略，标志着党和政府在健康问题上发生了根本性的认知变化，正在逐步形成全新的政策理念和政策目标（岳经纶、黄博函，2020）。因此这里，以 2016 年为时间节点，对 2000 年进入老龄化社会以来我国老年健康服务的发展阶段和演变历程进行划分。

（一）2000—2015 年，老年医疗保健工作快速发展

步入老年型社会伊始，党中央、国务院即出台了第一个老龄工作的纲领性文件《关于加强老龄工作的决定》，明确阐述了"老年医疗保健服务"的发展方向，其重点在于提升服务的可及性和有效性，以有效满足老年人医疗保健需求。是时，国家从城市开始大力发展社区卫生服务工作，推动社区服务中心（站）的建设。因此，建立健全以社区卫生服务为基础的老年医疗保健网络成为"十五"和"十一五"时期老年医疗保健工作发展的主基调。特别是从 2009 年开始，依托城乡社区卫生服务机构，国家启动实施基本公共卫生服务项目，惠及亿万老年人。可见，进入老

---

① 资料来源：国家统计局 . 中国 2010 年人口普查资料 . http://www.Stats.Gov.cn/tjsj/pcsj/rkpc/6rp/indexch.htm. 2018-01-12 。

年型社会的前十年是我国社区卫生服务快速发展的十年，也是老年医疗卫生保健工作打基础、利长远的十年。也正是在基本具备社区服务网络基础之后，政策注意力开始转向连续性医疗服务资源不足这一薄弱环节，从"十二五"开始，国家提出要逐步加大老年病医院、护理院、老年康复医院和综合医院老年病科等老年医疗卫生机构的建设。

这一时期，积极应对人口老龄化逐步成为党治国理政的重要理念和内容。在此背景之下，养老服务在全国范围内快速发展，医养结合政策实践随之破土而出。有研究者（李志宏，2018）指出，医养结合的提出，是供需双侧推动的结果，既有需求侧的需要，也有供给侧的"痛点"。也就是说，医养结合的提出反映出老年人对更为方便地获得连续性健康服务的迫切需要，对尽可能维持日常生活质量的美好向往，而这不是目前单方面的"养"或者"医"的服务所能满足的，亟需以健康为导向的整合型服务。

纵观进入老龄化社会十五年以来的发展，可以清晰地看到，在纵向上，政府和社会对老龄事业以及老年医疗健康工作的重视程度在不断提升。聚焦"老有所医"，一方面对全民医保和基本公共卫生服务做出长远制度安排，另一方面适应人口老龄化形势，加大资源投入和政策创制力度，提高医疗卫生服务的适老性。在横向上，服务涵盖范围持续拓宽，表现为内容从重视疾病治疗扩展到健康管理、康复护理、长期照护、医养结合型服务等方面，对象从传统的老年患者或患者向高龄、失能以及一般老年人延伸，空间从城镇拓展到农村地区等。

（二）2016年后，老年健康服务体系化发展

2016年8月全国卫生与健康大会召开，习近平总书记强调，要把人民健康放在优先发展的战略地位，提出了"以基层为重点，以改革创新为动力，预防为主，中西医并重，将健康融入所有政策，人民共建共享"的新时期卫生与健康工作方针，并明确了健康服务的内涵和目标，即

"让广大人民群众享有公平可及、系统连续的预防、治疗、康复、健康促进等健康服务"。

随着健康中国上升为国家战略，这一战略理念开始全面地贯穿和体现在各部门和各领域的政策和行动中。我国医疗卫生政策总的逻辑是从低水平覆盖，到提高效率，再到健康导向（颜昌武，2019）。可以看到，从"十三五"开始国家出台的老龄政策中，"健康"取代"医疗"成为政策关键词，明确了以健康为中心的政策导向。2016年发布的《"十三五"国家老龄事业发展和养老体系建设规划》开辟专章阐述健全健康支持体系的政策措施。围绕强化健康服务供给侧结构性改革，推进健康老龄化的政策思路，我国相继出台了《"十三五"健康老龄化规划》《关于建立完善老年健康服务体系的指导意见》（以下简称《指导意见》）《"十四五"健康老龄化规划》等政策文件，逐渐形成清晰的目标路线，体现出政策发展中质的变化。老年健康服务也步入快速发展轨道，逐渐由单项突破转向综合推进。健康导向不仅体现在医疗卫生领域，还体现在养老服务领域，康养结合纳入养老服务体系建设目标就使养老服务体系建设具有更明确的健康老龄化指向（Doyle, L & Gough, L.，1991）。

在政策持续关注和推动下，近年来，我国老年健康服务工作在各地快速推进，成为新时期卫生健康事业和老龄事业的重点突破领域。可以预见，未来大老龄、大健康、大养老的事业发展格局将进一步交织融会，以满足数亿老年人日益增长的健康老龄化需求，探索老龄社会条件下健康中国和活力社会建设的有效路径。同时这一过程，也将在更大范围内推动全社会形成对于老年人、老年生活以及人口老龄化的积极认识。

二、老年健康服务的发展逻辑和现实挑战

人类社会发展经验证明：衣食住行生存需要和健康是全人类普遍具有的共同需要，健康需要已成为现代社会最重要需要（林宝，2021）。老

年人口越来越多，寿命越来越长，如果延长的生命始终伴随着糟糕的健康状态，无疑会对老年人的幸福感和社会发展活力带来很大的负面影响。研究和满足老年人的健康需要自然也就成为社会政策的关注焦点。需要界定与需要满足是理解社会生活状况、社会制度安排特征和政策框架的最佳理论视角（刘继同，2005）。满足什么样的健康需要，通过什么途径来满足需要，政府在健康需要满足中扮演什么角色，构成了老年健康服务体系运作的价值基础，也决定了政策制度不断发展的内在逻辑。

（一）积极回应老年人健康需要

从以老年人为本的视角出发，着力满足老年人健康需要，是老年健康服务政策不断发展和完善的原初动力。在生物层面上，衰老增加了老年人面对环境挑战的脆弱性，导致疾病和死亡风险的增加，同时由于增龄过程中老年人生理、心理、社会多方面的特异性变化，健康的影响因素更为广泛而复杂。这使得相对于中青年人口，老年人口的健康需要更为突出。老年人是慢性病的高发群体，而且多病共存的比例高，2018 年全国慢性病危险因素和营养监测数据显示，78% 的老年人至少患有一种慢性病[①]。同时老年人群中认知、功能减退以及营养、心理等健康问题也更为突出，对个体健康影响也就更为复杂。2019 年我国人均预期寿命为77.3 岁，但是 WHO 数据显示健康预期寿命仅为 68.5 岁[②]，由此也产生了令人关注的照护依赖问题。有研究（陈鹤、刘艳、伍小兰，2021）基于多项全国性调查数据的综合分析，认为我国 65 岁及以上老年人的失能现患率在 14.34% 上下波动，失能人数在 2061.54 万人上下波动。上述老年期的健康状况特征决定了老年人在急性医疗之外，还需要全人、全方位的健康服务，涵盖共病治疗、功能康复、长期照护、心理关怀等多个方面，跨越医院、养老机构、社区、家庭等不同地点。

---

① 资料来源：王海东. 不断满足老年人健康服务需求 [N]. 健康报，2021-09-29.
② 资料来源：施小明. 我国老年流行病学研究进展 [J]. 中华流行病学杂志，2021(10).

从健康需要的内容来看，它是随社会发展不断发展变化的，对健康的认识，决定了健康需要的内容和结构。健康究竟是什么？在现实生活中，认为"健康等于不生病"、要保持健康就必须"以治病为中心"的传统健康观念，已被历时性地建构为一种具有特定逻辑的价值理念、话语体系和实践活动（唐钧、李军，2019）。然而这种对于健康的认知和实践，其实际指向并非健康，而是疾病，也并不符合日常生活中人们对健康的感知。大多数研究显示，非专业人士倾向于把健康看作进行日常活动的能力，也就是说，很多人把健康看作功能良好状态（威廉·考克汉姆，2014）。对大多数老年人来说，维持功能发挥，提高实际的生活质量是最为重要的。因为人生之目的是"生"，"生"之要素是活动。有活动即是生，活动停止即是死（冯友兰，2017）。

这一方面意味着要立足功能健康的视角来认识和把握老年人的健康需要。这种需要指向一种客观的匮乏状态，人的基本功能需要如果不能得到满足，这种缺乏状态将损害人的生命意义（郎友兴、薛晓婧，2019）。另一方面，这也意味着，我们不仅要充分关注和满足患病者和失能者的健康需要，也要特别关注和研究尚处于机能良好状态的人群何以保持良好的外部原因，因为健康优先、预防为主最高的目标是怎么样获得健康，让人更长时间地享有自如活动和健康生活。

正是在此背景下，我国出台了老年健康服务方面的专项政策，《指导意见》明确提出建设包括健康教育、预防保健、疾病诊治、康复护理、长期照护、安宁疗护的综合连续、覆盖城乡的老年健康服务体系。《"十四五"健康老龄化规划》在指导思想中明确提出，持续发展和维护老年人健康生活所需要的内在能力，促进实现健康老龄化。然而，迄今为止，我国老年健康服务体系仍然是以疾病，特别是急性病救治为中心的体系（张拓红，2015）。积极老龄观、健康老龄化的理念还没有得到社会的普遍认同甚至是广泛关注。2021年全国城市居民健康素养水平为

30.70%，农村居民为 22.02%[①]，全社会健康素养水平亟待提高。老年健康服务体系的各个环节还存在发展中不平衡的矛盾，相对于老年疾病诊治，在老年健康教育、疾病预防、康复护理、安宁疗护等环节的投入明显不足，对慢病管理和老年人心理健康的重视不够。如何在实践层面树立个人是健康第一责任人，发挥老年人在健康自我管理上的主观能动性，如何推动机构、资金、人力诸方面的资源重组和机制再造，从单病治疗转向多病共治，从疾病治疗转向健康维护，从卫生部门主导为主转向多部门参与并重，形成老年健康服务不断优化发展的内生驱动力，在部门职能交叠和多重利益交织背景下，这无疑是一个巨大的现实挑战。

（二）持续加大老年健康服务供给

适应人口老龄化的形势，满足老年人健康需要，对卫生体系进行系统性改革是一个世界性的难题。世界卫生组织对全球 130 多个国家自 2002 年第二次老龄问题世界大会以来的工作进展的评估指出："卫生政策对人口学转变的响应仍处于低优先级"（WHO，2016）。可喜的是，适应人口老龄化发展形势，我国已经在健康卫生领域全面加快了积极应对人口老龄化的行动。2016 年是我国供给侧结构性改革的开局之年，也是健康中国战略规划实施之年，从体系建设的角度明确对健康服务主体、服务对象、服务方式和保障措施等系统内各要素进行全面的干预。

政策工具是人们为解决某一社会问题或达成一定的政策目标而采用的具体方式和手段（陈振明，2003）。围绕加大有效服务供给这一政策目标，现有政策中供给型政策工具的运用是较为频繁的，也即通过增加服务、场地、人才、资金、技术等要素的供给，为老年健康服务发展提供驱动力。老年健康服务的可及性和专业性首先离不开基础设施和服务人力支撑，这也是当前最主要的薄弱点所在，因而这两类供给型政策工具占有

---

① 资料来源：国家卫健委宣传司 . 2021 年全国居民健康素养水平 . http://www.nhc.gov.cn/xcs/s3582/202206/5dc1de46b9a04e52951b21690d74cdb9.shtml.

重要位置。在人才培养上，基于"十三五"时期的发展实践，《"十四五"健康老龄化规划》提出了加强全国老年健康专业人才培训、扩大老年健康照护队伍、培养老年健康社会工作者等方面的系统举措。笔者认为其中有两个方面的政策导向是十分值得关注的。一是提出在内科和全科住院医师规范化培训中强化老年医学学科内容。如果所有医生都能具备一定的老年医学知识，无疑能有效减少现代医学精细分科带来的"见病不见人"的弊端，避免不必要的过度医疗及其副作用，让更多的老年人受益。二是加快培养服务于老年健康的社会工作者、志愿者队伍。从"大健康"的角度看，健康管理和功能维护的很多手段是非医疗性的，帮助老年人更好地提高环境适应和自我管理能力，尽可能长久地维持自理自立的生活，这些都需要也适合健康社会工作者来做，而不是仅依赖于有限的医务人员。

基础设施方面的政策"含金量"就更高。比如，《指导意见》提出的三项具体量化指标，全部是与广义的基础设施建设有关。《"十四五"健康老龄化规划》提出了 7 项主要发展指标，其中三项与基础设施有关，包括二级及以上综合性医院老年医学科设置比例、三级中医医院康复（医学）科设置比例以及老年友善医疗卫生机构占比。此外，对各地康复医院、护理院（中心）以及安宁疗护服务设施建设提出了明确的最低指标要求。这表明现阶段我国老年健康服务政策的重心在于转化、拓展现有医疗系统中的基础医疗资源，强化多病共治、机体功能的综合评估和维护，生命末期的安宁疗护，以更好满足老年人的健康需要。可以预见"十四五"期间，我国健康服务设施将迎来增量扩张和存量挖潜的双向快速增长时期，但也面临诸多现实挑战。

"十四五"时期是我国人口老龄化重要变轨期，人口老龄化将从缓慢发展转为加速发展（黄石松、伍小兰，2021），目前我国已经进入中度老龄化社会。预计将在 2035 年前后进入人口重度老龄化社会[①]，这意味着

---

① 资料来源：中共国家卫生健康委党组 . 谱写新时代人口工作新篇章 [J]. 求是，2022（15）。

我国老年健康服务供给将长期面临总量不足的矛盾。同时"60 后"新老年群体将在"十四五"期间成为老年人群的重要组成部分,"七普"老年人口分年龄段数据显示,60~69 岁的低龄老年人占比仍然最高,为 55.83%[①]。在基本健康需求得到保障的同时,对健康的多元化、多样化、个性化需求将不断发展和升级,我国老年健康服务还将长期处于结构性供需不均衡的矛盾。

(三)着力优化老年健康服务资源配置

以功能维护和整体生活质量维护为导向的老年健康服务,并非单一性质服务,除医学服务外,还包括心理服务和社会服务,服务的触角也需从院内服务向老年人所在社区和家庭延伸。因此,进入老龄化社会以来的 20 多年,老年健康服务的发展历程也是老年健康资源配置丰富、整合和优化的过程。

首先加强横向治理,以医养结合作为资源整合的关键突破口。身处长寿时代,老了不能动了,谁来照顾是所有人都面临的一个现实问题。这是因为,社会护理的平均护理时间要远远长于治疗和手术之后的疾病康复性护理,而且在高龄群体中,疾病诱发的医疗护理和身体衰老所需的身体护理可能还会呈现出持续不断的"交织态"(刘涛、解正林、陈仲钰,2020)。这一复杂状况带来的挑战就是如何实现医养的资源整合和功能耦合,低成本可持续地保障老年人因疾病和衰弱带来的长时间段的护理需求。近年来我国养老服务、医养结合政策密集出台,其政策目标也进一步聚焦到居家社区机构相协调、医养康养相结合。这一政策治理目标体现了对老年人功能康护的重视,通过医疗卫生和养老服务两个系统之间的相互联结和合作,优化老年人的健康老龄化轨迹,让老年人尽可能长时间地享有尊严且有意义的生活。

---

① 资料来源:国务院第七次人口普查数据 [EB/0L]. 中国人口普查年鉴(2020),http://www.stats. gov.cn/tjsj/pcsj/rkpc/7rp/zk/indexch.htm,2021–5–11。

其次在纵向治理上，通过试点示范、基层机制创新等多种治理手段优化资源布局，推动服务就近就便。在试点示范方面，"十三五"期间，围绕积极应对人口老龄化，建设居家为基础、社区为依托、机构为补充、医养相结合的养老体系这一总体政策目标，由不同部门主导在全国范围内推动实施了居家社区养老服务改革试点、医养结合试点工作、长期护理保险试点、智慧健康养老应用试点示范等一系列试点。从总体上来讲，这些试点工作无疑从不同角度促进了养老服务、老年健康服务资源总量的丰富，并通过资金、税收、用房用地等多方面的政策调节，积极引导服务供给的资源配置向社区和居家层面倾斜和下沉。

在充分肯定成绩的同时，也要清醒认识到，目前，我们在治理措施上，主要还是以医养签约、养办医、医办养等为主，以需求为导向的医养资源统筹治理和部门协同治理力度还不够。在治理方式上，还主要依靠行政推动和倡导，经济、法律、科技等手段运用还较少。我国优质医疗服务资源向急性医疗、高等级医院集聚的现象尚未得到根本扭转，这种资源配置模式对于扩大老年健康管理、医疗护理供给、发展医养整合型的照护服务，无疑会造成实质性障碍。在基层改革实践中，在不同部门和渠道的资金、项目和政策往下推进落地过程中，也存在供需不匹配、纵向不到底、服务落地难的体制机制障碍，长期以来形成的部门间、条块间的割裂，不利于有效协同相关政策和资源，充分释放政策效应。

"十四五"时期和今后较长时间，我国老年健康服务将进入资源整合和优化配置的高质量发展阶段，如何打破老年健康服务设施建设和服务能力在城乡以及区域之间的不均衡格局，促进老年健康服务均等化发展；如何减少社会办医存在的"弹簧门"和"玻璃门"等现象，调动社会办医的积极性，织密老年健康服务设施网络，就近就便更好满足老年人多样化健康需求；如何鼓励地方在基层治理层面改革创新，减少服务体系搭建和资源建置上的分割和碎片化，解决政策落实难、成本高等问题，都需要坚持以满足老年人现实需要为落脚点和出发点，着力予以思考和解决。

三、老年健康服务的发展趋势展望

在大健康、大卫生的概念下，"健康"不等同于"没有疾病"，"健康服务"不等同于"治病救人"。应该说，我国老年健康服务政策发展高度契合了我国卫生健康事业从以疾病为中心走向以人民健康为中心，从医疗保障走向健康保障的转型趋势，同时也是积极应对人口老龄化的必然之举。"十四五"时期，我国人口老龄化形势将发生深刻变化，新增老年人口规模将明显超过"十三五"时期。到"十四五"时期末，人均预期寿命预计将达 78.93 岁[①]。更长的寿命既是经济社会发展所取得的成果，也是我们非常宝贵的资源和财富。这就要求我们改变对老年人和老龄化的消极态度，并且尽可能地促进老年人的健康状况，使这一群体成为推动社会进步的重要力量。应该说，回顾我国进入人口老龄化社会以来老年健康服务政策的发展历程，总结其历史嬗变逻辑，最重要的价值和意义在于为新时代老年健康服务发展提供现实启示，从而更好地推进健康老龄化、建设健康中国。

（一）以积极老龄观和健康老龄化理念为引领

进入"十四五"以后，国家明确提出要将积极老龄观、健康老龄化理念融入经济社会发展全过程各环节，在健康卫生领域首先就要体现这一理念引领。笔者认为积极老龄观最基本的内核就是积极看待老龄社会、积极看待老年人和积极看待老年生活，也就是说要把促进人的自由全面发展贯彻于整个生命周期。虽然很多老年人最终都会面临众多的健康问题，但是年老并不意味着被不良健康状况所困，老年期仍然可以继续有

---

① 资料来源：《"十四五"国民健康规划》（国办发〔2022〕11 号）。

作为，有进步，有快乐。从人的自由全面发展的角度来看，人的丰富本质不是通过"占有"多少来体现，而是通过"活动"多少来实现。随着活动形式的多样化，活动范围的扩大化，活动成果的丰富化，人的本质力量将得到充分体现，主体性将得到不断确证，人自我实现的成就感就越充足，幸福感就越强烈（徐先艳、王义军，2018）。因此，积极老龄观之下的健康老龄化并不意味着终身无病，而是尽可能地来发展和维持老年人的身体功能，以支持个人在更广泛的社会活动中发挥作用。这就要求推动服务目标从治愈疾病逐渐转向提高老年人现实生活能力和生活质量。对于因年龄、疾病、外在环境等因素造成的功能减退，应采取提早识别、康复重建、长期维护的原则（王燕妮、宋晰，2019），确保他们有尊严地生活，具有发挥功能的能力和条件。对于身心状况良好者，重点则是尽可能长久地维持这种状态，尽早发现并控制危险因素，预防失能。

老年医疗卫生服务一直都有，但建设以老年人健康特点和需要为中心的系统化的健康服务体系是未曾有过的。当前全球人口老龄化应对形势进入新阶段，世界卫生组织在全球发起了新一轮的健康老龄化行动计划，并且把行动关注重点放在了人生的后半段，也即老年阶段。作为世界老年人口大国，我们应积极参与全球健康老龄化的新一轮国际行动，扩大老年健康服务和健康老龄化方面的交流合作和经验借鉴，避免一些发达国家走过的弯路，探索建立中国特色的老年健康服务体系。

（二）实现老年健康服务供需在更高层次的动态均衡

我国老年健康服务的根本任务是顺应不断演变的人口老龄化特征，解决供给总量不足和供需结构性矛盾，实现供需的精准对接和更高层次的动态均衡。老年健康服务政策有着不同层面的政策目标，首当前冲是培育新的社会健康观念、认知和氛围，最直接的是扩大服务供给、扩展健康服务内容和形式，最根本的是借鉴健康老龄化的国际共识、推动老龄化健康中国的治理创新。健康服务是一个开放性而非封闭性的体系，重在形成"大健康""大卫生"的生态链，这就要求治理体系的同步创新，形成促使行政、市场和社群治理互补嵌入性的新制度格局。因此，当前老年健康服务的推进手段和评价标准绝不仅仅是看几个指标，更应大力鼓励在健康治理机制上进行创新，推动综合连续而非碎片割裂化的服务能落到实处。这就要求进一步优化政策工具组合，提高政策供给的精准化程度。特别是要注意实现政策工具与政策环境的有机融合，充分考量现有的政策环境因素，与组织体制、政策组合、行政资源等巧妙结合，最大可能性确保政策工具的选择以实现政策目标为首要标准（耿旭、喻君瑶，2018）。

首先，要提高对于"服务主体"这一维度的政策关注程度，丰富健康服务参与主体，形成"多马拉车"奔健康的态势。一是激励多方参与，鼓励社会资本通过互联网＋护理、特许经营、公建民营、民办公助等形式积极参与扩大老年健康服务供给市场。二是大力培育覆盖城乡社区的老年健康服务社会组织，调动和发挥老年教育机构、老年协会、社区服务中心等城乡社会组织在健康教育、健康管理和功能维护当中的基层优势和积极作用。应该优先放开健康领域的社会组织发展，只有盘活资源才是推动健康国家建设取之不尽用之不竭的动力源泉（王虎峰，2017）。三是要着力细化创新政策工具，调动和发挥个体在健康促进中的积极性和主动性。个人行为与生活方式因素对健康的影响占到60%[①]。据此，《健康中国行动（2019—2030年）》提出每个人是自己健康的第一责任人。这意味着个人绝不是健康的被动客体，但不能否认的是，健康生活的方式的选择往往受到外部地位、资源和机会的影响，因此，在健康教育和健康促进上我们必须要有社会政策的视角，综合考虑社会和环境的各个因素来设计有效的政策，引导和激发老年人在自我健康维护中的能动性和主动性。

---

① 资料来源：健康中国行动推进委员会．健康中国行动（2019—2030年），2019-7-9。

其次，在"主动健康观"的引领下不断调整对"服务内容"的认识和思路。面向未来科技发展形势以及突破还原论对医学实践的禁锢，2015年我国各领域专家提出了主动健康的概念，并逐步上升到国家政策层面。基于复杂系统论理论，"主动健康观"认为人的生命体是一个自组织、自适应的复杂巨系统，是一个躯体、精神情绪、心智、社会性和其他因素构成的综合体，具有强大的自我修复和自组织能力（李祥臣、俞梦孙，2020）。国外研究也指出，反映积极适应逆境的动态过程的复原力，是老年人重要的资源，并且使其他特征处于相似水平的个体之间产生差异。可见，中外健康研究其实已经达成某种共识，也就是尊重健康主体"人"的属性，重视恢复机体的整体健康，呵护和发展人的自我修复能力。因此，在健康促进手段上，要以个体的身心状态、行为方式为调节对象，以健康生活方式、"绿色"、无创的调理技术和社会支撑网络建设等为主要干预手段（俞梦孙等，2015）。人口老龄化和慢性病流行的双重背景下，这种健康服务理念及其实践指向无疑是极具建设性和启发性的。

最后，要不断强化和优化对于"服务递送"环节的政策设计，促进供需匹配和资源适配。老年人并不是一个同质性群体，他们由于身处不同的健康状态及其他客观条件，面临着不同的匮乏状态，因而有着不同的健康需要。应特别注意通过适合的政策工具提高供需匹配程度，提高资源的利用率。因此要逐步建立老年人的内在能力和功能健康评估指标，围绕功能健康制定老年人健康状态分级标准，为处于不同功能状况类型的老年人匹配适合、实用的健康服务资源。最重要的是，要聚焦功能重建、维护和增进，以及预防和减少失能失智，在实践中探索研究社区老年整合照护的评估工具和干预路径，推动基本医疗服务和公共卫生服务、医疗服务和社会服务的联动融合，着重加强卫生保健和社会服务的连接和整合，形成综合连续的健康服务链条。

（三）多措并举培育老年健康服务小微市场主体

一方面，老年人在大多数时候需要的大多数健康服务其实并不需要高精尖的技术和仪器，但最好是方便就近的，能够全面覆盖到居家生活形态。特别是，很多老年人由于老年慢性病引起身体机能下降和生活自理能力缺损，而需要长期性的生活照顾以及医疗护理。这就要求大大增加老年人身边的健康"便利店"，丰富康复护理类的老年健康服务资源，实现养护康结合，补齐当前养老服务中"护"的短板，扩大有质量的长期护理服务供给。另一方面则是要积极培育和发展实用型、社区型的医疗服务资源，更好推动急性医疗体系和长期照护体系的衔接。日本在2006年修改《护理保险法》后，积极调动民间资源和社会力量的投入，大力丰富社区紧贴型护理服务资源。同时积极发展在宅医疗服务模式，在宅不单指患者的自宅，还包括患者所住的养老住宅、养老机构、残障机构等，提供访问医疗服务的人员也不限于医生，还涵盖了护士、康复师、营养师等多个职业。作为老龄化先发国家，日本的经验无疑是具有一定启发性的。

面对爆炸性增长的老年健康服务需求，特别是长期性的护理需求，我们应积极探索多元主体共同治理的机制和路径，激发国家权力、企业组织与社会组织多方面的力量，用更多的政策红利滋养老年健康服务的小微市场主体，织密老年健康服务基层网络。这就要求强化政府主导下的市场化、社会化发展，加强政策扶持，改革体制机制，扫清身份障碍。当然，同时还要强化管理和监督，防止医疗市场中的技术冲动或利益冲动背离健康事业的"善本性"（舒高磊，2020）。一方面，加大政策支持力度，鼓励社会力量投入老年健康服务，丰富老年健康服务资源。发展社区型的全科诊所、康复站、护理站等，发挥其量多面广、灵活方便的优势，更好满足老年人多样性、差异化健康服务需求。另一方面，目前我国基层医疗卫生机构中，除了社区医疗卫生中心和乡镇卫生院，还有大量的社会办的专科诊所、医务室等，应充分利用好这些现有的社会办医存量资源，通过对其功能上的提质升级，提供普惠性老年健康服务。

（四）鼓励地方开展老年健康服务治理创新

老年健康服务体系建设的重心在社会实践，而实践效果取决于地方政策创新程度，找到符合问题情景和民众需求的实施方案。只有将顶层设计原则性与地方创新灵活性结合起来，才可能在一些重大问题上取得突破。相对于发文速度，各地如何基于本地的人口老龄化态势及资源状况，在国家大的政策框架之下进行细化和创新，是更为重要的考验。

我国人口老龄化有一个显著特点就是地区差异显著，而且这种差异还在不断扩大。有研究（陆杰华、刘芹，2021）利用七普数据分析发现，不同省份分布于尚未老龄化、轻度老龄化以及中度老龄化这三种不同阶段。从总体年龄结构来来看，目前我国老年人中低龄老年人口仍占一半以上，当然这在不同地区也存在区域性差异。这就意味着我国的老年健康服务发展不能一个模式、一种特点，而是要鼓励各地激活动能，引导创变，建立适合于本地社会经济发展水平、医疗服务资源状况和人口老龄化形势的综合连续、就近就便的老年健康服务体系。

因此，首先要积极推动各地将老龄健康工作纳入老龄工作的中心议题，纳入地方党委政府的中心工作，在实施积极应对人口老龄化国家战略背景下，形成党委领导、政府主导、社会参与、全民行动的老龄健康治理格局，推动老年健康服务从条条主导转向块块主导的快速发展。其次可在全国范围内设立老年健康服务治理创新观察点，大力鼓励基层进行政策创新和治理创新。比如，如何先行先试，突破基于疾病的医疗服务模式，建立基于功能和内在能力的健康服务体系，让老年人更健康、更有质量地生活。如何从不健康行为产生的社会情境出发，设计更多有效的政策工具激励人们主动选择健康行为和生活方式；如何从健康老龄化的战略高度来设计政策工具，汇聚多方资源，依托现有社区服务站、社区养老服务机构、社区医疗卫生机构等，在重度老龄社会来临前搭建好失能失智预防体系。所有这些问题的突破都需要基层的先行实践和鲜活创新。通过对观察点治理经验和效果的总结和比较，开展优秀案例的宣传推广和经验学习工作，在各地推动形成良好的示范效应和赛马效应。

四、结语

透视我国进入人口老龄化社会以来老年健康服务政策的发展历程，可以总结出其逻辑思路在于顺应老龄社会发展形势，深刻理解和把握老年人真实、客观的健康需要，并以此为导向，持续优化资源配置和服务供给，全面推进新时代老年健康政策的完善。近年来围绕健康老龄化、医养康养相结合这一政策方向，我国已经在养老服务、医养结合、长期护理、老年健康服务等方面出台了大量的政策，也开展了大量的工作，在打破专业和系统壁垒、动员全社会参与、推动"合纵连横"的资源整合利用方面取得了显著的成绩。但立足长寿时代的战略视野来看，仍面临诸多突出问题，尚难以为老年期以致全生命周期的功能和活力维护提供有效支撑。这就要求一方面在现有医疗保障制度框架内推动医疗卫生服务的适老化，把健康教育、预防保健放在更为重要的位置，强化老年综合评估管理和多学科诊疗服务等；另一方面在长期照护保障制度框架内，做好"医养"制度上的"分"，同时又兼顾事务上的"合"，以"康养"为目标发展专业的失能照护服务和失能预防服务。通过制度的整合，汇聚多方面的力量，着力维护老年人全生命周期的健康生活能力，探索建立适应老龄社会的健康保障制度。

最后，我们还是应想方设法向预防要健康，以预防降成本。人的健康状况主要由相关社会行为、环境与遗传因素的交互作用决定（Hernandez L M，2006）。因此，如何发挥我国特有的举国体制的优势，帮助国民形成健康生活方式，而不是止步于疾病的早筛早治，是今后优化老龄健康治理机制所需要持续关注和推进的主要问题。今后应持续深入研究和关注行为选择产生的社会情境和原因，探索适合的社会健康政策，开展针对性干预和措施，鼓励人们主动选择健康行为和生活方式，主动调理人体机体的失调失稳状态，真正实现以预防为主，根本性优化全生命周期的健康老龄化轨迹。

参考文献

[1] 岳经纶，黄博函 . 健康中国战略与中国社会政策创新 [J]. 中山大学学报（社会科学版），2020，60（01）：179–187.

[2] 吴宾，唐薇 . 中国政府推进老龄事业发展的注意力配置研究——基于中央政府工作报告（1978—2018）的内容分析 [J]. 中州学刊，2019，269（05）：65–71.

[3] 李志宏 . 医养结合：问题缘起、实践偏差与破解之路 [J]. 老龄科学研究，2018，6（12）：3–12.

[4] 颜昌武 . 新中国成立 70 年来医疗卫生政策的变迁及其内在逻辑 [J]. 行政论坛，2019，26（05）：31–37.

[5] DOYLE, L & GOUGH, L.A Theory of Human Need[M].New York: The Guilford, 1991: 170.

[6] 林宝 . 康养结合：养老服务体系建设新阶段 [J]. 华中科技大学学报（社会科学版），2021, 35(05):9-18.DOI:10.19648/j.cnki.jhustss1980.2021.05.02.

[7] 刘继同 . 健康需要的基本特点与医疗卫生政策涵义 [J]. 中国卫生事业管理，2005（02）：68–69.

[8] 陈鹤，刘艳，伍小兰，等 . 中国老年人失能水平的比较研究——基于四项全国性调查数据 [J]. 南方人口，2021，36（05）：1–12.

[9] 唐钧，李军 . 健康社会学视角下的整体健康观和健康管理 [J]. 中国社会科学，2019（08）：20.

[10] [美] 威廉·考克汉姆 . 医疗与社会：我们时代的病痛 [M]. 高永平，杨渤彦译 . 北京：中国人民大学出版社，2014：5.

[11] 冯友兰 . 活出人生的意义 [M]. 北京：中国友谊出版社，2017：164.

[12] 郎友兴，薛晓婧．政府回应的是需要还是需求？——对"送医下基层"的一种解释 [J]．浙江社会科学，2019（01）：59-65.

[13] 张拓红．人口老龄化对健康服务体系的影响 [J]．北京大学学报：医学版，2015，47（03）：4.

[14] 世界卫生组织．关于老龄化与健康的全球报告 [R]．2016.

[15] 陈振明．政策科学—公共政策分析导论（第二版）[M]．北京：中国人民大学出版社，2003：170-187.

[16] 黄石松，伍小兰．"十四五"时期中国老年健康服务体系建设的路径优化 [J]．新疆师范大学学报：哲学社会科学版，2021，42（05）：9.

[17] 刘涛，解正林，陈仲钰．德国的医疗与护理关系及其对中国医养结合的启示 [J]．中国公共政策评论，2020（02）.

[18] 徐先艳，王义军．马克思主义人的自由全面发展理论与新时代青年发展 [J]．中国青年研究，2018（08）：7.

[19] 王燕妮，宋晰．医养整合照护国际进展 [J]．中国护理管理，2019，19（02）：4.

[20] 耿旭，喻君瑶．政策工具一定会服务于政策目标吗 ——基于 23 份省级主体功能区政策文本的分析 [J]．甘肃行政学院学报，2018（06）：10.

[21] 王虎峰．健康国家建设的源流，本质及治理 [J]．中国卫生，2017（08）：2.

[22] 李祥臣，俞梦孙．主动健康：从理念到模式 [J]．体育科学，2020，40（02）：7.

[23] 俞梦孙，曹征涛，杨军，等．关于健康医学模式的思考与解读 [J]．世界复合医学，2015（02）：4.

[24] 舒高磊．习近平人民健康观的生成前提与内涵逻辑 [J]．社会主义研究，2020（03）.

[25] 陆杰华，刘芹．中国老龄社会新形态的特征，影响及其应对策略——基于"七普"数据的解读 [J]．人口与经济，2021（05）：12.

[26] HERNANDEZ L M, BLAZER D G. Genes, behavior, and the social environment: Moving beyond the nature/nurture debate[R]. Washington DC: National Academia of Sciences, 2006.

我国老龄健康及政策研究的回顾与展望

张福顺 *

摘 要：全面加强老龄健康及政策研究是推动老龄健康政策创新、优化老龄健康资源配置、有效应对和解决老龄健康问题的重要手段，对于建设健康中国和实施积极应对人口老龄化国家战略具有重要意义。本文概括和总结了学术界关于老龄健康及政策研究的进展情况和主要议题。研究发现，我国在老龄健康及政策研究方面已经形成了一些共识。多数研究认为，我国老龄健康形势依然严峻，老龄健康资源分布不均，老龄健康理念发生了重要转变。未来，应进一步加强老龄健康政策理论、政策实践、政策环境及其变化、政策运行机制等方面的研究。

关键词：人口老龄化；老龄健康；政策；医养结合

关于我国老龄健康及政策的相关研究散见于老龄问题、健康问题、医疗卫生政策研究中。老龄健康及政策研究的重要性同研究者关注不足和研究不充分之间形成了强烈反差，这一现象在我国人口老龄化形势日益严峻和实施积极应对人口老龄化国家战略的背景下应该引起足够重视。老龄健康及政策问题不仅蕴含重大的理论问题，也是重大的实践问题，

---

* 张福顺，中国老龄科学研究中心副教授，国际老龄研究所所长，研究方向为国际老龄问题、养老服务、老龄健康及政策。

深入开展这方面研究将有助于贯彻落实党的二十大重大战略部署，进一步加强老龄健康政策顶层设计，构建面向未来的老龄健康政策体系，全面推进健康中国建设。本研究主要通过"中国知网"来检索、筛选影响较大、且研究方法比较规范的文献，旨在梳理和勾画老龄健康及政策被认识、被研究的过程和脉络，研究的主要议题及共识，研究不足与展望，为学界同仁深入开展中国老龄健康及政策研究奠定初步的文献基础。

一、研究的演进过程

我国学界对老年人健康问题的关注可以追溯到 20 世纪 50 年代。1959 年，我国神经组织学家郑国章对"老年生物学""老年病学"和"老年人的社会、经济、文化问题"的研究领域和研究内容做了划分，讨论了"老年与衰老""老年与健康""老年与社会"的关系（郑国章，1959），提出应"开展衰老过程基础生物学的研究"，特别要重视"老年人常见疾病的研究"，针对老年人特征"开辟有关的老年门诊部与病房，建立老年病医院和老年病研究所，预防和治疗老年人的疾病"（郑国章，1960），并将国际老年学研究的进展情况介绍到国内。这些研究和译介促进和带动了国内在一片空白的老年学领域开展老年人及其健康问题研究，开拓之功不可没。

（一）20 世纪 80—90 年代研究的兴起

学界对"老龄""老龄健康"及"老龄健康政策"的关注和研究兴起于 20 世纪 80 年代初中国政府筹备参加"老龄问题世界大会"。1981 年 10 月，中国政府应邀参加了在马尼拉举行的"老年人问题世界大会亚洲地区政府间筹备会议"，这是一次为举行"老龄问题世界大会"而召开的"亚太地区政府间预备会议"（白桦，2004）。中国代表团团长、时任国家劳动总局副局长魏恒仓在预备会议上作了发言，后经整理发表在杂志上。该文深入阐述了中国政府在老年人、人口老化以及人口老龄化的经济、社会影响等问题上的立场、观点、现实做法和长远计划（魏恒仓，1982）。可以说，这是学术期刊首次刊发代表中国政府观点的专门阐述中国老龄问题的学术文章，老龄问题正式进入了学术研究的视野。

　　学界一方面关注"老龄问题世界大会"及其所讨论的世界老龄问题，另一方面更加注重对我国老年人健康及政策问题的讨论，指出老年人健康问题"既有医疗保健方面的问题，也有心理因素和环境影响等社会方面的问题"，应综合地进行研究（袁缉辉，1982），建议设立专门医疗机构来预防和治疗老年疾病，通过开办老年人医院，"使医院家庭化、家庭医院化"来解决老年人的医疗健康问题（郝麦收，1982）。

　　这一时期，学界已经充分认识到老龄和老龄健康问题的重要性和紧迫性，呼吁全社会都来关心和关注老龄和老龄健康问题的呼声越来越高，通过动员国家、社会和个人力量共同关心解决老龄和老龄健康问题的主张也越来越清晰明确（郄建伟，1984）。全国和区域性的人口学会和老年学会先后成立，各地、各部门的人口学、老年学研究机构和研究刊物纷纷出现，"老年人口学、老年社会学、老年经济学的研究随之兴起"（李稚，1988），这些都为深入开展老龄、老龄健康及政策问题研究创造了必要的条件。不过，研究中也出现明显不足，常常是"老年人""老化""老龄问题"概念不清和"应用混乱"（徐勤，1985），老龄健康及政策问题研究的深度和广度不够。

　　值得注意的是，人口学者、老年学者、社会学者、经济学者围绕"我国会不会发生人口老龄化""我国何时出现人口老化""对我国人口老龄化应持怎样的态度"等问题展开了热烈讨论，直至党的十三大报告明确指出"要注意人口迅速老龄化的趋向，及时采取正确的对策"，关于"人口老龄化"的一系列问题才达成了"可贵的共识"（李稚，1988）。

（二）21 世纪初研究的繁荣

2000 年左右我国进入老龄化社会，老年人口占世界老年人口总量的五分之一，成为"世界上老年人口最多的国家"，老年人医疗卫生和健康问题成为备受关注的社会热点问题（全国老龄工作委员会办公室，2006）。学界围绕老年人群健康状况及健康功能评价、老年健康保健、人口老龄化条件下城市医疗资源重组、农村卫生筹资政策调整、高龄老年人的社会经济与健康状况及对策等问题进行了深入研究和讨论，尤其是老龄健康的社会经济影响、老龄健康政策的体制机制环境、健康老龄化及相关政策等问题研究日趋兴盛和繁荣起来。

2018 年是中国改革开放 40 周年，2019 年是新中国成立 70 周年，2021 年是中国共产党成立 100 周年，在这些重要的时间节点前后，在"新时代"我国社会主要矛盾变化、实施"新两步走"战略目标、实现"两个一百年"奋斗目标的背景下，学界围绕我国老龄健康需求、健康老龄化、医养结合政策的发展走向、中国老龄健康及政策的成就与挑战、老龄健康政策的顶层设计与体系构建等问题展开了深入研究和讨论（党俊武，2020），取得了新的积极进展。

二、研究的主要议题

（一）关于老龄健康引发的政策问题

老年人健康需求激增引起的社会矛盾和问题十分突出，亟待通过改革和出台相关政策调节和缓和不同社会群体之间的矛盾冲突，学者们对此进行了广泛深入的讨论。有学者指出，由于老年人患病率高、慢性病患者多，必然导致医疗费用支出和医疗保障资金使用的迅速增加，2000 年我国离退休人员医疗费用支出比上年增长了 8.4%，2000 年至 2001 年全国参加基本医疗保险的离退休人员从 924 万人增加到 1815 万人，增加了

96.4%，同期医疗保险支出增加了96.0%（姜向群、万红霞，2005）。另有学者指出，人口老龄化、疾病慢性化条件下很多疾病无法通过临床手段和药物来解决，巨额的医疗投入仅仅是为了某些罕见病的诊疗和应付已经造成的损害，"这种非普及式的医学模式，是不能提高群体的健康水平，同样也不能提高功能生命质量的"（郑洁皎、朱秀英，2000）。为此，学者们提出，要切实制定老年卫生保健政策，建立老年卫生服务保健体系和社区老年健康服务网络，从而满足老年人的公共卫生和健康需要（赵红征、尹桂梅，2000）。

（二）关于老龄健康政策的体制机制环境

学界在研究讨论老龄健康政策时，对医疗卫生的体制机制改革问题给予了必要的关注和探讨。世界卫生组织的研究表明，很多国家的医疗卫生体系都是"围绕医院和专家建立的"，这种"以医院为中心"的医疗卫生体制直接导致了"非必要医疗和医源性感染相关的巨大支出"，而20世纪80—90年代各国卫生部门"只注重缩减卫生成本而疏于管理"的医疗体制改革必然导致"卫生体系向无节制的商业化沦落"，结果导致医疗卫生体系的低效和医疗卫生服务的昂贵（世界卫生组织，2009）。何岚指出，我国从1980年开始经历了漫长的"医改"之路，但20世纪80年代中期至90年代中期的10年里，居民看病费用平均上涨了14%（何岚，2006）。另有研究认为，改革开放以来中国医疗卫生体制"从总体上讲，改革是不成功的"（国务院发展研究中心课题组，2005），"医疗卫生体制出现商业化、市场化的倾向是完全错误的"，其消极后果是"医疗服务的公平性下降和卫生投入的宏观效率低下"（欧运祥，2006）。而这些恰恰是老龄健康政策制定和实施过程中必须要面对的客观条件和现实问题。

（三）关于"健康老龄化"的政策路径

我国"健康老龄化"问题的研究始于20世纪90年代（邬沧萍，

1996），作为应对人口老龄化和解决老龄健康问题的一种重要思路和解决方案，邬沧萍及时地将其介绍到国内来（印石，2000）。本世纪初，这方面的研究日趋繁荣起来。学者们深入阐述了研究健康老龄化的方法论，指出老年人的健康与长寿是辩证的关系，"长寿是健康的标志"，但"长寿并不能充分体现健康"（邬沧萍，2001），提出现代意义上健康不再限于延长寿命，应当是"免于疾病和残疾，而且包括体格、精神和社会各方面的健全、完美无缺"，因此，要提倡"健康的老龄化"（邬沧萍，2010）。另有学者指出，我国实现健康老龄化过程中面临着严峻的医疗保障方面的挑战，认为"如何提高老年人的健康水平已经成为一个公共卫生问题和社会问题"，为此，要完善老年人医疗保障政策，建立健全社区医疗照护和康复体系（陈功、刘岚，2006）。在实现"健康老龄化"策略对策方面，学者们认为，除了需要完善老年医疗保障制度外，还应该积极创造社会支持环境，大力开展老年健康教育，通过提高老年人健康素养和健康意识来实现健康老龄化的目标（田立霞、王赞旭，2003）。

（四）关于医养结合政策

关于医养结合政策的缘起和背景、政策创新和实践探索、政策效果和改革方向等内容，学者们给予了较多的关注。在对近十年来医养结合的模式类型、面临的困境及改进措施的研究状况进行梳理分析的基础上，有学者认为，医养结合模式面临的主要难点是"主管部门交叉重叠，责任边界不明晰""医养结合服务定位偏误，阻碍自身发展"和"违规操作严重，'套保'风险隐患较大"的问题（孟颖颖，2016）。也有学者指出，国家新一轮机构改革为医养结合制度化创新带来了新的契机，有利于医养结合的服务性质从"兜底弱势群体的老年福利"调整到"基本公共服务的老年事业"，服务方式"从条块化管理发展为整合式服务"，服务内容"从被动治疗发展为完整的健康服务模式"（胡雯，2019）。

（五）关于老龄健康政策的成就与挑战

早在 20 世纪 90 年代末和 21 世纪初，有学者就系统总结和梳理过我国老年健康保障制度的建设问题，对老年医疗保障制度改革的阶段特征、历史地位、主要成就及存在的问题进行了研究，为新时期深入开展老龄健康政策研究奠定了基础。在老龄健康政策成就方面，有学者指出，中国医疗卫生健康事业 70 年的改革发展向世界贡献了"中国智慧"，稳步提升医疗卫生服务能力，让包括亿万老年人在内的广大群众"不得病、少得病""看得起病""看得上病、看得好病"，成为国际上医疗服务质量和可及性排名进步幅度最大的国家之一（傅卫、张植晟，2019），居民总体健康水平稳步提高，人均预期寿命从建国初期的 35 岁提高到 2018 年的 77 岁（中华人民共和国国务院新闻办公室，2019）。同时，也有学者明确提出，包括老年健康政策在内的中国健康保障制度面临巨大风险和挑战，存在资源动员能力不足、缴费制度缺陷、自付比例高、全面覆盖难度大等问题，面临着严峻的"老年健康不安全"的问题和挑战（朱俊生，2010；郝晓宁、胡鞍钢，2010）。

三、研究形成的主要共识

（一）老龄健康形势严峻

老年人整体健康状况堪忧。北京大学发布的《中国健康与养老报告》显示，60 岁及以上老年人中自报患有至少一种慢性病的比例高达 78.9%，在自报患病率较高的疾病中，高血压、关节炎或风湿、消化系统疾病、心脏病等病症排在前几位（北京大学中国健康与养老追踪调查项目组，2013）。2016 年发布的"中国老年社会追踪调查"报告与上述调查结果具有很强的一致性，"75.23% 的老年人自报患有慢性疾病，高血压、心脏病 / 冠心病、颈 / 腰椎病、关节炎、糖尿病和类风湿等是城乡老年人患病比例较高的五类慢性疾病"（中国人民大学老年学研究所，2016）。中国老龄科学研究中心编写的《中国城乡老年人生活状况调查报告》（2018）印证了上述调查结果，显示 60 岁以上老年人患有慢性病的比例达到 79.97%，80 岁以上患有慢性病的比例高达 85.28%（党俊武，2018）。多数学者的研究结论与这些调查结果具有一致性，认为慢性病对广大老年人产生了"多维健康功能损害"（傅东波、卫志华，1998），成为"影响老年人健康状况的主要因素"（杨靓、徐辉，2015）。

老年人心理健康问题突出。老年心理健康是老年健康的重要方面，有学者对老年人心理健康标准进行了研究，认为老年人心理健康至少应该包括五个方面的内容，即愉快的精神和乐观豁达的心理状态、健全的人格、良好的人际关系、理性的思维能力以及正常的行为能力（陈灵泉，2013）。也有学者提出，由于老年人在生命过程中进入了"退行性发展"阶段，自然生理因素的变化和工作、生活中心的变化，都可能引起老年人的心理变化和心理反应，容易出现垂暮感、孤独感、烦躁感和恐惧感，老年人心理健康问题变得越来越突出（许改玲，1990）。相对于男性老年人而言，女性老年人在心理方面不如男性老年人健康，表现较多的抑郁特征和对生活更大的不满（梅锦荣，1995）。

另外，老年人群阿尔茨海默病近年来呈现的高发态势引起学界越来越多的关注。研究显示，我国 65 岁及以上老年期痴呆患病率为 5.56%，"我国 2020 年、2030 年、2040 年、2050 年患病人数分别为 1450 万、2075 万、2687 万、3003 万"，罹患老年期痴呆的人数未来 30 年将呈现持续增长的态势（王英全、梁景宏，2019）。

老年人疾病和照护负担沉重。由于老年人的自然老化和病痛，庞大的老年人治疗和照护需求将给国家、社会、家庭将带来沉重的负担。在医疗保健费用支出方面，由于老年人患非传染性疾病，如癌症、心脑血管疾病、老年痴呆症的概率相对较高，导致老年人口医疗保健费用支出远比年轻人高，这是理论和实证研究都一致表明的。于学军指出，我国由于老年人口比例升高和数量的增大，退休人员的医疗保健费用支出也在急剧膨胀，"从 1986 年的 16.4 亿元增加到 1995 年的 203 亿元"，退休人员与在职职工医疗保健费用之比"从 1986 年的 23.8∶100 发展到 1995 年的 57.8∶100"（于学军，1999）。封进、余央央指出，20 世纪 90 年代中期，65 岁及以上老年人的人均医疗费用是 65 岁以下人口的 2.7～4.8 倍。1990—2010 年，我国卫生总费用增长迅速，年均达 19%，扣除物价上涨因素，实际增长年均 13%（封进、余央央，2015）。另据测算，2012 年全国卫生机构 60 岁及以上老年人住院费和门诊费分别达到 2132.10 亿元和 2073.88 亿元，这给我国的医疗机构、社保部门以及老年人家庭和个人都带来了很大负担（郭梦，2015）。

（二）老龄健康资源分布不均

老龄健康资源城乡分割，农村老龄健康资源相对不足。2016 年国务院印发《关于整合城乡居民基本医疗保险制度的意见》以来，开始推进城镇居民医疗保险和新型农村合作医疗制度的整合。在城镇，尽管不同群体占有和享用的医疗卫生资源同样不均衡，但相对于农村而言，城镇人均医疗卫生资源占有依然要远远高于农村，农村医疗卫生资源占有明显不足，农村医疗卫生在改革与发展中面临更多的困难和问题（程晓明、王禄生，1999）。正如有的研究指出，"乡村地区的医师资源配置自东向西依次递减"，东、中、西部和城乡之间医疗资源配置严重不均衡（白雪洁、程于思，2019）。城乡卫生资源配置存在严重的不平等情况，并对居民健康产生了极大影响（简文清，2016）。这在我国农村老年人口比例明显高于城镇、人口老龄化呈现明显"城乡倒置"的情况下，更加凸显了广大农村地区老龄健康资源的相对不足。

基层老龄健康资源配置明显不足。我国医疗卫生资源配置"倒金字塔"形畸形结构不但使得"重医疗、轻预防"的传统医疗模式难于改变，加剧大型医疗机构膨胀发展和基层医疗卫生服务机构的不断萎缩，而且造成了医疗资源配置的低效，降低了广大老年人获取医疗卫生服务资源的可及性和公平性，加快推进医疗卫生服务资源整合以适应日益严峻的人口老龄化形势势在必行（张海红，2015）。经过多年建设和发展，我国社区卫生服务取得了显著成效，社区卫生服务中心和服务站的覆盖率迅速提高，社区门诊量和服务量大幅提升，但同时依然面临医疗卫生人才相对不足、补偿机制不健全等问题。对此，有学者提出，应大力发展基层社区医疗卫生服务，面向广大老年人提供"融预防、医疗、保健、康复、健康教育等为一体的多元化、全方位、连续性、综合性"的基层医疗卫生服务（齐晓琳、李士雪，2006）。

高龄老年群体健康资源占有相对不足。研究表明，中国80岁及以上高龄老年人数量将从2000年的1150万增加到2020年的2700万，2030年将达到3900万，2040年和2050年分别达到6400万和9900万。相对于65~69岁、70~74岁和75~79岁三个年龄组的老年人而言，80岁及以上老年人的医疗费用要分别高出77%、60%和36%（曾毅、柳玉芝，2004）。高龄老年人数量的增长和相较于其他年龄段老年人而言高龄老年人普遍较高的医疗费用，必将使得高龄老年人需要和占有更多的医疗资源。但是，高龄老年人的医疗保障覆盖面很窄，城镇中只有13.8%的高龄老年人享有公费医疗，农村享有公费医疗高龄老年人只有4.1%，其余高龄老年人口的医疗费用都要靠自己和子女来承担（柳玉芝、张纯元，2003）。

（三）老龄健康理念发生深刻转变

"大卫生""大健康"理念得到普遍认可。大卫生观是一种现代卫生观，其着眼点是致力于人人健康，重点是主动积极预防，兼顾治病防病，目标是"主动保护社会全体成员的身心健康，实现国富民强"，是一种社会协调发展的卫生观，是一种全民参与的卫生观，是一种"自然—社会—心理—生态—健康"的整体观（肖进，1991）。闫希军进一步指出，

"大健康"是全方位的健康，是包括"身—心—社—德—生态"的全要素的健康，不仅包括个体的健康和群体的健康，还包括健康的生活方式、健康的生活环境以及健康危险因素的控制等，同时照应到"人的生、老、病、死之整个生命历程"（闫希军，2017）。"大卫生""大健康"的理念观念得到了普遍认可。

"全生命周期"理念和"健康生活方式"得到倡导。《"健康中国2030"规划纲要》提出，要"立足全人群和全生命周期两个着力点"，将健康服务模式覆盖"从胎儿到生命的终点"的全生命周期，实现全程性的健康服务和健康保障。张伟认为，中国特色健康服务模式应该涵盖"健康管理、临床医疗、慢性病管理康养与临终关怀"全生命周期，并提供包含"预防、治疗、康复、健康促进"等在内的全生命周期的健康服务。针对很多健康问题进展缓慢，而且往往是"沉默的"发展，相关危险因素在生命过程中往往是日积月累的结果，张伟提出，应该大力提倡和推广"三级预防理论"，以此来防治慢性病的发生、防止和减缓疾病的发展，并通过自我管理、转诊制度、康复引导来"改善患者生活质量、防止伤残、促进功能恢复"（张伟，2019）。欧阳一非则提出，应通过合理膳食和改变生活方式，倡导戒烟限酒、积极参与休闲性身体活动、提升睡眠质量、减少静坐时间等，来促进老年人健康（欧阳一非，2019）。学界提出和倡导的"全生命周期""健康生活方式"的理念观念在老龄健康政策的设计和制定中得到越来越多的体现。

建设健康中国的理念上升为国家战略。学者们在回顾和总结西方国家健康国家建设历史经验的基础上，提出了健康中国的基本理念，解读了健康中国建设的基本内涵，提出了健康中国建设的实施路径（申曙光、曾望峰，2020）。同时，健康中国建设所倡导和推动的"将健康融入所有政策"也得到了学界的关注和讨论。胡琳琳指出，世界卫生组织（WHO）最早提出并倡导了"将健康融入所有政策"的理念，"它是针对健康的宏观社会和经济决定因素，采取跨部门行动的一种策略"，全国卫生与健康大会和《"健康中国 2030"规划纲要》把"将健康融入所有政策"作为新时期卫生与健康工作的方针和体制机制改革的重要内容，目标就是要"加强各部门各行业的沟通协作，形成促进健康的合力"（胡琳琳，2017）。建设"健康中国"的理念和要求正在老龄健康政策的制定和实施中得到逐步贯彻和落实。

四、研究的未来展望

我国老龄健康及政策研究取得积极进展以及围绕一些共同感兴趣的议题进行广泛深入研究后形成的成果是显而易见的，再次表明了学界对我国老龄健康及政策涉及的理论和实践问题的关注和热情。当然，研究的不足和欠缺也很明显。未来，应该围绕以下内容和方向加强老龄健康及政策研究。

加强老龄健康政策理论研究。老龄健康政策理论既包括人口老龄化理论、健康学的有关理论、政策科学理论等有关内容，又不是三者的简单组合，它更应该是能够揭示老龄健康政策本质规律的思想体系和价值观念。加强老龄健康政策理论研究，就是要研究、梳理和建构老龄健康政策的思想理念、价值观念、学说体系、代表人物及其流派、研究方法等，是在充分批判和吸收借鉴已有研究成果的基础上，建构老龄健康政策思想理论体系。

加强老龄健康政策实践研究。我国老龄健康政策实践有两个渊源，一个是老龄政策，另一个是医疗卫生和健康政策。如果从 1982 年我国成立"老龄问题世界大会中国委员会"以及派团参加维也纳"老龄问题世界大会"算起，老龄政策的实践已有 40 多年的历史。而关于劳动者年老、疾病或者丧失劳动能力时各种问题的解决，1953 年的《劳动保险条例》和1954 年《中华人民共和国宪法》都作出过制度化安排。特别是党的十八大以来，关于老龄健康政策更是密集出台。对这些内容应该进行深入细致的梳理和研究。

加强老龄健康政策环境及其变化研究。党的十九届五中全会指出,"我国发展环境面临深刻复杂变化",开启了全面建设社会主义现代化国家新征程,2022 年国内生产总值突破 120 万亿元,新冠肺炎疫情产生了广泛深远影响。这些经济社会发展的深刻变化都应该纳入老龄健康政策环境的研究范围,深入研究经济社会发展的复杂变化对老龄健康政策制定实施的影响,深入研究老龄健康政策的制定实施如何适应经济社会发展环境的不断变化。惟其如此,制定和实施的老龄健康政策才能更符合我国实际,才能更有效地应对和解决我国老龄健康问题。

加强老龄健康政策运行机制研究。由于老龄健康政策具有鲜明的跨领域、跨部门的特点,加之很多中央和国务院政策文件的落实又要涉及中央和地方的财权、事权关系,政策决策和运行机制高效、科学、合理就显得非常重要。加强老龄健康政策运行机制研究,进一步优化和发挥全国老龄工作委员会及其成员单位的职能作用,优化中央和地方政府的权责关系,对于增强老龄健康政策实施效果是非常必要的。

加强老龄健康政策资源及其配置研究。老龄健康政策就其本质来讲,是一种健康权利的分配,是在老年群体与非老年群体、不同地区、不同阶层、不同年龄、不同健康状况的老年人之间配置健康资源的过程。当前及今后一段时期,国家有哪些健康资源,包括人力的、物力的、财力的,如何充分发挥有为政府和有效市场的健康资源配置功能,通过行政或市场的方式在不同群体之间进行健康资源的有效配置,需要开展深入细致的研究。

加强老龄健康政策专题研究。在我国现行的老龄健康政策体系中,老年健康服务体系建设、医养结合、老年健康保障体系建设是主体内容,也是当前党和国家解决老龄健康问题、改善老龄健康状况、增进老龄健康福祉的主要政策抓手。对于这些政策应该从跨学科视角下交融推进系统的专题化研究(陆杰华、韦晓丹,2021),用研究解决问题,以研究推动政策创制。研究的重点应紧紧围绕解决广大中西部地区、农村地区、基层社区、失能失智老人、特殊困难老年人的健康服务和健康保障问题展开，着力解决老龄健康事业发展不平衡不充分问题。

加强老龄健康政策评估研究。政策评估对"加强对整个政策活动的有效控制"起着至关重要的作用，更是决定政策延续、政策调整和政策终结的重要依据。我国老龄健康政策评估工作十分薄弱，相关研究工作也未得到充分重视，这很不利于老龄健康政策的健康发展。加强老龄健康政策评估研究，加大力度对老龄健康政策结果和影响进行定性和定量评价，对于优化老龄健康政策制定实施，提升老龄健康政策效果是十分必要的。

加强中外老龄健康政策比较研究。很多人口老龄化先行国家和经济发达国家在制定和实施老龄健康政策，应对和解决老龄健康问题方面积累了很多成功经验和有益做法，值得我们认真学习和借鉴。加强中外老龄健康政策制度比较研究，包括英国的社区卫生服务制度、德国的长期照护保险法、日本的介护保险制度等，吸收和借鉴他国老龄健康政策制定实施中的成功经验，汲取失败的教训，对于优化我国老龄健康政策是非常有益的。

加强老龄健康政策规划研究。党的二十大提出，从现在起，党的中心任务就是"团结带领全国各族人民全面建成社会主义现代化强国、实现第二个百年奋斗目标，以中国式现代化全面推进中华民族伟大复兴"，为我国未来发展擘画了一幅波澜壮阔的宏伟蓝图。为此，党和国家的一切工作都应该在这样的战略安排下谋篇布局，制定和实施老龄健康政策也该如此。为了提高老龄健康政策制定和实施的系统性、连续性，避免政策交叉和"碎片化"，应该加强老龄健康政策规划研究，按照规划高效连续出台相关老龄健康政策，持续提升老龄健康水平，为推进健康中国建设，实现健康老龄化奠定坚实基础。

参考文献

[1] 郑国章 . 老年学 [J]. 科学通报，1959（10）：320-321.

[2] 郑国章 . 老年学的研究与展望 [J]. 动物学杂志，1960（2）：47-51.

[3] 白桦 . 中国出席亚太地区老龄问题预备会议代表团《关于参加老龄问题世界大会亚太地区政府间预备会议的报告》[A]. 全国老龄工作委员会办公室，中国老龄协会 . 中国老龄工作年鉴（1982—2002）[M]. 北京：华龄出版社，2004.410-412.

[4] 魏恒仓 . 必须重视和研究老年人问题 [J]. 社会，1982（1）：4-5.

[5] 袁缉辉 . 开展老年社会学的研究是一件大事 [J]. 社会，1982（3）：21-25.

[6] 郝麦收 . "老人年"里话"老龄"[J]. 人口学刊，1982（4）：58-60.

[7] 郄建伟 . 充分认识我国老龄问题的重要性和迫切性 [J]. 人口与经济，1984（6）：28-33.

[8] 李稚 . 我国对老龄问题认识的飞跃——学习十三大文件的体会 [J]. 南方人口，1988（3）：32-36.

[9] 徐勤 . 老龄问题中的几个基本概念 [J]. 人口研究，1985（4）：63.

[10] 全国老龄工作委员会办公室 . 中国人口老龄化发展趋势预测研究报告 [J]. 中国妇运，2006（2）：15-18.

[11] 党俊武 . 十个关键词解读"实施积极应对人口老龄化国家战略 [J]. 老龄科学研究，2020（11）：3-10.

[12] 姜向群，万红霞 . 人口老龄化对老年社会保障及社会服务提出的挑战 [J]. 市场与人口分析，2005（4）67-71.

[13] 郑洁皎，朱秀英 . 上海地区人口老龄化及其医疗、保健和康复需求问题的调查与分析 [J]. 现代康复，2000（7）：1038-1039.

[14] 赵红征，尹桂梅 . 老年与健康——新世纪关注的焦点 [J]. 中国卫生经济，2000（3）：16-17.

[15] 世界卫生组织 . 迎接新的卫生挑战 [J]. 医学与哲学（人文社会医学版），2009（3）：1-6.

[16] 何岚 . 医疗体制改革中政府的职能定位分析 [J]. 医学与哲学，2006（3）：

9-11.

[17] 国务院发展研究中心课题组 . 对中国医疗卫生体制改革的评价与建议 (概要与重点)[J]. 中国发展评论 (中文版第 7 卷增刊), 2005 (1): 1-14.

[18] 欧运祥 . 医疗市场化失败后的法律和伦理思考 [J]. 医学与哲学, 2006 (1): 26-28.

[19] 邬沧萍 . "健康老龄化" 战略刍议 [J]. 中国社会科学, 1996 (5): 52-63.

[20] 印石 . 论健康老龄化及其对策 [J]. 南京中医药大学学报 (社会科学版), 2000 (2): 73-75.

[21] 邬沧萍 . 有关研究健康老龄化方法论的几点思考 [J]. 中国人口科学, 2001 (S1): 101-106.

[22] 邬沧萍 . 提倡健康的老龄化 [A]. 从人口学到老年学——邬沧萍自选集 [C]. 北京 : 首都师范大学出版社, 2010: 496-497.

[23] 陈功, 刘岚 . 社会医疗保障与健康老龄化 [J]. 中国全科医学, 2006 (23): 1923-1928.

[24] 田立霞, 王赞旭 . 健康老龄化的促进对策 [J]. 中国公共卫生, 2003 (2): 232-233.

[25] 孟颖颖 . 我国 "医养结合" 养老模式发展的难点及解决策略 [J]. 经济纵横, 2016 (7): 98-102.

[26] 胡雯 . 健康中国背景下机构改革助力医养结合发展的方案构想 [J]. 行政管理改革, 2019 (2): 48-56.

[27] 傅卫, 张植晟 . 新中国 70 年卫生改革发展的道路与展望 [J]. 中国卫生政策研究, 2019 (9): 1-4.

[28] 中华人民共和国国务院新闻办公室 . 为人民谋幸福 : 新中国人权事业发展 70 年 [N]. 人民日报, 2019-9-23 (014).

[29] 朱俊生 . 中国健康保障制度的挑战及其应对 [J]. 湖北大学学报 (哲学社会科学版), 2010 (2): 91-96.

[30] 郝晓宁, 胡鞍钢 . 中国人口老龄化 : 健康不安全及应对政策 [J]. 中国人

口·资源与环境，2010（3）：73–78.

[31] 北京大学中国健康与养老追踪调查项目组. 中国健康与养老报告 [EB/OL]. （2013-05-31）[2023-02-22].http://charls.pku.edu.cn/articles/news/579/zh-cn.html.

[32] 中国人民大学老年学研究所.“中国老年社会追踪调查”研究报告［EB/OL］.（2016-03-01）[2023-02-22]. http://class.ruc.edu.cn/index.htm.

[33] 党俊武. 中国城乡老年人生活状况调查报告（2018）[M]. 北京：社会科学文献出版社，2018.124–125.

[34] 傅东波，卫志华. 慢性病患病对老年多维健康功能损害的影响 [J]. 中国慢性病预防与控制，1998（6）：295–296+301.

[35] 杨靓，徐辉. 老龄化背景下慢性病对老年人健康状况的影响 [J]. 中国老年学杂志，2015（18）：5277–5279.

[36] 陈灵泉. 试论老年人心理健康问题及其社会看护 [J]. 人民论坛，2013（5）：130–131.

[37] 许改玲. 论老年人口的心理健康 [J]. 社会科学研究，1990（3）：47–52.

[38] 梅锦荣. 老年心理健康的性别差异 [J]. 中国临床心理学杂志，1995（4）：193–195+204.

[39] 王英全，梁景宏. 2020—2050 年中国阿尔茨海默病患病情况预测研究 [J]. 阿尔茨海默病及相关病杂志，2019（1）：289–298.

[40] 于学军. 中国老年人口健康研究 [J]. 中国人口科学，1999（4）：1–11.

[41] 封进，余央央. 医疗需求与中国医疗费用增长——基于城乡老年医疗支出差异的视角 [J]. 中国社会科学，2015（3）：85–103+207.

[42] 郭梦. 中国人口老龄化与疾病的经济负担 [J]. 医学与哲学，2015（4A）：32–34.

[43] 程晓明，王禄生. 农村卫生改革与发展中的若干问题与对策 [J]. 中国卫生资源，1999（5）：21–24.

[44] 白雪洁，程于思. 医疗资源配置的城乡区域差异与中老年人个体健康 [J]. 西安交通大学学报（社会科学版），2019（2）：80–89.

[45] 简文清. 卫生资源配置失衡对居民健康的影响: 基于城乡和区域视角 [J]. 中国卫生经济, 2016 (8): 55-57.

[46] 张海红. 医疗资源垂直整合的几种情况分析 [J]. 医学与哲学, 2015 (7A): 69-72.

[47] 齐晓琳, 李士雪. 我国社区卫生服务发展的障碍与对策研究 [J]. 医学与哲学 (人文社会医学版), 2006 (4): 20-22.

[48] 曾毅, 柳玉芝. 中国高龄老人的社会经济与健康状况 [J]. 中国人口科学 (增刊), 2004: 4-13.

[49] 柳玉芝, 张纯元. 高龄老人的经济和医疗保障现状、问题与对策思考 [J]. 人口与经济, 2003 (1): 12-16.

[50] 肖进. 试论大卫生观的几个问题 [J]. 医学与哲学, 1991 (1): 41-42.

[51] 闫希军. 大健康与大健康观 [J]. 医学与哲学, 2017 (3A): 9-12.

[52] 张伟. 构建全生命周期的新时代中国特色健康服务模式 [J]. 中国循证医学杂志, 2019 (12): 1379-1387.

[53] 欧阳一非. 改善生活方式, 促进老年人健康 [J]. 环境与职业医学, 2019 (12): 1091-1093.

[54] 申曙光, 曾望峰. 健康中国建设的理念、框架与路径 [J]. 中山大学学报 (社会科学版), 2020 (1): 168-178.

[55] 胡琳琳. 将健康融入所有政策: 理念、国际经验与启示 [J]. 行政管理改革, 2017 (3): 64-67.

[56] 陆杰华、韦晓丹. 跨学科视角下老龄健康研究的主要框架、核心议题及其展望 [J]. 河北大学学报 (哲学社会科学版), 2021 (3): 140-150.

人口老龄化背景下主要发达国家的健康政策应对及其对我国的启示

王燕妮　宋　晰[*]

　　摘　要：世界范围内，主要发达国家比中国更早面对人口老龄化和随之而来的社会经济各方面变化。这些国家基于各自的国情，不断探索并制定实施与人口结构和老龄化进程相匹配的健康政策，取得了很多令人瞩目的成果，值得我国学习，包括：为国民提供尽可能全面覆盖的医疗健康保险保障和应对健康挑战的经济基础；充分发挥个人在保持健康和活力方面的主观能动性；以价值为导向，通过政策影响支付方和服务提供方为人群健康结果负责。同时我们也应汲取这些发达国家有过的教训，例如：过于依赖经济发展和高投入，更关注"治病"而非"健康"，既得利益者阻碍改革，过度市场化导致浪费，效率和质量让位于公平，政策缺乏延续性，等等。通过分析其他国家健康政策应对的成败得失，提出我国在人口老龄化背景下的三大启示，以期实现新的健康认知/观念谱系、全要素健康社会体系、主动预防和降低照护依赖的方向转变。

　　关键词：人口老龄化；健康政策；健康老龄化；将健康融入所有政

＊　王燕妮，青松康复护理集团创始人，清华大学约翰霍普金斯大学医疗卫生管理博士，研究方向为健康老龄化及银色经济、医养结合、整合照护模式创新及相关人才队伍建设、失能失智预防及康复护理；宋晰，青松康复护理 集团/青松健康科技（北京）有限公司首席运营官，研究方向为老年整合照护模式实践和新型人才培养。

策；整合照护

一、人口老龄化、健康老龄化以及"将健康融入所有政策"

根据国家统计局（2022）数据，截至 2021 年底，我国 65 岁及以上人口 2.01 亿人，占总人口比例为 14.20%。伴随着我国人口老龄化快速发展化，面临着老年抚养比大幅上升、失能失智老人照护负担重的挑战。国家层面对人口老龄化国情高度重视，近年来不断出台积极应对人口老龄化的政策文件，并通过各种具体措施保障政策落地实施。2019 年中共中央、国务院发布的《国家积极应对人口老龄化中长期规划》强调，要增强应对人口老龄化的经济基础和提高社会保障能力。党的十九届五中全会将积极应对人口老龄化上升到国家战略。

随着人类从年轻社会（短寿时代）进入老龄社会（长寿时代），主要死亡原因从战争、瘟疫、传染病、急性病转为慢性疾病，医疗保健的重心也随之转移。19 世纪的医学力求解决不适症状，20 世纪开始定义和研究具体疾病的诊疗，到了 21 世纪，以全人（holistic）、全周期（life-course）、全人群（population）的"健康"为导向，我们对于健康的认识在不断发展。如何帮助日益增长的老龄人群实现更加健康的高质量长寿，即实现健康老龄化，是积极应对人口老龄化的重要课题。

越来越多国家的现状和研究证据表明，影响健康的决定因素中，医疗只占到 8% ~ 20%，其它绝大部分是包含社会经济因素、环境和行为等在内的社会决定因素（social determinants of health, SDOH）。

1986 年，首届国际健康促进大会通过的《渥太华宣言》提出健康促进五大优先领域，其中的首个优先领域为"建立促进健康的公共政策"（其他四个领域分别是创建健康支持环境、加强社区行动、发展个人技能和调整卫生服务方向）。2013 年，世界卫生组织在其举办的第八届国际健康促进大会上提出"将健康融入所有政策"，自此，针对影响健康的社会、经济、环境、行为等决定因素采取跨部门联合行动就成为各国制定相关政策时的共同方向（胡琳琳，2017）。

2020年底，联合国发布《健康老龄化十年规划2021–2030》，该规划建立在2002年联合国《马德里老龄问题国际行动计划》基础之上、其时间安排与联合国《2030年可持续发展议程》相一致，是继《2016—2020年老龄化与健康全球战略和行动计划：建设每个人都能健康长寿的世界》之后的第二个主要行动计划（Michel, 2021）。

为了促进健康老龄化目标的实现，联合国健康老龄化行动十年计划主要涉及以下四大行动领域。

理念倡导：改变我们对年龄和老龄化的思考、感受和行动方式。

宜居环境：确保社区环境有助于改善和维持老年人的身心功能。

整合照护（ICOPE）：提供以人为本的整合型照护，在基层保健中重点关注老年人。

长期照护（LTC）：让老人可以按需获得长期照护服务。

落实以上四大领域的行动，需要各成员国进行宏观层面跨部门/机构的政策规划和可控范围内的本地化试点（Dixon, 2021）。我国虽然进入老龄社会时间整体较晚、但人口老龄化速度快于大部分发达国家，有必要从筹资、支付、服务提供、质量管理等角度学习其他国家的经验和教训，形成符合中国国情的科学、有效、清晰、易行的政策体系。

在综合考虑各国经济发展水平、老龄化进程、健康促进政策、医疗保障体系、长期护理保障体系等因素的基础上，本报告选取了八个有代表性的发达国家和我国进行比较分析，覆盖了老龄化程度和经济发展程度高而发展进程不同、医疗健康体系各有特色的西欧、北欧、北美、东亚、北亚、南亚地区。各国相关数据对比汇总如表27所示：

表 27　主要发达国家和我国的人口、经济和医疗卫生数据

	老龄化进程（65 岁以上人口从 7% 增长到 14% 的时间）		人口数量（百万）	出生时人均预期寿命（2019）	出生时人均预期健康寿命（2019）	总和生育率（2019）	人均 GDP/ 美元（2019）	医疗卫生支出占 GDP%（2018）
法国	115 年	1864—1979	65.13	82.5 岁	72.1 岁	1.9	40380.1	11.26%
瑞典	85 年	1887—1972	10.04	82.4 岁	71.9 岁	1.7	51686.9	10.90%
美国	72 年	1942—2014	329.07	78.5 岁	66.1 岁	1.7	65279.5	16.89%
英国	46 年	1929—1975	67.53	81.4 岁	70.1 岁	1.7	42354.4	10.00%
德国	40 年	1932—1972	83.52	81.7 岁	70.9 岁	1.5	46467.5	11.43%
日本	24 年	1970—1994	126.86	84.3 岁	74.1 岁	1.4	40113.1	10.95%
新加坡	20 年	1999—2019	5.8	83.2 岁	73.6 岁	1.1	65640.7	4.46%
韩国	18 年	2000—2018	51.23	83.3 岁	73.1 岁	0.9	31846.2	7.56%
中国	22 年	2000—2022	1441.86	77.4 岁	68.5 岁	1.7	10500.4	5.35%

数据来源：2020 年世界发展指标数据库（世界银行，2020）；World Health Organization（2000, 2021）。

尽管人类健康的秩序受到自 2019 年底以来新型冠状病毒感染疫情的影响，特别是很多发达国家老年群体的健康状况和可获得的医疗健康服务资源一度因为突如其来的感染、重症和死亡风险而受到影响，但是随着全球疫情防控进入常态化，在与新型冠状病毒长期共存的过程中，各国健康政策的整体趋势仍将围绕人口结构和健康需求的变化，发展因地制宜、优质、高效、可及的医疗保健体系（Hornung, 2021; Alderwick, 2020; Singer, 2020）。

二、主要发达国家的健康政策应对

（一）法国：保险广泛覆盖、选择高度自由

作为世界上最早进入老龄社会（以 65 岁以上人口占总人口比例达到 7% 为标准）的西欧国家，在老龄化程度逐渐加深的漫长过程中，法国比较从容地进行了应对和部署，国民健康状况得到了较好的保障，并在 2000 年世界卫生组织国家医疗卫生体系评价中排名第一。法国健康政策最为突出的特点有如下两个方面。一是覆盖全民的国家健康医疗保险体

系。工薪职工医疗保险（CNAMTS）、农村社会互助保险（MSA）、独立职业医疗保险（CANAM）和另外 11 种针对其他特定行业从业人员及其家人的小型医疗保险，为几乎所有法国人口提供了医疗保健的强有力支付保障。二是医患双方都拥有高度的选择自由，政府则通过医疗保险支付来实施监管。在这种机制下，法国医疗服务供给充足，公立、私立医疗机构共同发展，国家管控和市场机制同时发挥作用，药品和医疗服务的价格相对低廉，人们对日常医疗保健的需求度和实际使用程度都很高，同时整体医疗卫生花费远低于美国（蔡江南，2016）。

面对人口老龄化带来的健康挑战，法国在 2002 年启动老年生活自理个人津贴（APA），把帮助居家老年人尽可能维持生活自理能力作为政策重心之一，正向引导老年人和家庭。对于经评估认定丧失自理能力的老年人，则提供针对性的"援助计划"，包含照护人员报酬、适老化改造和送餐等服务补贴、喘息服务安排等。另外，法国政府通过调整人口政策鼓励生育，并大量接纳移民，在经济发达国家中罕见地实现了对生育率下滑趋势减缓（张俊华，2008）。当然，上述政策效果的可持续性和规模化推广的可行性仍有待进一步观察。

（二）瑞典：全方位健康促进的深度老龄化福利国家

瑞典将享受健康生活作为公民幸福的基本权利。瑞典是进入深度老龄社会（以 65 岁以上人口占总人口比例达到 14% 为标准）最早的国家之一，其经济发达，是工资、税收和福利"三高"的北欧福利国家代表。瑞典特别强调通过大量补贴医疗和口腔健康服务、可负担的营养食品、纯净的饮用水、空气和自然资源、干净的环境来让人们感到舒适和满足，是全方位践行健康促进理念的典型国家。瑞典医疗保健服务主要由公共支出解决，采取国家卫生服务模式。政府通过税收筹资、由各级政府和机构分权管理，力求最大限度地实现并兼顾公平和效率（丁裕斌，2010）。

瑞典公民在健康和医疗保健费用中需要自付的比例很低，特别是在初级保健机构的就诊花费，瑞典甚至为个人在一年内的自付费用和药费设定了上限，超出部分由政府和医药利润理事会填补。

作为"老年人的天堂"，瑞典向老年人发放金额可观的养老金，领取养老金者免交健康保险费却继续享受健康保险保障。患有慢性疾病、需要长期护理的老人，可以享受由专业医护人员和家庭照护者提供的居家护理，由国家发放补助。各医院设立的老年科则为有需要的老年人提供住院治疗。老年人还可以享受政府提供的康复服务、住宅津贴等各种福利（李曼，2015）。和多数北欧国家一样，瑞典初级保健机构中的医生和护士上门服务也是解决医院床位不足、改善服务供给的重要手段。

由于受到人口老龄化程度快速加深和经济低迷的影响，瑞典政府不得不对原有的福利政策进行大刀阔斧的改革。其中医疗保障体系的改革经历了从国家集中管理、到地方政府为主的"逆中心化"、再到中央政府收回控制权的"再中心化"等政策反复、不断寻找新的平衡的过程。但无论怎么改革，当前的政策重点都离不开成本控制。如何在更合理的成本下实现政府对国民健康、幸福生活基本权利的承诺，是瑞典下一步健康政策发展的任务。

（三）美国：花钱难买更健康、价值医疗创新忙

尽管在医疗保健方面花费最多（超过 GDP 的 18%），美国国民健康方面的指标并没有优于（甚至落后于）其他发达国家，其人均预期健康寿命和预期寿命之间相差 12.4 岁。由于没有全民医疗保障和统一的管理，美国的医疗保健体系中存在严重的浪费现象。在商业医疗和健康保险占主导的形势下，美国政府发起的医疗保健改革仅限于扩大保险报销使用范围和控制成本，而非影响服务类型或服务提供方式。在各方利益博弈之下，很难实现重大变革，只能循序渐进。多个支付方导致医保系统繁琐、管理成本高昂。当然，也正因为有上述问题和挑战，美国对医疗保健质量格外重视，国家层面的质量持续改进，评价体系不断完善。此外，

管理式医疗和整合照护体系的推进，也带来了大量的价值创新机会。总的来说，美国的医疗保健系统最突出的缺点就是"贵"和"不平等"，而最大的优点则是对质量和创新的不懈追求。

尽管一些规模较大的保险公司在20世纪70年代就发行了第一代长期护理商业保险产品，并采取市场化运作模式不断尝试改进，但面对保险和服务体系发展碎片化的现状，已经不堪医疗重负的民众很难再选择增加额外的保险费。因此，美国的商业性长期护理保险并没有得到计划中的发展。由政府托底的特殊人群中，65岁以上的老年人主要靠老年医疗照护保险（Medicare）和针对贫困人群的医疗救助计划（Medicaid）解决医疗保健费用。随着人口老龄化程度不断加深和整个医疗保健体系的发展，美国也从被动报销老年人诊疗和住院费用，转向通过支付机制引导服务创新。比较突出的例子包括老年人综合护理项目（PACE）。该项目通过对社区中高龄、衰弱、同时患有多种慢性疾病的老年人群进行多学科主动管理和整合型照护干预，尽可能减少老年人急性医疗问题的发生，推迟其进入长期护理阶段的时间（Shi et al., 2013；李蓉等，2017）。

美国自1979年实施健康国民计划（Healthy People）以来，其总体目标随着人口结构的变化、健康理念和相关研究、实践的发展而经过了不断的调整。1990年的总体目标是减少婴儿、成人的死亡和提高老年人自理能力；2000年就发展为增加健康寿命、缩小健康差距，以及为所有人提供预防服务；到2010年进一步发展为提高健康生活的质量、延长健康生活年限和消灭健康差距。在《健康公民计划2020》（Healthy People 2020）中，其总目标包括了延长健康寿命、达到健康公平、实现社会和环境健康、促进全生命周期的健康行为。美国政府越来越重视影响健康的各种因素，在下一步健康政策中，将健康促进、系统整合、价值支付、医疗大数据和全民参与作为核心发展方向。

（四）英国：政府包揽、社区全科、医养整合为特色

以国家卫生服务体系（NHS）闻名的英国不仅是世界上第一个福利国家，也是政府包揽型医疗保障制度的典型代表。其全民医疗保险通过税收筹资，覆盖了99%的英国公民，几乎所有公民都可以按需获得保障范围内的医疗服务和药品。除此之外，社会医疗救助制度和商业健康保险也会对特定人群或者更高的医疗保健服务需求进行补充保障。英国的全民医保体系可谓覆盖面广、公平性强，保障全面。当然，这一体系中存在的医院运行效率低、医护质量不高，和随之而来的较高收入群体选择购买商业保险和使用质量更高的私营机构服务，导致的财政资金减少、费用负担增长的问题，也是英国模式在长期运行后需要解决的问题（闫镝，2012）。

在进入老龄社会时间较早、老龄化程度加深速度较快，但并没有建立起专门的长期护理保险体系的英国，其医疗服务和社会照护一直是分开进行的，地方政府和社区机构提供的社会照护，与国家卫生服务体系承担的医疗服务各自为政。面对高龄人口持续增长、医疗资源消耗与社会成本负担日益加重的形势，英国政府认为，解决这些问题的核心在于"整合"。自20世纪50年代开始，英国大力发展的社区服务体系，为城乡公民构建了一张全覆盖的保健网，通过定期体检、全科首诊等举措，大大减少了去大医院治疗疾病的人数，在保证医疗保健服务公平性的同时，很好地节约了资源，提高了整体系统的效率（Kmietowicz，2006）。

借助强大的初级保健网络和全科医护队伍，经过多方面探索和跨部门协作的准备，英国于2000年后启动了整合型保健的工作模式（张霖，2018）。这一模式首先从心理状态、功能水平、自理能力和幸福感等不同维度，对老年人的服务需求和意愿及其紧急和重要程度进行综合评估，然后以此为依据进行服务资源的整体匹配，其总体目标是以合理可控的费用支出，提高全生命周期的人群健康水平（隋梦芸，2020）。

（五）德国：医疗/长护险入法、重视康复护理

在全世界率先建立起社会医疗保障制度的德国，早在1883年就立法建立了医疗保险制度。经过一个多世纪的发展，德国很好地将资本主义经济和社会福利体制结合起来，并始终保持了"团结互助、社会共济、高度自治"的核心原则。在这一制度中，以法定医疗保险为主、商业医疗保险为辅，保费根据个人收入水平收取，通过较为合理的收入再分配机制，确保不同支付能力和财富状况的公民都可以平等享受医疗保健服务（房珊杉，2013）。

德国医疗保健服务体系中以公立和非营利性医院为主，近年来私营机构也得到了快速发展。除了一般的医疗机构和服务之外，德国医疗服务体系的一大特点是重视预防、康复和护理，相关机构数量达到了全国医疗保健机构总数的一半以上，床位数占全国总床位的三分之一（李萌等，2013）。

德国在应对人口老龄化带来的长期护理挑战方面的举措是很多国家研究的对象。1994年，德国通过立法正式将面向老年人、残疾人慢性疾病和功能障碍的护理与治疗作为长期护理保险纳入了法定医疗保险，并于1995年开始实施。在对有需求的人群进行评估后，按照其需要护理的程度划分赔付等级。给付形式有护理服务给付和现金给付两种，其中护理服务给付可以得到全部费用支持，而现金给付只能得到服务给付金额的50%。可供选择的护理服务形式包括居家护理、半机构护理（日间、夜间、短期）及机构全托护理，原则上居家护理优于机构护理（杨成洲，2015）。

和发展背景相似的日本比起来，德国的长期护理保险体系给付对象不限年龄、筹资完全来自保费（无雇主者需要自己负担全额保费），护理等级分类较粗，容易存在负担过重、覆盖面受限、服务质量和效果不佳的问题（闻雨琪，2020）。

在过去几十年的运行过程中，德国的医疗保健体系费用支出不断上升（2018 年已达到 GDP 的 11.43%）。面对巨大的财政压力和民众对服务质量／效果的要求，德国政府逐步引入了强化个人责任的机制，提高个人自付比例，提高公民健康的自我责任意识。通过增加个人负担比例，激励人们采取更加健康的生活方式以及对慢性疾病采取更加积极的筛查和干预措施。

（六）高龄化的日本：聚焦"未病"、整合资源提质控费

作为当今世界上老龄化程度最高的国家，日本以不高的医疗费用实现了全球排名第一的国民健康水平，日本从政府层面强化对国民健康管理的成效显著。

日本比中国早三十年进入老龄社会，从老龄化到深度老龄化的进程也只用了 24 年。关于如何在人口老龄化高速进展的过程中积极主动应对其带来的各种新问题、新挑战，日本积累了大量独特的经验，也广为中国的政策制定和产业发展所借鉴（范春雨，2019）。

日本的厚生劳动省早在 1978 年就首次推出了国民健康促进运动计划，以"健康一生"为理念，将关注点从预防疾病转向增进健康，以构建"健康向上、充满活力的积极社会"为目标，为迎接高龄社会的到来做好准备。其具体措施包括：推广并不断加强健康体检机制，广泛设立健康增进和保健中心，扩充保健护士、营养师、健康运动指导师等人才队伍，同步推进营养、运动、休息三大健康要素，以及立法推动国民健康，等等。经过两个十年间两次国民健康促进运动，日本政府于 2000 年启动了"健康日本 21"这一面向二十一世纪的第三次国民健康促进运动，将提高生命质量、延长健康寿命作为目的，明确了老年人健康教育和健康促进的战略目标（李晓晨等，2020）。

日本的介护保险制度正是在上述大背景下于 2000 开始实施的。表面上看来，这一制度是为满足越来越多需要长期护理的中老年人的服务

需求而进行的制度安排，其所带来的财政负担和服务提供压力日益加重（李晓晨等，2020）。但如果深入了解日本介护保险的服务设计、支付机制和二十余年来的发展，就会发现其原则与"健康日本 21"高度一致，那就是借助"未病"（ME-BYO）这样的模式，尽早识别健康危险因素，通过改善日常生活习惯来降低慢性疾病的发病率和死亡率，消除、减少或延缓失能失智的发生，提高生命质量，延长健康寿命。

由于受到医保报销的覆盖范围大、人口老龄化程度持续加深，经济发展迟缓以及新冠疫情等因素的影响，日本面临着筹资方面的巨大压力。其一方面难以继续负担高额的医疗和介护费用，另一方面又面临着过度和无效医疗的挑战。通过健康促进等手段来减少需求进而实现控费，将是日本政府的长期关注重点。

（七）新加坡：强化个人责任、大胆政策创新

通过学习借鉴各国在医疗保健体系建设方面的经验和教训，新加坡政府大胆设计了一套独特的体系。从 20 世纪 80 年代开始推行个人保健储蓄计划、健保双全计划和保健基金三个部分组成的"3M"方案，强化了在医疗卫生筹资方面的个人责任，也因此确立了个人在保持健康方面的主导地位。政府通过政策设计、健康促进和大刀阔斧的医疗机构改革，不断帮助国民加强对健康的主动管理，尽可能避免或减少对医疗资源的过度占用（丁一磊，2018）。

由于人口迅速老龄化，随之而来的老年人口失能失智问题对个人、家庭和社区支持的需要超出了已有医疗和社会保障范畴，日益成为挑战社会稳定性、居民幸福感的重大问题。2016 年发布《成功老化行动纲领》表明，新加坡政府将致力于提升国民健康素质、促进公民持续积极参与社会活动和锻炼，尽可能长时间地保持健康活力状态，降低失能失智带来的照护压力（苏小游等，2019）。

从筹资角度来讲，2002 年以前，新加坡政府对于老年中长期护理的

保障主要是通过调配中央公积金中用于保健储蓄账户的结余部分实现的。2002 年，新加坡政府开始实施乐龄健保计划（重度残障保险计划），并于 2018 年升级为终身护保计划，所有公民及永久居民年满 30 岁即强制参保，经评估符合受益资格者可获得现金给付作为其购买服务的补助。由于风险分担的人群范围增大，缴费时间更长，因此可以将每年的保费额维持在更加可负担的水平。当然，仅赔付现金是不够的，还需要结合社区资源，对失能失智风险进行早期识别和有效干预，如此才能形成可持续性的照护体系，这也将是新加坡政府需要在具体执行层面提供指导的重点之一。

（八）韩国：高效可及、大力发展健康产业

由于实施了统一的国家医疗保险计划以及营利性医疗机构占比较高，可及性高是韩国医疗保健服务的一大特点。尽管政府整体花费不高（2018 年，韩国政府医疗保健花费占 GDP 的 7.56%），但在以私营机构为绝对主导的体系中，人们无论需要诊所还是医院的服务都可以自由选择并较容易获得满足，手术几乎无需等待，和其他发达国家相比可谓非常高效。另一大特点就是韩国对创新医疗技术的使用在全球范围内领先，大量新型药物和创新技术被快速应用并纳入医保支付范围，这也是市场竞争所带来的局面之一。

韩国政府从 1999 年起密集开展三项医疗体系改革，涉及到医保筹资体系、医药体系、支付体系。尽管医保筹资体系的国家统一计划在广泛的支持下得到了快速发展，但因为涉及到太多方面的利益诉求需要协调，在医药分离和按价值支付两方面进展缓慢，有待取得进一步的成果（蔡江南，2016）。

由于韩国的生育率在 OECD 国家中垫底，同时人均预期寿命不断增加，针对韩国人口急剧老龄化和高龄化带来的长期护理需求，政府于 2000 年开始讨论建立长期护理保险制度。经过数年试点，在 2008 年正式

实施，其保障机制是在原有的国民健康保险基础上通过附加险来实现的，长期护理的服务费用由保险、财政和个人共同负担。通过设置个人自付费用比例，韩国政府引导民众尽可能选择居家接受长期护理服务。另外，为了提升长期护理服务供给的能力，政府一方面在偏远地区建立家庭护理和社区服务等基础设施，另一方面提供均等的准入机制，鼓励营利性的私营护理服务机构参与，得以显著增加居家服务提供商和长期护理机构数量（李炫知等，2008）。

由于受到人口快速老龄化以及新冠疫情的双重影响，韩国民众认为，目前的保费和需要自付的医疗费用过高，而医疗机构的市场化导致其抗风险能力有限，迫切需要政府拿出能说服各方的新方案。对此，韩国政府的选择是大力发展健康医疗产业（金炳彻，2020）。

以上八个国家应对人口老龄化的健康政策特点如表28所示。

表 28　主要发达国家健康政策比较

	健康政策演进	医保筹资	医疗健康服务提供	长期护理保障	当前政策重点
法国	缓慢变革	针对不同人群的医疗保险基金实现全民覆盖，个人负担较轻	公私混合、多元组织，双向自由选择	鼓励居家和奖励自理的 APA 津贴	人群健康促进
瑞典	逆中心和再中心改革反复	政府通过税收筹资，个人负担很少部分	公共服务为主，更强调公平和均等的标准化服务	对患慢病老年人居家护理给予补助	成本控制
美国	医保扩展和支付改革	雇主购买商业保险和政府给老人、穷人、军人的保险保障	大部分医生独立、分散，医疗机构私营多于公立，重视人群健康	通过价值导向的支付体系引导，鼓励居家、支持整合	健康为核心，价值驱动、整合体系
英国	目标不变持续改革	全部由政府通过税收筹资	全科医生为主体的初级保健及公立医院形成全民免费享受的服务体系	通过评估实施医养整合照护，尽可能降低照护依赖	提高生活质量、减少等待

（续表）

	健康政策演进	医保筹资	医疗健康服务提供	长期护理保障	当前政策重点
德国	率先引领	法定保险为主，商业保险为辅	公立和非营利性机构为主，私营机构增长迅速	强制长期护理保险，保费现收现付；财政税收兜底，预防康复护理发达	团结和公平
日本	渐进温和	国民健康保险与较高比例自付	私人医疗机构占绝大多数	强制性长期护理保险，50%保费50%税收，旨在提高生命质量、延长健康寿命	进一步控费
新加坡	大刀阔斧	强制储蓄账户、个人支付为主，财政税收为辅	私营为主的诊所初级保健和政府主导的医院服务双轨制并行	强制性终身护保计划，年满30岁参保。现金偿付至受益人作为购买服务的补助	国民积极主动健康
韩国	协调利益	统一由全民医疗保险筹资，个人缴费或自付比例达50%	私营为主导，采用自由竞争和市场经济体制运行	在国民健康保险基础上加收保费，服务费由保险、财政和个人共担，鼓励居家	健康医疗产业发展

三、各国健康政策的成就和不足

（一）主要成就

通过深入分析上述颇具代表性的国际案例可以看到，目前这些国家的健康政策在探索应对人口老龄化的过程中各有特色，为本国的人口健康和有序发展提供了必要的基础。这些成就固然离不开各国自身的政治、经济、文化等国情特点，也与人口老龄化背景密切相关。各国健康政策成就及其对应的国情如表29所示。

表 29　主要发达国家健康政策成就及其对应的国情

	健康政策成就	国情
法国	保险广泛覆盖、选择高度自由，从容应对之下，国民健康状况得到很好保障，整体医疗卫生花费较低	高度自由化，国民健康素养高
瑞典	全方位健康促进，鼓励居家上门医疗和护理，国家控制成本、公民负担轻	北欧高福利国家典型
美国	医疗保健质量持续改进及评价体系不断完善，管理式医疗及整合照护体系带来大量价值创新机会	经济发达、医疗卫生支出远超其他发达国家、创新能力强
英国	全民医保覆盖面广、公平性强、保障全面，社区全科发展程度高、医养整合特色突出	强调公平，政府包揽
德国	医疗保险和长期护理得到立法保障、重视预防、康复和护理，重点发展居家护理，引导服务而非现金给付	最早建立医保制度，"团结互助、社会共济、高度自治"
日本	立法促进国民健康，构建充满活力的积极社会，注重"未病"、整合资源、提高生命质量、延长健康寿命	老龄化、高龄化程度最深，政府职能融合（厚生劳动省）
新加坡	强化个人在筹资和保持健康方面的主动责任，大胆政策创新，通过持续评估评价不断迭代	老龄化程度高的新兴经济体，大政府，创新能力强
韩国	高效可及、政府花费不高，大力发展健康产业，尽可能发挥市场对资源配置的引导力量	私营机构占绝对主导，需求方自由选择

　　每个国家健康政策的成功之处固然有着各自的国情特点，但经过数十年甚至上百年的探索发展，随着人口老龄化带来的共同健康需求的发展，这些政策也殊途同归，体现出了以下共性：

　　一是通过尽可能全面覆盖的医疗健康保险保障，为国民提供应对健康挑战的经济基础，从而对延长人均预期寿命起到了不可或缺的作用；

　　二是更加强调主动、积极的健康观，以不断优化的政策，引导发挥个人在保持健康和活力方面的主观能动性；

　　三是从单纯对服务"量"的考量转变为对"质"持续提升的要求，以价值为导向，通过政策影响支付方和服务提供方为人群健康结局负责。

这些国家在人口老龄化的过程中开展健康促进工作取得的成就，是"将健康融入所有政策"的基础，也是值得我国学习的经验。

（二）存在的问题

同时，这些国际案例也反映出其健康政策普遍存在几个方面的问题（刘路等，2017；华晓刚等，2017）。

第一，大部分发达国家经过长期积累，原有的政策过度依赖于高收入、高福利之下高投入的医疗保健模式，一旦经济发展趋势有变，财政力量不足，就有可能立刻陷入被动并很难及时进行调整。除了美国由于主要依靠雇主为员工购买商业保险进行筹资之外，其他几个发达国家都绕不开这个问题。

第二，将"治病"与"健康"混为一谈，让绝大部分资源堆积在急诊、治疗、住院、手术等环节，并需要不断投入更多资金和资源，对于更有益于人群健康结局改善更有效益的预防和康复环节投入不足。这一问题较为突出的国家中，部分国家因其他方面的一些特点而使这一问题有所缓解：法国和英国是因为得天独厚的全科医生资源，美国是靠着飞速发展的医疗科技进步，而韩国则是由于发达的私营医疗机构产生的"供给者诱导需求"增加。

第三，很多国家虽然有机会建立起较为完善的医疗机构和服务体系，但在人口结构发生变化、或外部大环境出现重大变化（如发现新型冠状病毒感染疫情）的情况下，进行改革往往会遇到来自既得利益者极大的阻力。从美国奥巴马医改在"努力挣扎"后推倒重来，到英国医疗服务体系里越改革越漫长的预约、就诊、入院等候时间，新加坡"覆水难收"的乐龄健保和长期护保福利，韩国"难分难离"的医药体系和难以实现的价值支付，都是这一问题的具体体现。

第四，在以商业保险和服务机构为主的医疗保健体系中，过度市场化和竞争，导致资源碎片化和费用不断上涨，容易造成大量的浪费。医疗保健体系在多方利益博弈下如履薄冰，举步维艰，很难实现根本性的变革。美国和韩国的例子充分表明，医疗健康服务如果过于依赖市场这只"看不见的手"来进行调节和实现平衡，容易导致缺乏整体规划和对共同目标的监管，从而有可能陷入局部利益最大化的资源争夺。

第五，那些采取了包揽型模式的国家，固然解决了公平的问题，却又存在效率和质量不高的问题，缺乏创新机制和动力，难以满足不断增长和变化的健康服务需求。比如，瑞典、英国和德国都较好地树立了高福利基础上健康机会均等的系统，但经过长时间运行后，面对人口、环境、社会经济等各方面因素的变化，系统的惯性导致改革难度大和创新成本高，迫切需要探索与时俱进的新路径。

第六，由于政治环境对政策持续性的挑战，有些国家的健康政策还存在断断续续、拉锯往复的情况，相关政策迟迟不能落地，延误了政策实施的最佳时机。其中最突出的例子就是瑞典对"中心化"政策的反复，美国医改成为竞选拉票的筹码却难以实施，以及日本和韩国因为政府本身的频繁更换导致的政策不连续。各国存在的问题和不足汇总如表30所示。

表30　主要发达国家健康政策的问题和不足

	对经济发展和高投入的依赖	更关注"治病"而非"健康"	既得利益者阻碍改革	过度市场化导致浪费	效率和质量让位于公平	政策缺乏延续性
法国	√	√				
瑞典	√				√	√
美国		√	√	√		√
英国	√	√	√		√	
德国	√				√	
日本	√					√
新加坡	√		√			
韩国	√	√	√	√		√

四、各国健康政策应对对我国实现健康老龄化的启示

我国在"健康中国战略"中明确提出要完善国民健康政策，和各国日渐"将健康融入所有政策"的健康促进大方向相一致；而"坚持预防为主，倡导健康文明生活方式"等内容，则与发达国家越来越强调鼓励国民主动、积极保持健康的趋势完全契合。我国的医药卫生体制改革和医保支付改革，也充分体现了以价值为导向的医疗发展方向。分析各国在人口老龄化局势下的健康政策，既是为了学习其他国家有益的经验，也要避免其走过的弯路。

（一）对健康的认知和观念谱系的转变

为了改变年轻社会长期普遍存在的被动健康观以及对老龄社会的不适应所导致的悲观和焦虑，我国健康政策需要前瞻性的为人口主动健康发展趋势提前做好布局，包括：建立精神、社会、身体三个维度的整体健康指标体系和综合功能干预系统，强调精神在健康行为中的引领作用和个体积极持续的主观能动性所担负的健康主体责任，关切全生命周期的生活质量与医疗服务的价值导向，重点投入发展与全人群健康促进、疾病及失能失智预防有关的健康事业和模式（党俊武，2021）。

（二）从医疗影响健康到全要素健康社会体系

构建优质高效的健康社会体系，宜全盘考虑所有可以通过政策引导来影响的抓手，特别是其中投入产出效益更高的要素。医疗保健的支付体系，需要摆脱当前绝大部分国家将 90% 以上经费投入到以治疗为主的对已有医疗服务的被动报销现状，而应优化资源配置的风向标，构建一个包含医疗技术进步、健康干预模式改进、健康相关产品服务质量提高、组织结构升级等全要素在内，涉及优生优育、生活方式、健康行为、宜居环境、医康护养等全方位的，综合改善人群健康水平

的社会体系（Michel，2021）。

（三）从被动承受照护负担到主动降低照护依赖

经济更发达、比我国更早进入老龄社会的国家普遍推崇居家护理、家庭照护模式，将机构床位留给最迫切需要机构护理的高龄、重度失能失智人群。我国发展健康政策也需要充分认识到目前我国养老机构床位"忙闲不均"、资源空置和浪费的现状，对此宜进行及时调整，鼓励以重建和维护个体自我健康照顾能力为目标的居家照护体系建设。对于传统意义上认为需要长时间、高消耗的照护服务资源投入的群体，不能延续年轻社会阶段消极解决照护负担的思路，避免因为无法承受的照护资金需求和无法解决的劳动力缺口而陷入被动。应该更加积极地通过健康促进和整合照护，预防、减少或推迟风险人群进入失能失智阶段的比例和时间，降低照护依赖，提高生活质量，达到控制费用和增加满意度的双重效果（Michel，2021）。

总的来说，我国宜在研究其他国家经验和教训的基础上，参考其中经过本地化调整后可以借鉴的地方，摒弃不符合我国老龄社会国情的陈旧理念，基于面向未来的主动健康观和人群健康干预模式，制定实现健康老龄化的全盘规划，积极发展全人群、全生命周期健康事业，培养新型健康服务和健康管理人才，构建有中国特色的积极、健康老龄化政策体系。

参考文献

[1] 蔡江南. 医疗卫生体制改革的国际经验 [M]. 上海科学技术出版社，2016.

[2] 党俊武. 构建适应老龄社会的"主动健康观" [J]. 老龄科学研究，2021，9（02）：11.

[3] 丁裕斌，王应雄. 瑞典的健康与医疗保健政策概述 [J]. 医学教育探索，2010.

[4] 国家统计局. 2021 年国民经济和社会发展统计报告. 2022-03-24.

[5] 丁一磊. 新加坡健康保障制度演变的特点及启示 [J]. 中国卫生政策研究，2018，（11）10.

[6] 范春雨. 日本高龄者医疗保险制度对我国的启示 [J]. 劳动保障世界，2019，000（20）：36.

[7] 房珊杉，孙纽云，梁铭会. 德国医疗保障体系改革及启示 [J]. 中国卫生政策研究，2013.

[8] 胡琳琳. 将健康融入所有政策：理念、国际经验与启示 [J]. 行政管理改革，2017（03）：4.

[9] 李曼. 瑞典医疗保险制度的筹资模式及对我国医改的启示 [J]. 劳动保障世界，2015.

[9] 李萌，王小万. 德国卫生服务体系重建的经验与教训 [J]. 卫生经济研究，2013（01）：31–34.

[10] 李蓉，李军. 中美国家健康战略比较研究——基于《"健康中国 2030"规划纲要》和《健康国民 2020》文本 [J]. 南京体育学院学报（社会科学版），2017（01）.

[11] 李晓晨，陈佩. "健康中国 2030" 背景下日本国民健康促进政策及启示——基于第二次 "健康日本 21" 实施效果的考察 [J]. 体育成人教育学刊，2020，36（06）：35–43.

[12] 李炫知，洪胜杓. 关于韩国保健福利政策现状的研究 [J]. 华夏医药，2008，3（02）：94–99.

[13] 金炳彻，都南希. 低生育率危机背景下韩国家庭福利政策变迁研究 [J]. 社会保障评论，2020（02）.

[14] 刘路，史曙生. 国际健康促进研究的演进脉络与前沿热点——基于 CiteSpace V 的文献计量与可视化分析 [J]. 沈阳体育学院学报，2017，36（06）：69–76.

[15] 华晓刚，王晓辉，杨玉冰，等. 健康融入所有政策在不同国家环境背景下推进策略分析 [J]. 中国公共卫生管理，2017，33（02）：179–181.

[16] 世界卫生组织. 世界医疗卫生报告. 2000 年—2021 年 .https://www.who.int/

news/item/07-02-2000-world-health-organization-assesses-the-world's-health-systems;
https://www.who.int/data/stories/world-health-statistics-2021-a-visual-summary.

[17] 世界银行 . 2020 年世界发展指标数据库 .https://data.worldbank.org/.

[18] 苏小游，司明玉，朱之恺，等 . 健康生活总体规划：新加坡的经验和启示 [J]. 中华预防医学杂志，2019，53（12）：1198-1202.

[19] 隋梦芸，叶迎风，苏锦英，等 . 国内外社区健康管理模式研究 [J]. 医学与社会，2020，33（04）：51-55.

[20] 闻雨琪 . 德国与日本长期护理保险制度的比较及启示 [J]. 劳动保障世界，2020，（03）：31-32.

[21] 闫镝 . 以其他国家卫生系统为标尺看英国国家医疗卫生服务体系 [J]. 英国医学杂志（中文版），2012，15（03）：147-150.

[22] 杨成洲，余璇 . 德国长期护理保险制度：缘起，规划，成效与反思 [J]. 中国卫生政策研究，2015，8（07）：36-42.

[23] 张俊华 . 法国医疗卫生体制面面观 [J]. 中国卫生人才，2008（01）：56-57.

[24] 张霖 . 英美全科医生模式对中国的启示 [J]. 管理观察，2018，688（17）：190-192.

[25]Zosia Kmietowicz. 英国政府将国家医疗卫生服务体系的重心转向社区卫生服务 [J]. 郑嵘，译 . 英国医学杂志：中文版（BMJ），2006.

[26] ALDERWICK H, DUNN P, DIXON J. England's health policy response to covid-19[J]. BMJ (online), 2020, 369:m1937.

[27] DIXON A. The United Nations Decade of Healthy Ageing requires concerted global action[J]. Nature Aging, 2021, 1(1):2-2.

[28] HORNUNG J. The (mis)fit of policy programs to political institutions and its influence on programmatic action – How crisis has differently hit French and German health policy[J]. European Policy Analysis, 2021(01).

[29] MICHEL JP, LEONARDI M, MARTIN M, et al. WHO's report for the decade of healthy ageing 2021–30 sets the stage for globally comparable data on healthy

ageing[J]. The Lancet Healthy Longevity, 2021, 2(03): e121-e122.

[30] SHI L, SINGH D A. Essentials of the U.S. health care system[M]. Burlington: Jones & Bartlett Learning, 2013.

[31] SINGER D R. Health policy and technology challenges in responding to the COVID-19 pandemic - ScienceDirect[J]. Health Policy and Technology, 2020, 9(02):123-125.

后记

　　本书主要系中国老龄科学研究中心参与承担的"十三五"国家重点研发计划"主动健康与老龄化科技应对"专项"我国人群增龄过程中健康状态变化特点与规律研究"项目所属课题"健康状态影响因素的分析研究"所组织开展和形成的研究成果。全书分为理论研究、文献研究、实证研究和政策研究四个部分。理论研究部分主要涉及老龄健康学、主动健康观等前沿理论议题；文献研究则既涵盖立足国际视野的老年人健康影响因素研究趋势分析，也包括从不同角度开展的老龄健康相关综述性研究；实证研究内容包括人口老龄化趋势预测，以及采用定量和定性方法开展的老龄健康相关研究；政策研究领域则涵盖国内外老龄健康政策的系统梳理和深入分析。全书作者主要来自中国老龄科学研究中心、北京师范大学系统科学学院、中央民族大学民族学与社会学学院、中国人民大学社会与人口学院、宁波大学教育学院等研究单位以及青松康复护理集团。